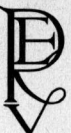

rororo sport

Herausgegeben von Bernd Gottwald

Heinz Helge Fach

Trainingsbuch

BAUCHMUSKULATUR

Mit Fotos von Horst Lichte und
Hans-Joachim Thienemann

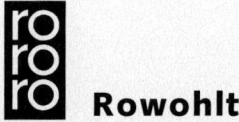

Rowohlt

Redaktion Thorsten Krause

Originalausgabe

Veröffentlicht im Rowohlt Taschenbuch Verlag GmbH,
Reinbek bei Hamburg, November 1998
Copyright © 1998 by Rowohlt Taschenbuch Verlag GmbH,
Reinbek bei Hamburg
Umschlaggestaltung Peter Wippermann/Jürgen Kaffer,
Büro Hamburg (Foto: Bongarts)
Thera-Band® ist ein eingetragenes Warenzeichen
Satz Minion und Syntax PostScript, QuarkXPress 3.32
Gesamtherstellung Clausen & Bosse, Leck
Printed in Germany
ISBN 3 499 19469 4

Inhalt

Anhang 229

Einführung

Ob Kraft-, Fitness-, Gesundheits- oder Rehabilitationstraining, die Bauchmuskulatur steht fast immer ganz oben auf der Liste der Trainingswünsche und -inhalte. Ein flacher Bauch und eine schmale Taille sind für viele eine Traumvorstellung und gleichzeitig ein scheinbar unerreichbares Ziel. «Was kann ich *für* meinen Bauch tun?», wenn die Festigkeit und die Kraft der Muskulatur unzureichend erscheinen, oder «Was kann ich *gegen* meinen Bauch tun?», wenn die Körpermaße aus den Fugen zu geraten drohen, sind die am häufigsten gestellten Fragen vor der Aufnahme eines Trainingsprogrammes.

Der (neidische) Blick auf die im bauchfreien Outfit auftretenden Sportler ermöglicht einen Eindruck von dem, was Bauchmuskeltraining auszurichten vermag, und die Idealvorstellung eines flachen und straffen «Waschbrett-Bauchs» mit deutlich sichtbar hervortretenden Konturen weckt die Lust, gerade für diese Körperregion einen gewichtigen Anteil der Trainingszeit zu investieren.

Mit minimalem Aufwand und in kürzester Zeit lassen sich allerdings in der «Problemzone Nr. 1» keine Wunder vollbringen. Nur wenn Sie regelmäßig, mit Geduld und Beharrlichkeit, mit abwechslungsreichen, effektiven und ihrer persönlichen Leistungsfähigkeit angepaßten Übungen trainieren, wird sich der Spannungszustand Ihrer Bauchmuskulatur verbessern. Wenn Sie nicht trainieren, verlieren Ihre Bauchmuskeln an Spannung und werden schwächer. Sie haben also gar keine Wahl.

Bauchmuskulatur können Frauen und Männer in jedem Alter trainieren. Und es ist nie zu spät, mit dem Bauchmuskeltraining zu beginnen, ganz gleich, in welchem Trainingszustand sich Ihre Bauchmuskeln befinden. Wenn Sie den Spannungszustand der Muskulatur erhöhen, wird sie fester und straffer werden.

Doch nicht nur der Sinn fürs Ästhetische sowie der Gedanke an den Sommer und die Badesaison lassen den Bauch in den Mittelpunkt des Trainingsinteresses rücken. Auch in der Gruppe der von Rückenschmerz Geplagten, zu denen nicht nur untrainierte oder unsportliche Menschen gehören, hat sich mittlerweile die Einsicht durchgesetzt, daß der Bauchmuskulatur im Rahmen der Prävention und Rehabilitation eine Schlüsselfunktion zukommt. Mit der Zunahme sitzender Tätigkeiten und Freizeitbeschäftigungen ist der Alltag bewegungsärmer geworden. Bereits bei Kindern findet man Abschwächungen der Wirbelsäulen-Stützmuskulatur. Und Haltungsschäden sind mit zunehmendem Alter die unvermeidbaren Folgen. Der moderne Mensch ist mehr denn je darauf angewiesen, seine Rumpfmuskulatur und besonders die Bauchmuskulatur in einem guten Trainingszustand zu halten.

Das Training der Bauchmuskulatur erscheint auf den ersten Blick recht eintönig. In vielen Veröffentlichungen findet man immer wieder dieselben Grundübungen, in den meisten Fitneß-Studios bekommt man die gleichen Ausführungen gezeigt, früher Situps, heute Crunches – bis zum Abwinken … Welche Übungen davon gehören inzwischen in den Papierkorb, weil sie, auf Mißverständnissen der Bauchmuskelfunktionen und der kritiklosen Übertragung von Methoden des Hochleistungstrainings auf Jedermann beruhend, Generationen von Trainierenden statt einer gestärkten Bauchmuskulatur zusätzliche Rückenprobleme beschert haben? Wie läßt sich ein Bauchmuskeltraining abwechslungsreicher und lustvoller gestalten? Und welche der auf dem Markt befindlichen Trainingsgeräte sind wirklich sinnvoll unterstützend einsetzbar, während andere nur den Geldbeutel straffen?

Ich habe das vorliegende Buch verfaßt, um die Variationsbreite eines sinnvollen Trainings für die Bauchmuskulatur vorzustellen und Ihnen als Leser Anregungen zu geben, um Ihr eigenes Bauchmuskeltraining so effektiv, interessant und abwechslungsreich wie möglich zu gestalten. Kreieren Sie Ihre eigenen Übungskombinationen. **Das Training der Bauchmuskulatur muß nicht stupide und langweilig sein!**

Nachdem Sie zu Beginn des Buches kurz und prägnant die wissenswerte Theorie erfahren – den Aufbau der Bauchmuskulatur, ihre Bewegungsmöglichkeiten und ihre wichtigen Funktionen –, wird erläutert, wie Sie Ihren aktuellen Trainingszustand mit Hilfe eines Bauchmuskeltests einordnen können. Dann folgen alle notwendigen Informationen über die Gestaltung und Dosierung eines sinnvollen eigenen Trainings. Der Hauptteil des Buches ist die umfangreiche Übungssammlung, denn: Das reine Lesen des Buches und das Wissen über die Bauchmuskulatur schaden zwar nicht, gute Bauchmuskeln erreichen und erhalten Sie jedoch nur durch das Training. Dazu wünsche ich Ihnen spürbaren Erfolg und viel Spaß!

Heinz Helge Fach

Die Grundlagen
des Bauchmuskeltrainings

Was Sie über die Bauchmuskulatur wissen sollten

Bevor Sie mit dem Training beginnen, sollen Sie die wesentlichen theoretischen Grundlagen über die Bauchmuskulatur erhalten. Für die Übungen und ihre Zusammenstellung ist es wichtig zu wissen, daß es unterschiedliche Anteile der Bauchmuskulatur gibt, welche Körperbewegungen sie ermöglichen und wie sie untereinander und mit anderen Muskelgruppen im Körper zusammenarbeiten. Mit diesem Wissen läßt sich ein gezieltes Training für die spezifischen Bedürfnisse organisieren. Dazu sollen Sie in einem Test den gegenwärtigen Zustand Ihrer Bauchmuskulatur bestimmen, um Anhaltspunkte für Ihre persönliche Trainingsgestaltung zu gewinnen.

Anatomische Merkmale der Bauchmuskulatur

Werfen Sie einen Blick auf die zu trainierenden Muskeln.
Zur Bauchmuskulatur gehören:

(a) **Gerader Bauchmuskel (M. rectus abdominis)**
(b) **Äußerer schräger Bauchmuskel**
    (M. obliquus externus abdominis)
(c) **Innerer schräger Bauchmuskel**
    (M. obliquus internus abdominis)
(d) **Querer Bauchmuskel (M. transversus abdominis)**
(e) **Viereckiger Lendenmuskel (M. quadratus lumborum)**

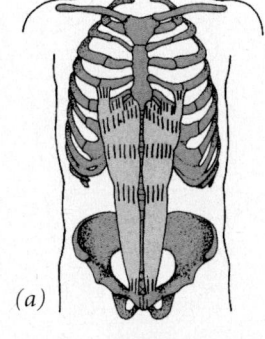

(a)

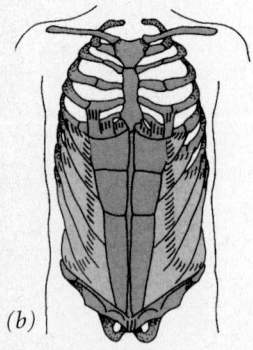

(b)

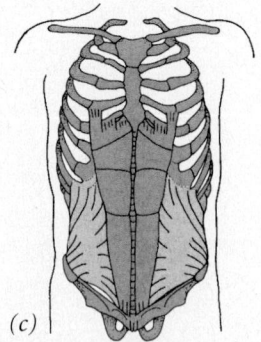

(c)

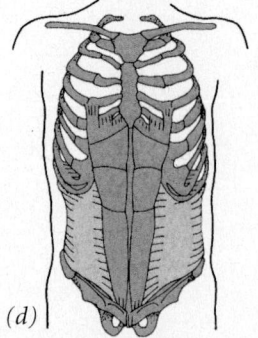

(d)

Die beiden Längsmuskelstränge des **geraden Bauchmuskels (a)** verlaufen vom Brustbein zum Schambein und sind unterteilt in drei gleich große, durch schmale Zwischensehnen unterteilte Muskelbäuche oberhalb und einen größeren unterhalb des

Bauchnabels, deren Konturen bei kräftigen oder sehr mageren Menschen unter der Haut deutlich sichtbar sein können.

Die übrigen Bauchmuskeln liegen in drei Schichten übereinander. Von außen nach innen sind dies der **äußere schräge Bauchmuskel (b)**, der **innere schräge Bauchmuskel (c)** und der **quere Bauchmuskel (d)**. Mit ihren flächigen Ansatzsehnen (Aponeurosen) bilden sie die den geraden Bauchmuskel einschließende und ihm als Führungsrinne dienende Rektusscheide. Die Verflechtung der Ansatzsehnen zwischen den beiden Strängen des geraden Bauchmuskels ergibt die sogenannte Weiße Linie (Linea alba).

Der **äußere schräge Bauchmuskel** verläuft von den Außenseiten der unteren Rippen zum Darmbeinkamm und zur Weißen Linie. Der **innere schräge Bauchmuskel** verläuft vom Darmbeinkamm zu den Innenseiten der unteren Rippen und zur Weißen Linie. Die Fasern des **queren Bauchmuskels** verlaufen vom Darmbeinkamm und den flächigen Sehnen der Rückenstreckmuskulatur (Lumbalaponeurose) zur Weißen Linie.

Eine Sonderstellung nimmt der **Viereckige Lendenmuskel (e)** ein, der vom Darmbeinkamm zur untersten Rippe und den Querfortsätzen der Lendenwirbel verläuft. Er kann bei einseitiger Muskeltätigkeit (Kontraktion) zusammen mit der Bauchmuskulatur arbeiten, bei beidseitiger Kontraktion jedoch zusammen mit der Rückenstreckmuskulatur an der Rumpfaufrichtung mitwirken. Ist er verkürzt, so führt dies zu einer verstärkten Hohlkreuzbildung.

Die Bauchmuskeln umschließen den Bauchraum und die Eingeweide zwischen Brustkorb und Becken. Die Spannung der Bauchmuskulatur wirkt dem Druck der Eingeweide entgegen und bildet wie ein Korsett einen natürlichen Stützgürtel für die inneren Organe. Zusammen mit der schrägen Bauchmuskulatur formt vor allem der quere Bauchmuskel die Taille. Funktionell ist die äußere schräge mit der inneren schrägen Bauchmuskulatur der Gegenseite verbunden. Nach oben wird der Bauchraum von der Zwerchfellmuskulatur begrenzt. Als Atemhilfsmuskeln können die Bauchmuskeln bei fixierter Wirbelsäule die Rippen senken und das Zwerchfell nach oben drängen. Sie unterstützen dadurch wirksam die Ausatmung. Nach unten bildet die Beckenbodenmuskulatur den Abschluß der Bauchhöhle.

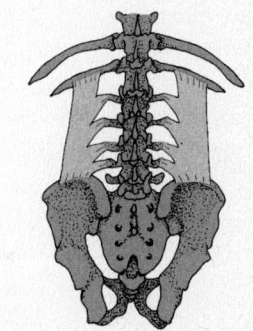

(e) Viereckiger Lendenmuskel

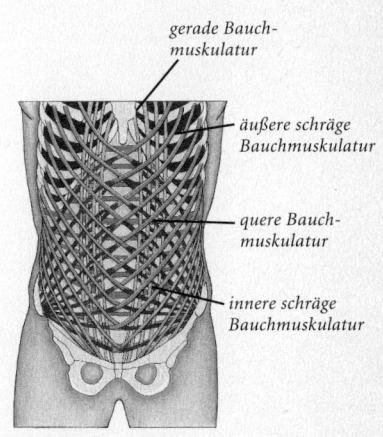

gerade Bauch-
muskulatur

äußere schräge
Bauchmuskulatur

quere Bauch-
muskulatur

innere schräge
Bauchmuskulatur

Die Bauchmuskulatur

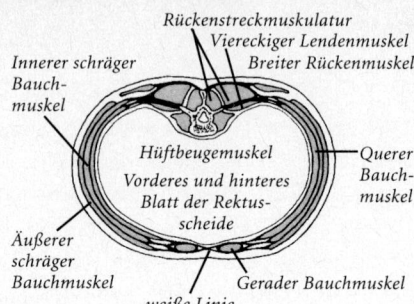

Die Bauchmuskulatur
im Rumpfquerschnitt

Bewegungsmöglichkeiten der Bauchmuskulatur

Die Bauchmuskeln sind an den meisten Bewegungen des Rumpfes beteiligt. Sie arbeiten dabei grundsätzlich gemeinsam, allerdings in unterschiedlichen Anteilen. Wenn Sie das Becken fixieren, hat der Rumpf drei Bewegungsmöglichkeiten:

Rumpfbeugung, Rumpfdrehung, Rumpfseitneigung

Wenn Sie den Brustkorb fixieren, richtet die Bauchmuskulatur das Becken auf:

Beckenaufrichtung

(a) **Gerader Bauchmuskel (M. rectus abdominis)**
(b) **Äußerer schräger Bauchmuskel**
   (M. obliquus externus abdominis)
(c) **Innerer schräger Bauchmuskel**
   (M. obliquus internus abdominis)
(d) **Querer Bauchmuskel (M. transversus abdominis)**
(e) **Vierecktiger Lendenmuskel (M. quadratus lumborum)**

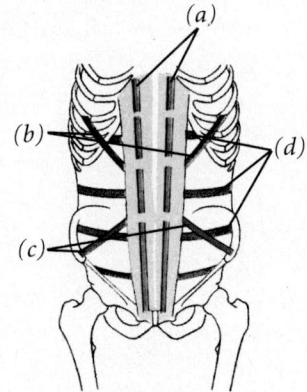

Die Zugrichtung
der Muskelfasern

Rumpfbeugung

Im Stand läßt die Schwerkraft den Rumpf passiv nach vorn kippen. Aus der Rückenlage können Sie den Oberkörper gegen die Schwerkraft heben, indem Sie die Lenden- und Brustwirbelsäule einrollen und die Rippen dem Becken annähern. Bei der Rumpfbeugung arbeiten die gerade Bauchmuskulatur und die schräge Bauchmuskulatur beider Seiten zusammen.

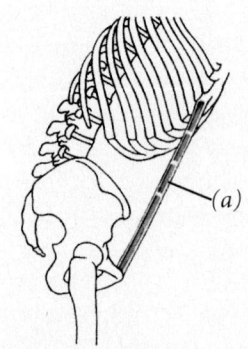

Rumpfbeugung (die
schrägen Bauchmuskeln
sind nicht abgebildet)

Rumpfdrehung

Wenn Sie aus der Rückenlage gegen die Schwerkraft oder im Sitz gegen einen Widerstand den Rumpf drehen, arbeitet die äußere schräge Bauchmuskulatur der einen Seite mit der inneren schrägen Bauchmuskulatur der anderen Seite zusammen. Drehen Sie den Rumpf nach links, arbeiten demnach der rechte äußere und der linke innere schräge Bauchmuskel. Die beiden Muskelanteile verbinden somit die unteren Rippen der rechten Seite mit dem Becken der linken Seite. Die Rotation findet ausschließlich in der Brustwirbelsäule statt, da dies aufgrund der Stellung der Gelenkflächen der kleinen Wirbelgelenke in der Lendenwirbelsäule nicht möglich ist.

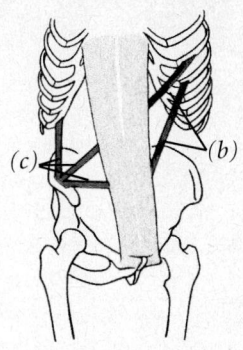

Rumpfdrehung

Rumpfseitneigung

Im Stand läßt die Schwerkraft den Rumpf passiv zur Seite kippen. Aus der Seitlage können Sie den Oberkörper gegen die Schwerkraft heben, indem Sie die Lenden- und Brustwirbelsäule einrollen und die Rippen seitlich dem Beckenkamm annähern. Bei der Seitneigung arbeitet der gleichseitige äußere und innere schräge Bauchmuskel zusammen, die vom gleichseitigen Anteil des Viereckigen Lendenmuskels und des geraden Bauchmuskels unterstützt werden.

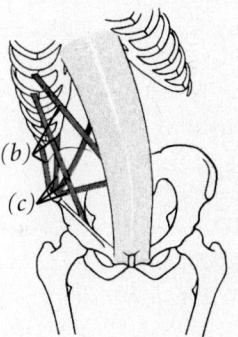

Rumpfseitneigung

Beckenaufrichtung

Wenn Sie in der Rückenlage mit ausgestreckten Beinen die Bauchmuskulatur anspannen, können Sie spüren, wie die Lendenwirbelsäule zur Unterlage gedrückt wird. Die Aufrichtung des Beckens bewirkt eine Abflachung des Hohlkreuzes.

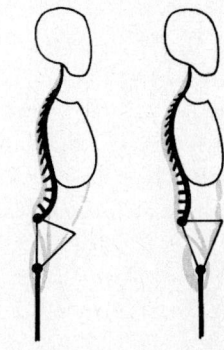

Beckenaufrichtung

Die Bedeutung der Bauchmuskulatur für die Haltung

Im Alltag kommt dem **Zusammenspiel von Bauch-, Gesäß- und Rückenmuskulatur** eine große Bedeutung zu. Sie halten gemeinsam die Wirbelsäule aufrecht. Durch ihre Haltearbeit stabilisieren sie den Rumpf bei allen Tätigkeiten: beim Stehen, Gehen, Laufen, Springen, beim Heben und Tragen von Gegenständen und auch beim Sitzen. Jede Bewegung von Armen und Beinen erfordert eine **dynamische Stabilisierungsarbeit** durch die Rumpfmuskulatur. Dabei besteht ihre Funktion in einer der aktuellen Situation angepaßten Veränderung des Muskeltonus, damit Wirbelsäule und Bandscheiben vor Druck- und Fehlbelastung geschützt werden.

Bei der **Aufrichtung des Beckens** arbeitet die Bauchmuskulatur mit der Gesäßmuskulatur (M. glutaeus maximus) und der ischiokruralen Muskulatur (Muskulatur der Oberschenkelrückseite: M. biceps femoris, M. semimembranosus, M. semitendinosus) zusammen. Wird das Becken aufgerichtet und die natürliche Krümmung der Lendenwirbelsäule abgeflacht, richten sich auch die anderen Wirbelsäulenabschnitte auf und es entsteht eine gerade Haltung. Bauch- und Gesäßmuskulatur, mitunter auch die ischiokrurale Muskulatur neigen ausgesprochen stark zur Abschwächung. Die Gegenspieler der Bauchmuskulatur sind die Hüftbeugemuskulatur (M. ileopsoas), der über das Hüftgelenk ziehende Anteil der Kniestreckmuskulatur (M. rectus femoris), die Oberschenkelanzieher (Adduktoren) und die Rückenstreckmuskulatur der Lendenwirbelsäule (M. erector spinae). Sie kippen das Becken nach vorn und verstärken die Lordose der Lendenwirbelsäule (Hohlkreuz). Diese Muskeln neigen ausgesprochen stark zur Verkürzung. Die Beckenaufrichtung wird daher begrenzt durch deren Dehnfähigkeit.

Muskuläre Ungleichgewichte (Dysbalancen) und daraus resultierende Fehlhaltungen entstehen durch mangelnde Beanspruchung oder einseitige Überlastung. Sind die beckenaufrichtenden Muskeln zu schwach und die beckenkippenden Muskeln zu stark oder zu kurz, erhalten wir das typische Haltungsbild eines Hohlrundrückens.

Wird die Bauchmuskulatur wenig beansprucht, verliert sie ihre Spannung. Das Becken kippt nach vorn und es entsteht ein verstärktes Hohlkreuz. Die Folge ist eine verkürzte Rückenstreckmuskulatur, die die Lendenwirbelsäule im Hohlkreuz fixiert. Der Bauch wölbt sich nach vorn, die Bauchmuskulatur wird weiter überdehnt, verliert noch mehr Spannung und der Teufelskreis beginnt. Dieser Effekt ist bei Übergewicht stark ausgeprägt und entwickelt sich auch im Verlauf

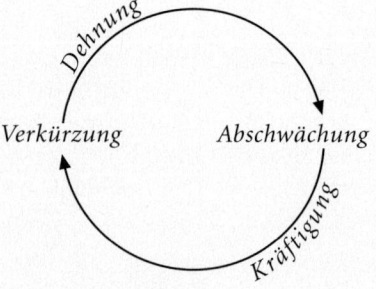

Muskuläre Dysbalancen

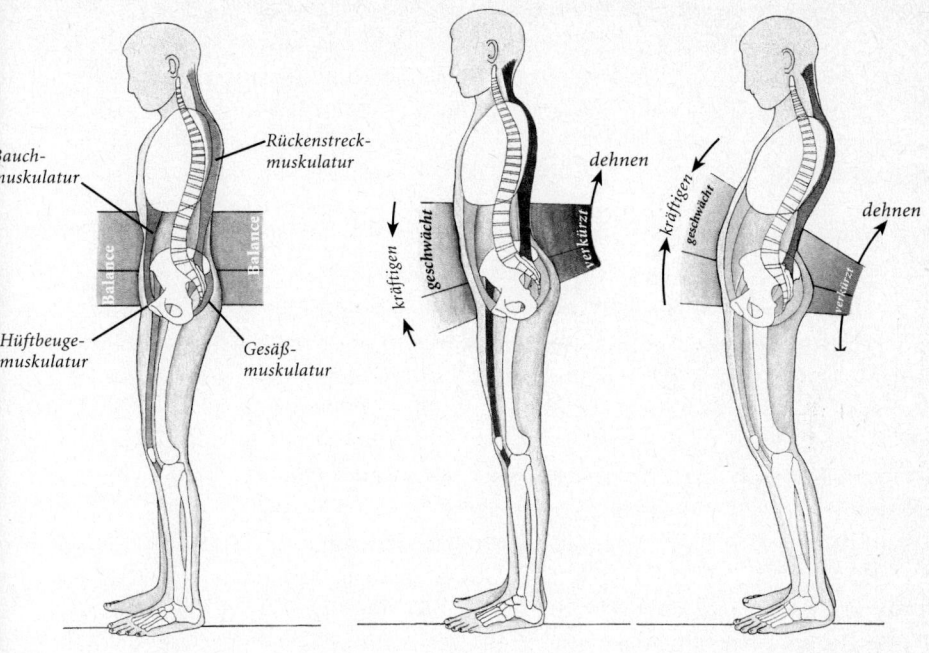

Das Muskelgleichgewicht des Hüft-Becken-Bereichs

Hohlrundrücken mit gekipptem Becken

Hohlrundrücken mit aufgerichtetem Becken

einer Schwangerschaft. Werden die an der Hüftbeugung beteiligten Muskeln einseitig beansprucht, durch Laufen, Radfahren oder langes und falsches Sitzen, verkürzen sie und das Becken kippt ebenfalls nach vorn. In der Lendenwirbelsäule führt dies zu einer einseitigen und vermehrten Druckbelastung der Bandscheiben. Die verstärkte Krümmung der Lendenwirbelsäule versuchen die anderen Wirbelsäulenabschnitte zu kompensieren, um den Körperschwerpunkt im Lot zu halten. Es kommt zum **Rundrücken in der Brustwirbelsäule** und zu einer **Überstreckung der Halswirbelsäule.** Falls Sie von dieser häufigsten **Fehlhaltung** betroffen sind, werden Sie mit einem zielgerichteten Bauchmuskeltraining ihre Rückenschmerzen verbessern und sich wohler fühlen. Beachten Sie, daß bei einem sehr stark ausgeprägten Hohlrundrücken die beckennahen Anteile der schrägen Bauchmuskeln verkürzt sein können. Trainieren Sie dann vorwiegend die gerade Bauchmuskulatur und vermeiden Sie Rumpfaufrichteübungen in der Seitlage.

Bei einer Schwäche der Bauchmuskulatur kann es jedoch auch zu einer aufgerichteten Stellung des Beckens kommen, die mit einer **Rückneigung des Oberkörpers** einhergeht. In diesem Fall finden Sie auch eine Schwäche der Hüftbeugemuskulatur, während die seitlichen Anteile der inneren schrägen Bauchmuskulatur und der Viereckige Lendenmuskel verkürzt sein können. Trainieren Sie dann vorwiegend die gerade Bauchmuskulatur in Kombination mit einer angemessenen Anspannung der Hüftbeugemuskulatur.

So testen Sie Ihre Bauchmuskulatur

Um herauszufinden, in welchem Zustand sich Ihre Bauchmuskeln befinden und welche Übungen für Sie geeignet sind, testen Sie mit Hilfe eines Partners die Kraft Ihrer Bauchmuskeln. Tragen Sie nach jedem Test das Ergebnis in die Auswertungstabelle auf Seite 22 ein.

Gerades Aufrichten aus der Rückenlage (Test 1)
Bewegung   Rumpfbeugung
Muskulatur   Gerade Bauchmuskulatur,
                          auch schräge Bauchmuskulatur

Die Teststufen beruhen auf drei verschiedenen Schwierigkeitsgraden der Übungsausführung. Beginnen Sie mit der einfachsten Übung (Teststufe 3). Wenn Ihre Kraft ausreicht, gehen Sie zur nächst schwierigeren Teststufe über.

Übungsbeschreibung   Teststufe 3
Gehen Sie in die Rückenlage und stellen Sie die Füße auf. Strecken Sie die Arme mit nach oben oder nach außen zeigenden Daumen in Richtung der Knie aus und richten Sie den Oberkörper langsam bis zum höchstmöglichen Punkt auf. Sie sollen die unteren Schulterblattspitzen ca. 5 cm von der Unterlage abheben.

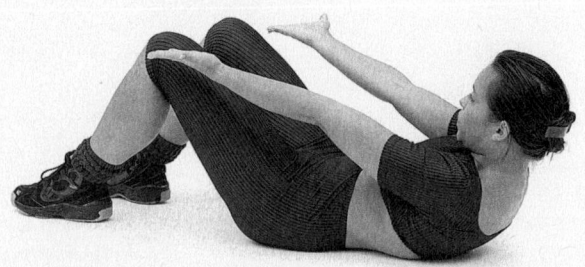

Übungsbeschreibung   Teststufe 2

Gehen Sie in die Rückenlage und stellen Sie die Füße auf. Verschränken Sie die Arme vor der Brust und richten Sie den Oberkörper langsam bis zum höchstmöglichen Punkt auf. Sie sollen die unteren Schulterblattspitzen ca. 5 cm von der Unterlage abheben.

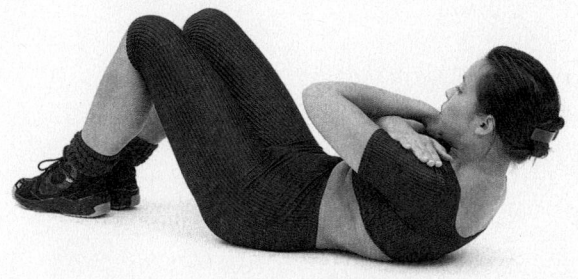

Übungsbeschreibung   Teststufe 1

Gehen Sie in die Rückenlage und stellen Sie die Füße auf. Nehmen Sie die Hände hinter den Kopf, so daß die Ellenbogen nach außen zeigen und richten Sie den Oberkörper langsam bis zum höchstmöglichen Punkt auf. Sie sollen die unteren Schulterblattspitzen ca. 5 cm von der Unterlage abheben.

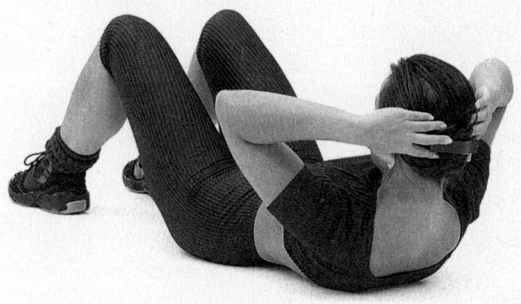

Zusatztest   Schwache Bauchmuskulatur oder unbewegliche Wirbelsäule?

Das Ausmaß der Aufrichtebewegung des Oberkörpers ist von der Kraft der Bauchmuskulatur, der Dehnfähigkeit der Rückenstreckmuskulatur der Lendenwirbelsäule und des Bandapparates sowie der Beweglichkeit der kleinen Wirbelgelenke abhängig. **Wenn Sie Ihre unteren Schulterblattspitzen in keiner Teststufe 5 cm von der Unterlage abheben können, sollten Sie den nachfolgend beschriebenen Test anschließen.**

Mit diesem Test überprüfen Sie, ob Sie tatsächlich eine schwache Bauchmuskulatur besitzen und Sie die Ihrer Beweglichkeit entsprechende Aufrichtehöhe nicht erreichen können oder ob die Unbeweglichkeit Ihrer Lendenwirbelsäule eine schwache Bauchmuskulatur vortäuscht.

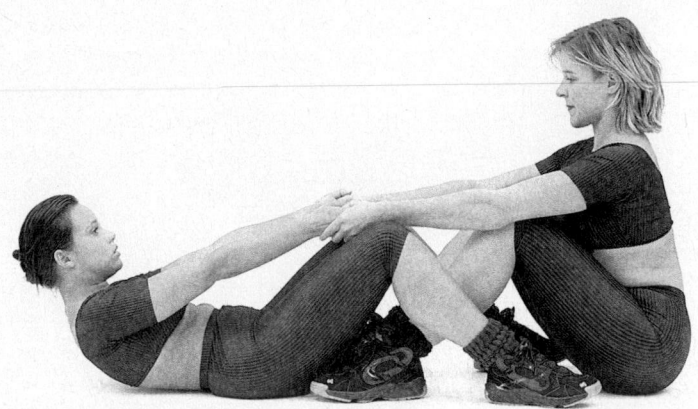

Übungsbeschreibung

Wiederholen Sie zunächst Teststufe 3. Ihr Partner sitzt Ihnen gegenüber und richtet Ihren Oberkörper durch Zug an den Händen bis zum höchstmöglichen Punkt auf. Achten Sie unbedingt darauf, daß die Lendenwirbelsäule Kontakt zur Unterlage behält. Wenn Ihr Partner die Hände losläßt, versuchen Sie, den Oberkörper mindestens 5 Sekunden nicht zurücksinken zu lassen. Können Sie den Oberkörper auch mit Partnerhilfe nur wenig aufrichten, ohne die Lendenwirbelsäule von der Unterlage zu lösen, aber den höchsten Punkt halten, ist die Beweglichkeit Ihrer Wirbelsäule eingeschränkt, Ihre Bauchmuskeln jedoch nicht zu schwach. Prüfen Sie dies auch mit den Armhaltungen von Teststufe 2 und 1, indem Sie nach dem Loslassen die Arme vor der Brust verschränken bzw. hinter den Kopf nehmen. Ordnen Sie sich der Teststufe zu, bei der Sie Ihren individuell höchstmöglichen Aufrichtepunkt mindestens 5 Sekunden halten können.

Wenn Sie Ihren höchstmöglichen Aufrichtepunkt nicht halten können, ist Ihre Bauchmuskulatur tatsächlich zu schwach. Ordnen Sie sich dann der bereits ermittelten Teststufe zu.

Schräges Aufrichten aus der Rückenlage (Test 2)

Bewegung   Rumpfbeugung mit Rumpfdrehung
Muskulatur   Schräge Bauchmuskulatur

Übungsbeschreibung

Wiederholen Sie die Testreihe des **Bauchmuskeltests 1 von Stufe 3 bis 1** mit derselben Armhaltung und den gleichen Kriterien, wobei Sie **den Oberkörper nun aufrichten und zur Gegenseite drehen**. Testen Sie nach links und nach rechts. Achten Sie darauf, daß Sie den Oberkörper nicht zur Seite neigen und keine Gesäßhälfte von der Unterlage abheben. Ordnen Sie sich in der Auswertungstabelle auf Seite 22 der erreichten Teststufe zu.

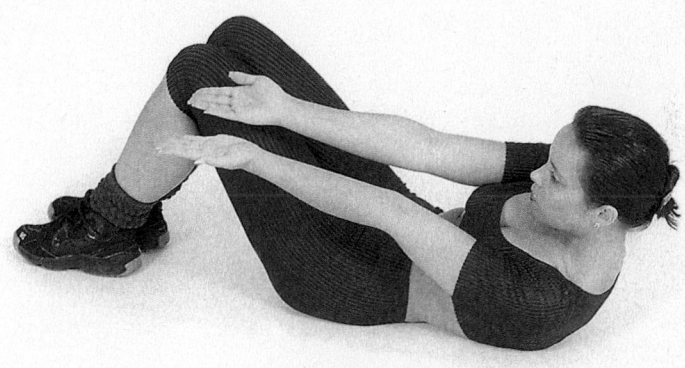

Trainingshinweis _____

Bei der Ausführung dieses Bauchmuskeltests können Sie auch eine mögliche Schwäche des queren Bauchmuskels beobachten. In diesem Fall wölbt sich die seitliche Bauchwand während der Aufrichtung vor.

Absenken der gestreckten Beine (Test 3)

Bewegung   Beckenaufrichtung
Muskulatur   Gerade Bauchmuskulatur, unterer Anteil

Übungsbeschreibung

Gehen Sie in die Rückenlage, nehmen Sie die Hände hinter den Kopf und legen Sie die Ellenbogen seitlich auf der Unterlage ab. Ziehen Sie die Knie nacheinander zur Brust und strecken Sie die Beine senkrecht nach oben. Ihr Partner hält eine Hand unter Ihre Lendenwirbelsäule und die andere Hand hinter den Oberschenkel, um die Beine abzustützen, wenn die Kraft der Bauchmuskulatur nicht mehr ausreicht. Senken Sie die **Beine gestreckt langsam und kontrolliert** und versuchen Sie, mit der Kraft der Bauchmuskulatur die **Lendenwirbelsäule auf der Unterlage** zu **halten.** Achten Sie darauf, daß sich Ihr Kopf und Ihre Schultern nicht von der Unterlage lösen. Ausschlaggebend für die Beurteilung der Teststufe ist der **Winkel im Hüftgelenk, bei dem das Becken beginnt, sich zu bewegen,** und die Lendenwirbelsäule sich von der Unterlage löst. Ordnen Sie sich in der Auswertungstabelle auf Seite 22 der erreichten Teststufe zu.

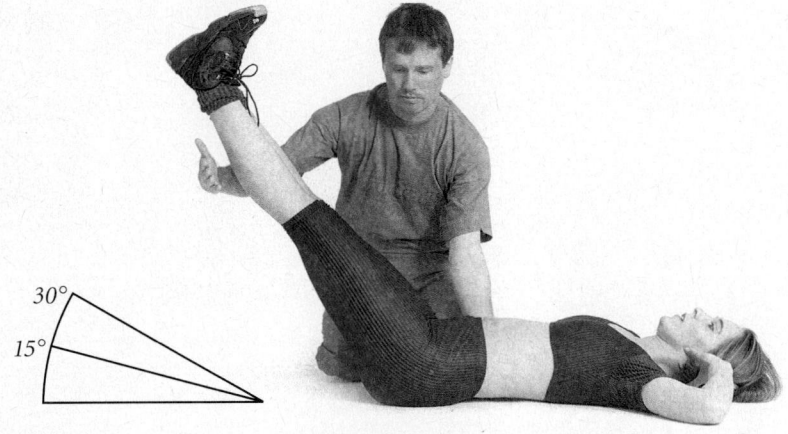

Teststufe 3   30 Grad und mehr
Teststufe 2   15 Grad
Teststufe 1   Das Becken kann bis zum Ablegen der Beine aufgerichtet gehalten werden

Trainingshinweise

Bei verkürzter Beinbeugemuskulatur können Sie die Beine nicht senkrecht nach oben strecken. Bei starker oder verkürzter Hüftbeugemuskulatur kommt es vorzeitig zu einem Kippen des Beckens. Verwenden Sie diesen Test keinesfalls als Trainingsübung.

Seitliches Aufrichten (Test 4)

Bewegung   **Rumpfseitneigung**
Muskulatur   **Viereckiger Lendenmuskel,**
außerdem der schräge und der gerade Bauchmuskel
sowie der breite Rückenmuskel der Testseite

Übungsbeschreibung

Gehen Sie in die Seitlage, so daß Kopf, Rumpf und Beine in einer Linie liegen. Verschränken Sie beide Arme vor der Brust oder legen Sie den oberen Arm ausgestreckt auf die Körperseite. Die Beine sind gestreckt, so daß die Fußspitze des oberen Beins hinter der Ferse des vorderen Beines liegt. Der Partner fixiert Ihre Beine und das Becken. Versuchen Sie, den Oberkörper seitwärts anzuheben. Ordnen Sie sich in der Auswertungstabelle auf Seite 22 der erreichten Teststufe zu.

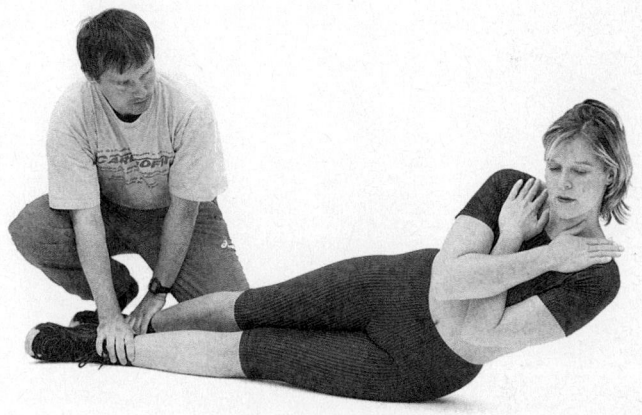

Teststufe 3   Sie können die untere Schulter ca. 5 cm vom Boden
abheben
Teststufe 2   Sie können die untere Schulter ca. 10 cm vom Boden
abheben
Teststufe 1   Sie können den Oberkörper vollständig vom Boden
abheben

Trainingshinweis

Dreht der Brustkorb während der seitlichen Aufrichtung nach vorn, ist der äußere schräge, dreht der Brustkorb nach hinten, ist der innere schräge Bauchmuskel stärker. Weichen Sie ins Hohlkreuz aus, sind viereckiger Lendenmuskel und breiter Rückenmuskel stärker als der gerade Bauchmuskel.

Testauswertung

Kreuzen Sie jeweils die erreichte Teststufe an!

KRAFT DER BAUCHMUSKULATUR

Muskulatur	Test	Teststufe		
Gerader Bauchmuskel oben	1	1	2	3
Schräger Bauchmuskel links	2	1	2	3
Schräger Bauchmuskel rechts	2	1	2	3
Gerader Bauchmuskel unten	3	1	2	3
Viereckiger Lendenmuskel links	4	1	2	3
Viereckiger Lendenmuskel rechts	4	1	2	3

Wie Sie das Training gestalten

Wenn Sie mit den beschriebenen Bauchmuskeltests Ihre momentane Leistungsfähigkeit festgestellt haben, nehmen Sie diese zum Ausgangspunkt, um sich den nachfolgenden Kategorien zuzuordnen:
Rehabilitation, Prävention, Fitness
Im Übungsteil dieses Buches (ab Seite 65) finden Sie nun leicht die für Sie geeigneten Übungen, mit denen Sie Ihr Training beginnen sollten. Natürlich können Sie sich mit einem verbesserten Trainingszustand aus einer tieferen in eine höhere Kategorie emporarbeiten.

Rehabilitation
Sie haben eine Vorschädigung der Wirbelsäule oder eine Bandscheiben- oder Bauchoperation hinter sich, die mindestens drei Monate zurückliegt. Sie leiden unter einer chronischen Herz-Kreislauf-Erkrankung oder hatten bereits einen Herzinfarkt. Ihre Bauchmuskelkraft erreicht in mindestens zwei Tests nur die Teststufe 3. **Konsultieren Sie vor Aufnahme eines Trainings unbedingt einen Arzt oder Physiotherapeuten!**

Prävention
Ihr Gesundheitszustand ist durch Risikofaktoren gefährdet, wie Übergewicht, Bluthochdruck, Verkrümmungen der Wirbelsäule (z. B. Beckenschiefstand, Skoliose, Rundrücken), Bewegungsmangel, einseitige körperliche Beanspruchung in Alltag und Beruf (z. B. sitzende Bürotätigkeit, Autofahren, Heben und Tragen von schweren Gegenständen), Osteoporose oder Sie haben gelegentlich Rückenschmerzen, ohne daß eine Vorschädigung der Wirbelsäule oder der Bandscheiben festgestellt wurde. Ihre Bauchmuskelkraft erreicht in mindestens einem Test nicht die Teststufe 1. **Lassen Sie sich vor Aufnahme eines Trainings von einem Arzt, Physiotherapeuten oder erfahrenen Sportlehrer beraten!**

Fitness
Sie trainieren, um sich fit und gesund zu halten. Sie haben keinerlei Beschwerden und erreichen in allen vier Tests mühelos die Teststufe 1.

Muskeln oder Fett? – Das Training «gegen den Bauch»

Wenn Sie etwas «gegen Ihren Bauch» tun wollen, dann sollten Sie nicht der weit verbreiteten Meinung Glauben schenken, daß der «Kampf gegen den Bauch» mit hundertfach wiederholten Bauchmuskelübungen gewonnen werden kann. Durch Muskeltraining lassen sich auch keine lokalen Fettpolster verringern.

Es gilt, zwischen der **Muskulatur** und dem über der Muskulatur und unter der Haut sitzenden subkutanen Fettgewebe zu unterscheiden. Das **Fettgewebe** entsteht nicht durch schwache Bauchmuskulatur, sondern durch falsche und zu üppige Ernährung sowie fehlende Herz-Kreislauf-Beanspruchung. Der menschliche Körper ist geneigt, Fett an bestimmten, bei Männern und Frauen unterschiedlichen Körperstellen zu speichern. Er kann nicht wissen, daß er in heutiger Zeit keine Reserven mehr für «schlechte Zeiten» horten muß und wandelt alle Nährstoffe, die zum Zeitpunkt der Nahrungsaufnahme nicht benötigt werden, in Speicherfett um.

Mit den Bauchmuskelübungen trainieren Sie ausschließlich Ihre Muskulatur. Sie wird fester, aber sie wird nach außen immer noch nicht sichtbar, wenn die Fettpolster weiter vorhanden sind. Die Fettspeicher bauen Sie nur durch eine **kontrollierte Ernährung** und ein **zielgerichtetes Ausdauertraining** ab. Dann werden Sie Ihre Trainingserfolge in der Bauchmuskulatur auch sehen können. Bevor es soweit ist, freuen Sie sich daran, daß die gute Bauchmuskulatur bei hohem Körpergewicht Ihre Wirbelsäule stabilisiert und Ihnen Rückenschmerzen erspart.

Aufbau und Dosierung des Trainings «für den Bauch»

Wenn Sie etwas «für Ihren Bauch» tun wollen, dann müssen Sie wissen, wie Sie Ihr Training angemessen gestalten. Man unterscheidet isometrisches oder statisches und dynamisches Krafttraining.

Die **isometrische Maximalkraft** bezeichnet die größtmögliche Kraft, die das Nerv-Muskelsystem bei willkürlicher, d. h. bewußt gesteuerter Kontraktion gegen einen unüberwindlichen Widerstand zu entwickeln vermag. Die **dynamische Maximalkraft** ist die größte Kraft, die das Nerv-Muskel-System bei willkürlicher Kontraktion innerhalb eines Bewegungsablaufs zu entwickeln vermag. Da bei dynamischen Übungen Kraft für Bewegungskoordination, Balance und Gleichgewicht eingesetzt werden muß, ist die dynamische Maximalkraft immer geringer als die isometrische.

Isometrisches Training

Das isometrische Krafttraining beruht allein auf **Anspannung**. In der Muskulatur entwickelt sich ausschließlich Spannung, die Muskellänge bleibt gleich. Es werden vor allem die langsamen Muskelfasern angesprochen, die für die Haltemuskulatur von besonderer Bedeutung sind. Die Hypertrophie bzw. Querschnittszunahme der Muskelfasern bleibt gering. Die Anforderungen an die Koordination sind relativ niedrig, so daß ein ausschließlich isometrisch trainierter Muskel dynamischen Anforderungen im Alltag nicht gerecht werden kann. Da die Dehnfähigkeit eher negativ beeinflußt wird, sind Dehnübungen nach isometrischem Training besonders wichtig. Im rehabilitativen Trainingsbereich ist es von Vorteil, die Bauchmuskeln gezielt anspannen zu können, ohne ein Gelenk bewegen zu müssen. Die Steigerungen der Kraft sind bei Anfängern beachtlich und zunächst ausreichend, um geschwächte Muskulatur wieder aufzubauen.

Als optimaler **trainingswirksamer Bereich** wird **eine Muskelspannung von 50 bis 70 Prozent** angenommen. Diesen können Sie sehr einfach mit Hilfe einer Personenwaage messen und bestimmen.

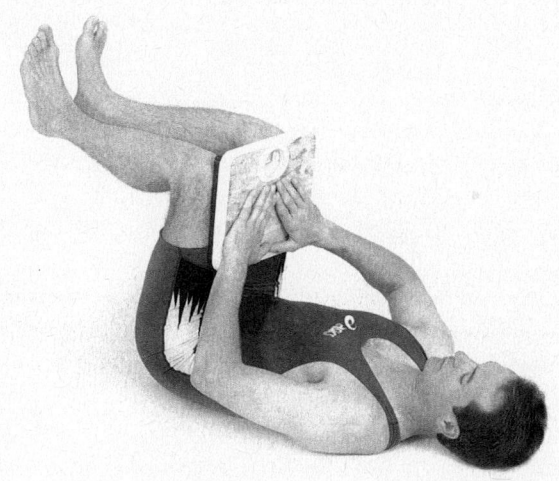

Test zur Ermittlung der isometrischen Maximalkraft

Übungsbeschreibung
Ziehen Sie in der Rückenlage die Oberschenkel so weit heran, daß Sie die Waage gegen die Oberschenkelvorderseite legen können, ohne den Oberkörper anheben zu müssen. Halten Sie die Waage mit den Handflächen von vorne fest, so daß die Fingerspitzen leicht nach innen und die Ellenbogen nach außen zeigen. Versuchen Sie nun, durch den **gleichmäßigen Druck mit den Händen und das Heranziehen der Beine die Waage so fest wie möglich unter Druck zu setzen** und lesen Sie den gemessenen Wert ab. Bauen Sie die Spannung langsam auf und vermeiden Sie jeglichen Schwung und ruckartige Bewegungen. Der ermittelte Wert in Kilogramm ist Ihre isometrische Maximalkraft (= 100 Prozent).

Testauswertung
Rechnen Sie Ihren **persönlichen Trainingsbereich zwischen 50 und 70 Prozent Ihrer isometrischen Maximalkraft** aus und üben Sie mehrfach mit dem ermittelten Wert, um das Gefühl für diese Anspannungskraft zu schulen. Wiederholen Sie den Test, indem Sie den Oberkörper bis zum höchstmöglichen Punkt aufrichten und dann mit der Anspannung beginnen. Indem Sie den Test einmal mit der linken Hand und einmal mit der rechten Hand durchführen, können Sie die schräge Bauchmuskulatur testen. Vergleichen Sie das Ergebnis mit dem der Körpergegenseite. Bestehen größere Diffe-

renzen, so deutet dies auf **muskuläre Defizite** hin. Wenn Sie mit überkreuzten Händen gegen die Waage drücken, erreichen Sie in der Regel höhere Anspannungswerte als parallel, weil die Druckrichtung besser mit der Verlaufsrichtung der schrägen Bauchmuskeln übereinstimmt. Ist das nicht der Fall, könnte dies ein Hinweis auf eine im Verhältnis zur geraden Bauchmuskulatur schwächere schräge Bauchmuskulatur sein.

Trainingshinweis

Vergleichen Sie die Werte nicht mit anderen Personen, da unterschiedliche Körperlängenmaße das Ergebnis beeinflussen und die Fähigkeit, maximal anzuspannen sehr stark in Abhängigkeit vom Trainingszustand variiert.

Beginnen Sie Ihr isometrisches Training mit einer **Anspannungszeit** von 5 bis 6 Sekunden. Diese Zeit können Sie kontinuierlich steigern, sofern Sie ruhig und gleichmäßig atmen und in der Lage sind, die **Anspannungsintensität** zu halten. Nehmen Sie sich die doppelte Anspannungszeit als **Pause** und wiederholen Sie die Anspannung zunächst 2 bis 3, später 4 bis 6 Mal. Dies bezeichnen wir als eine **Serie**. Nutzen Sie die Entspannungszeit, um die Nachwirkungen der Übung in Ihrer Muskulatur zu spüren. Beginnen Sie mit einer Serie pro Übung und steigern Sie sich langsam auf drei Serien. Zwischen den Serien sollte die Pause 30 bis 60 Sekunden betragen.

Ein tägliches isometrisches Training ist optimal. Bei einmaligem Training pro Woche erreichen Sie noch nicht einmal die Hälfte des optimalen Trainingserfolgs, bei einem Mal in 14 Tagen läßt sich kein Trainingserfolg mehr nachweisen.

Dynamisches Training

Bei der Muskulatur unterscheidet man zwischen konzentrischer und exzentrischer Arbeit. Die **konzentrische oder positiv-dynamische Arbeitsweise der Muskulatur** findet statt, wenn z. B. der Oberkörper durch Verkürzung der Muskelfasern der Bauchmuskulatur gegen einen überwindbaren Widerstand, meist die Schwerkraft, angehoben wird. In der **exzentrischen oder dynamisch-nachgebenden Arbeitsweise der Muskulatur** wird z. B. der Oberkörper unter Anspannung und bei gleichzeitiger Dehnung der Muskelfasern der Bauchmuskulatur gegen einen Widerstand, meist die Schwerkraft, langsam und kontrolliert abgesenkt. In der Praxis finden wir fast ausschließlich einen Wechsel zwischen konzentrischer und exzentrischer Arbeitsweise der Muskulatur.

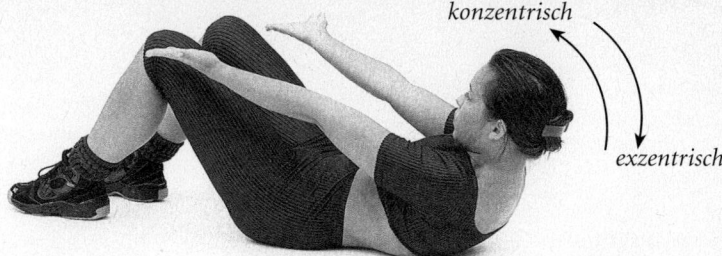

konzentrisch

exzentrisch

Konzentrische und exzentrische Muskelarbeit

Belastungskomponenten

Die meisten Bauchmuskelübungen enthalten sowohl dynamische als auch isometrische Anteile. Der Beanspruchungsgrad einer Übung hängt von **der Bewegungsausführung, der Intensität, der Bewegungsgeschwindigkeit, den Wiederholungen, den Serien** und **den Pausen** ab. Diese Faktoren nennt man **Belastungskomponenten.** Der Beanspruchungsgrad einer Trainingseinheit hängt darüber hinaus von **der Übungsanzahl und der Trainingsdauer** ab. Der Trainingserfolg wird außerdem von **der Trainingshäufigkeit** beeinflußt.

Bewegungsausführung

Im Bauchmuskeltraining verändern Sie mit der Verlagerung des Körperschwerpunktes durch die Arm- und Beinstellung und zusätzliche Bewegungsaufgaben für Arme und Beine die Muskelanspannung und damit die Belastungshöhe (vgl. die Übersicht auf Seite 230 f.). Bei Übungen mit Zugapparaten kann der Widerstand durch Gewichte, bei Übungen mit dem Thera-Band durch unterschiedliche Bandstärken variiert werden.

Intensität

Die Intensität einer Übung, gemessen an der prozentualen Maximalkraft, kann hilfsweise über das Prinzip der maximalen Wiederholungszahl bestimmt werden. Bestimmen Sie, wie viele korrekt ausgeführte Wiederholungen Sie von einer ausgewählten Übung maximal schaffen und lesen Sie die Belastung in Prozent des Maximums (prozentuale Maximalkraft) in der Tabelle ab.

Bei der Bauchmuskulatur handelt es sich vorwiegend um Haltemuskulatur mit sogenannten langsamen Muskelfasern, die am besten bei mittlerer Intensität trainierbar sind. Die Trainingsintensität sollte beim Bauchmuskeltraining 30 bis 70 Prozent der Maximalkraft betragen. Im unteren Intensitätsbereich erreichen Sie eine Erhöhung der Kraftausdauer der Bauchmuskulatur, d. h., Sie können eine mittelschwere Belastung häufiger wiederholen oder Ihre Aufrichtehöhe länger halten, während es im oberen Bereich zu einer Maximalkraftsteigerung und Hypertrophie (Querschnittszuwachs) der Muskulatur kommt, sofern Sie bis zur letztmöglichen Wiederholung trainieren.

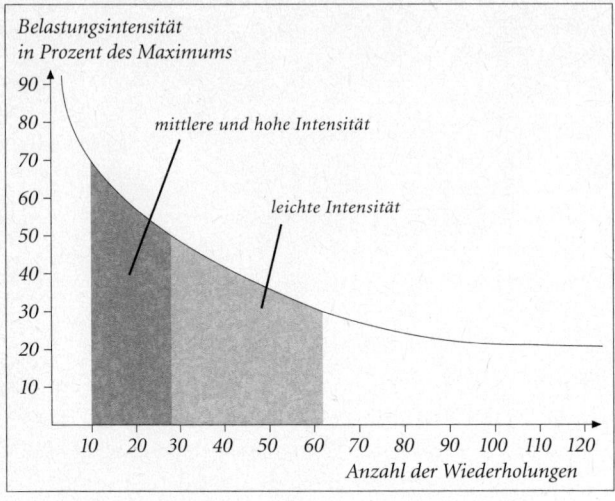

Die Abhängigkeit der Belastungsintensität von der Anzahl der maximal möglichen Wiederholungen

Bewegungsgeschwindigkeit

Die langsame Bewegungsausführung ist im Bauchmuskeltraining allen anderen Ausführungsarten überlegen. Langsame Muskelfasern, wie Sie für die Haltemuskulatur des Rumpfes charakteristisch sind, zeigen bei langsamer Bewegungsgeschwindigkeit die größte Kraftsteigerung. Sollten Sie bereits unter Rückenbeschwerden leiden, so ist dies besonders wichtig. Wenn Sie die Bewegungen mit der Atmung so koordinieren, daß Sie in der konzentrischen Phase aus- und in der exzentrischen Phase einatmen, haben Sie automatisch die richtige Bewegungsgeschwindigkeit. Sie sollten für 10 Wiederholungen etwa 60 Sekunden benötigen.

Wiederholungszahl

Die Anzahl der Wiederholungen ist von der Trainingskategorie (Rehabilitation, Prävention, Fitness), dem Trainingsziel und in erster Linie von der Intensität der gewählten Übung abhängig. Mit zunehmender Intensität nimmt die Zahl der möglichen Wiederholungen ab. Bei Übungen mit leichter Intensität (30 bis 50 Prozent der Maximalkraft) beginnen Sie mit 10 bis 15 Wiederholungen und steigern sich im Verlauf des Trainings auf bis zu 40 bis 50 Wiederholungen.

Bei Übungen mit mittlerer und hoher Intensität (50 bis 70 Prozent der Maximalkraft) beginnen Sie mit 4 bis 6 Wiederholungen, ohne an Ihre Leistungsgrenze zu gehen. Steigern Sie in einem zweiten Schritt auf die Hälfte, später auf 60 bis 70 Prozent der maximal möglichen Wiederholungszahl und nähern sie sich langsam ihrer Leistungsgrenze. Die Anzahl der Wiederholungen sollte im Verlauf des Trainings auf 12 bis 25 steigen.

Serien

Eine Serie bezeichnet einen Durchgang mit abgeschlossener Wiederholungszahl. Die Anzahl der Serien ist vom Trainingsziel und von der Leistungsfähigkeit abhängig. Beginnen Sie mit 1 bis 2 Serien pro Übung und steigern Sie später auf 3 bis 5 Serien.

Pausen

Zwischen den Serien sollte eine Pause zwischen 30 bis 60 Sekunden liegen. Wenn Sie bis zur maximal möglichen Wiederholungszahl trainieren, darf die Pause 1 bis 3 Minuten betragen. Nutzen Sie die Pause für Dehn- oder Lockerungsübungen.

Übungsanzahl

Sie sollten versuchen, die Bauchmuskulatur möglichst abwechslungsreich und vielseitig zu trainieren. Suchen Sie sich für jede Trainingseinheit 5 bis 6 verschiedene Übungen aus und variieren Sie die Auswahl von Trainingseinheit zu Trainingseinheit.

Trainingsdauer

Daraus ergibt sich eine Trainingsdauer für die Bauchmuskulatur von 10 bis 30 Minuten.

Trainingshäufigkeit

Wenn die Trainingsintensität und der dynamische Anteil der Trainingsübungen hoch ist, sollten Sie die Bauchmuskulatur an jedem zweiten Tag trainieren. Auch zweimaliges Training pro Woche bringt schon gute Erfolge, Sie brauchen allerdings etwas länger. Wenn Sie nicht mit der maximal möglichen Wiederholungszahl arbeiten oder die isometrischen Anteile der Übungen überwiegen, können Sie täglich trainieren. Grundsätzlich gilt, daß kurze, aber häufigere Trainingseinheiten wirksamer sind als lange, aber seltenere.

Ablauf einer Trainingseinheit

Vor Beginn des Trainings sollten Sie sich durch Radfahren, Gehen oder Laufen auf der Stelle **aufwärmen**. Beziehen Sie auch die Arme in Ihre Bewegungen mit ein. Sie aktivieren damit Ihr Herz-Kreislauf-System, erwärmen die Muskulatur und machen sie damit leistungsfähiger. Wenn Sie mögen, unterstützen Sie Ihr Aufwärmprogramm mit Musik.

Schließen Sie dann die im Anschluß an dieses Kapitel beschriebenen Übungen zur **Dehnung der Bauchmuskulatur und ihrer Gegenspieler** (siehe Seite 34 ff.) und zur **Mobilisation des Beckens und der Wirbelsäule** (siehe Seite 39 ff.) an. Danach absolvieren Sie Ihr **Kräftigungsprogramm für die Bauchmuskulatur** (siehe Seite 65 ff.). Zum Abschluß einer Trainingseinheit sollten Sie noch einmal eine **Dehnung** der Bauchmuskulatur durchführen.

Aufwärmen
5 bis 10 Minuten
Dehnungsübungen
verkürzte Muskulatur
je Übung 2 bis 3 Mal 20 bis 60 Sekunden
Mobilisationsübungen
2 bis 3 Übungen, 2 Mal 30 bis 60 Sekunden
Kräftigung Bauchmuskulatur
5 bis 6 Übungen
Dehnungsübungen
Bauchmuskulatur
2 bis 3 Übungen, 2 Mal 20 bis 60 Sekunden

Ablauf einer Trainingseinheit

Dehnung der Bauchmuskulatur und ihrer Gegenspieler

In ein Training der Bauchmuskulatur gehören grundsätzlich Dehnungsübungen für verkürzte Muskeln, die der Bauchmuskulatur entgegenarbeiten. Wenn Sie bei den folgenden Tests Muskelverkürzungen feststellen, sollten Sie die dazugehörigen Dehnübungen vor Ihrem Kräftigungsprogramm durchführen. Tragen Sie nach jedem Test das Ergebnis in die Auswertungstabelle auf Seite 32 ein.

Tests zur Ermittlung der Dehnfähigkeit der Gegenspieler der Bauchmuskulatur

Muskulatur

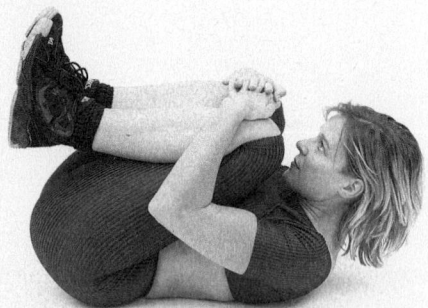

Rückenstreckmuskulatur der Lendenwirbelsäule

Umarmen Sie in der Rückenlage Ihre Beine. Wenn Sie bereits im Liegen ein Dehngefühl verspüren, kann von einer Verkürzung ausgegangen werden.

Muskulatur   Hüftbeugemuskulatur und gerade
Kniestreckmuskulatur

Legen Sie sich auf einen Kasten oder eine hohe Bank. Ziehen Sie ein Bein so weit wie möglich zur Brust heran und lassen Sie das andere Bein frei nach unten hängen. Achten Sie darauf, daß die Lendenwirbelsäule vollständig aufliegt. Wenn das Knie des hän-

genden Oberschenkels waagerecht oder sogar leicht nach oben zeigt, kann von einer Verkürzung der Hüftbeugemuskulatur ausgegangen werden. Wenn der Unterschenkel nicht senkrecht nach unten hängt, kann von einer zusätzlichen Verkürzung des hüftbeugenden Anteils der Kniestreckmuskulatur ausgegangen werden.

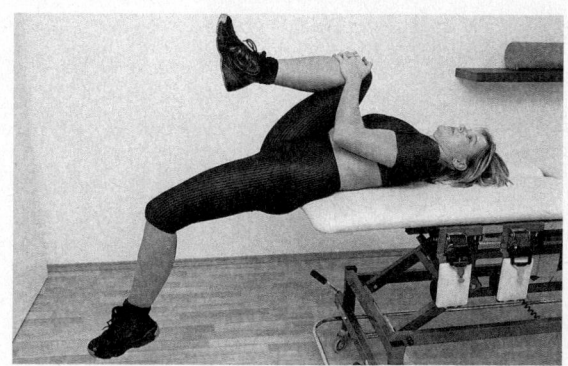

Muskulatur   Adduktoren

Legen Sie sich auf den Rücken und ziehen Sie die Fersen zum Gesäß. Legen Sie die Fußsohlen aneinander und lassen Sie die Knie nach außen sinken. Achten Sie darauf, daß Ihr Oberkörper gerade und die Füße in Verlängerung der Wirbelsäule liegen. Wenn die Knie nicht weiter als 110 Grad nach außen sinken, kann von einer Verkürzung der Adduktoren ausgegangen werden. Beachten Sie, daß rechtes und linkes Bein unterschiedlich dehnfähig sein können.

ca. 120° – normale Dehnbarkeit
ca. 110° – leichte Verkürzung
ca. 90° – erhebliche Verkürzung   *90° 110°*
120°

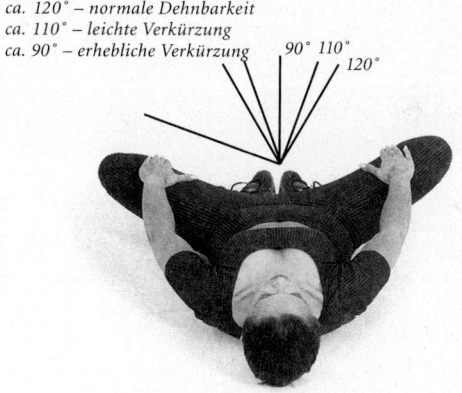

Muskulatur

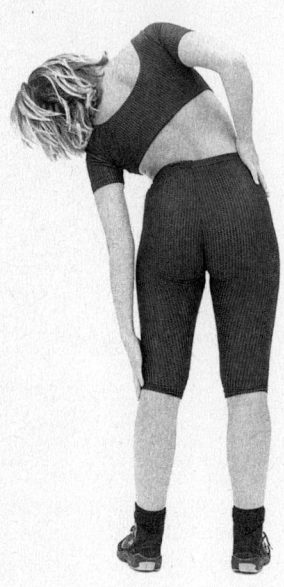

Viereckiger Lendenmuskel

Messen Sie im aufrechten Stand den Abstand zwischen Ihren Fingerspitzen und dem Boden. Neigen Sie anschließend den Oberkörper zur Seite und messen Sie erneut. Wenn Sie den Oberkörper nach links neigen, messen Sie die rechte Seite und umgekehrt! Sofern Sie keine Seitverkrümmung der Wirbelsäule (Skoliose) haben und die Differenz zwischen beiden Werten weniger als 20 cm beträgt, kann von einer Verkürzung des Viereckigen Lendenmuskels ausgegangen werden.

Testauswertung
Kreuzen Sie jeweils das erreichte Testergebnis an!

DEHNFÄHIGKEIT

Muskulatur	Verkürzung	
Rückenstreckmuskulatur	Ja	Nein
Hüftbeugemuskulatur links	Ja	Nein
Hüftbeugemuskulatur rechts	Ja	Nein
Kniestreckmuskulatur links	Ja	Nein
Kniestreckmuskulatur rechts	Ja	Nein
Adduktoren links	Ja	Nein
Adduktoren rechts	Ja	Nein
Viereckiger Lendenmuskel links	Ja	Nein
Viereckiger Lendenmuskel rechts	Ja	Nein

So dehnen Sie richtig

Verkürzte Muskeln sind schlecht durchblutet, aufgrund der schlechten Sauerstoffversorgung mitunter schmerzhaft, weisen einen höheren Spannungszustand (Muskeltonus) auf und werden damit verletzungsanfälliger. Dehnungsübungen sollen die verkürzte und verspannte Muskulatur lockern, entspannen und den Muskeltonus senken.

Sind die Gegenspieler der Bauchmuskulatur verkürzt, wird die Aufrichtefähigkeit der Wirbelsäule in der Rückenlage eingeschränkt und die optimale Kraftentwicklung und -entfaltung der Bauchmuskulatur behindert. Ist die Bauchmuskulatur verkürzt, wird die Aufrichtefähigkeit aus der Rückenlage sowie die Rotation und Seitneigung der Wirbelsäule im Stand eingeschränkt oder es entsteht eine seitverkrümmte (skoliotische) Haltung.

Wenn Sie bei den Tests die Verkürzung Ihrer Muskulatur festgestellt haben, ist es besonders wichtig, daß Sie die Dehnungsübungen zu einem festen Bestandteil ihres regelmäßigen Trainingsprogramms machen. Das **Dehnprogramm vor der Kräftigung verbessert die Beweglichkeit der Muskulatur und Gelenke** und **bereitet sie auf die nachfolgende Beanspruchung** vor, indem die Stoffwechselaktivität und die Durchblutung gesteigert werden.

Nach jeder Muskelkräftigung verbleibt ein Verkürzungsrückstand, der durch Dehnübungen wieder ausgeglichen werden muß. Das Dehnprogramm nach der Kräftigung stellt die Ausgangslänge der Muskulatur wieder her und die verstärkte Durchblutung bewirkt eine beschleunigte Regeneration und Erholung des Muskels.

Trainingshinweise für die Dehnungsübungen

1. Lesen Sie sorgfältig die Übungsbeschreibung und betrachten Sie aufmerksam die Fotos. Beachten Sie die Bewegungsrichtung und das Bewegungsausmaß. Stellen Sie sich den Bewegungsablauf erst vor, bevor Sie mit der Ausführung beginnen.
2. Kontrollieren Sie sorgfältig Ihre Ausgangsstellung, bevor Sie mit einer Übung beginnen. Dehnen Sie erst, wenn Sie ein stabiles Gleichgewicht in der Ausgangsstellung gefunden haben.
3. Gehen Sie langsam, gleichmäßig und kontrolliert in die Dehnung, bis Sie ein deutliches Dehngefühl in der Muskulatur verspüren. Die Dehnung darf keinen Schmerzreiz auslösen. Vermeiden Sie jegliche ruckartige, wippende, federnde oder schwunghafte Bewegung.
4. Halten Sie die Endposition mindestens 20 Sekunden und versuchen Sie mit jeder Ausatmung, die Muskulatur entspannen zu lassen. Wenn Sie dies als angenehm empfinden, können Sie die Dehnzeit auf eine Minute und mehr verlängern.
5. Atmen Sie ruhig und gleichmäßig und halten Sie nicht die Luft an.
6. Wiederholen Sie jede Übung mindestens 2 bis 3 Mal.

Dehnungsübungen

Übung 1
Gerade Bauchmuskulatur

Strecken Sie sich in der Rückenlage
so lange wie möglich, indem Sie mit
den Fingerspitzen nach hinten
ziehen und die Fersen vom Körper
weg schieben.

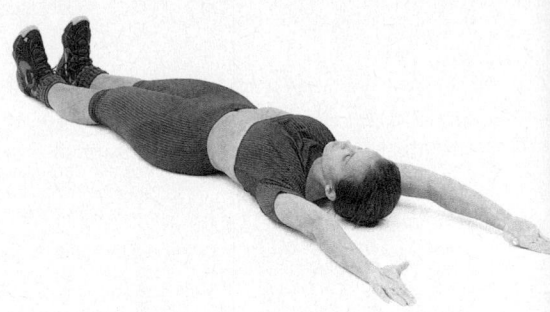

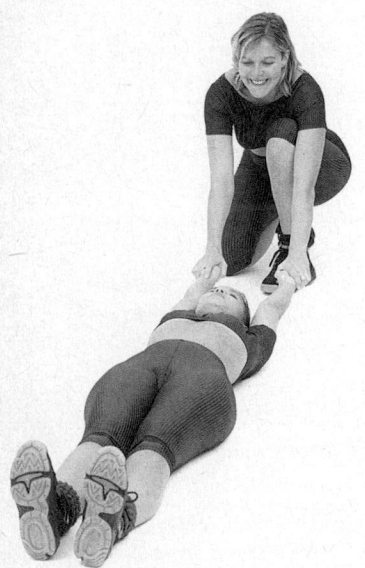

Lassen Sie sich passiv von einem Partner
strecken. Fixieren Sie das Becken, indem Sie
die Fersen vom Körper weg schieben.

Übung 2
Schräge Bauchmuskulatur und
Viereckiger Lendenmuskel

Ziehen Sie mit einem Arm nach hinten und schieben
Sie die Ferse des gegenseitigen Beines vom Körper
weg.

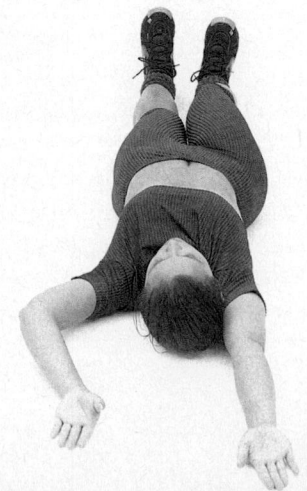

Lassen Sie sich von einem Partner strecken, indem Sie den Körper zur Seite neigen und betont den Arm der konvexen (langen) Seite strecken.

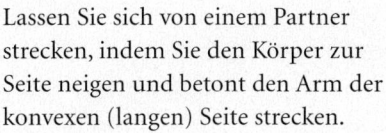

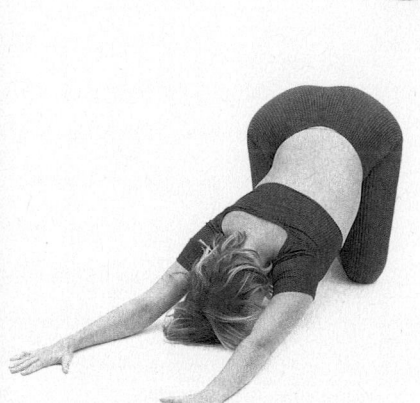

Übung 3
Schräge Bauchmuskulatur und Viereckiger Lendenmuskel

Setzen Sie sich auf die Fersen und schieben Sie die Handflächen so weit nach vorn wie möglich. Lösen Sie das Gesäß von den Fersen und schieben Sie die Handflächen so weit nach vorn, bis die Oberschenkel senkrecht stehen. Bewegen Sie dann beide Arme zu einer Seite und erzeugen Sie die Dehnung, indem Sie das Gesäß aktiv zurückschieben.

Übung 4
Schräge Bauchmuskulatur und Viereckiger Lendenmuskel

Strecken Sie im Kniestand das linke Bein seitlich aus. Neigen Sie den Oberkörper nach rechts und setzen Sie die rechte Hand oder Faust auf. Führen Sie den linken Arm über den Kopf nach schräg oben. Versuchen Sie die linke Körperseite so lang wie möglich zu strecken, indem Sie mit den Fingerspitzen aktiv nach schräg oben ziehen. Lassen Sie das Gesäß nicht nach hinten kippen.

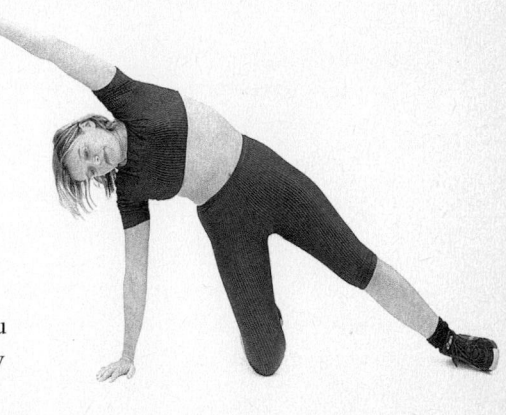

Übung 5
Gerade Bauchmuskulatur

Sie benötigen einen großen Ball (Fitness-
oder Pezziball). Legen Sie sich mit
Brust- und Lendenwirbel-
säule auf den Ball. Strecken
Sie die Beine aus und die
Arme nach hinten. Achten
Sie darauf, daß der Kopf nicht frei
hängt, sondern auf dem Ball aufliegt.

Übung 6
Schräge Bauchmuskulatur und Viereckiger Lendenmuskel

Ziehen Sie in Rückenlage das linke Bein heran und setzen Sie den Fuß auf oder neben
dem Unterschenkel des rechten gestreckten Beines ab. Drücken Sie mit dem rechten
Arm das Knie so weit zur Unterlage, bis die linke Schulter sich von der Unterlage zu
lösen droht. Strecken Sie den linken Arm neben dem Körper aus und schauen Sie mit
den Augen in dessen Richtung.

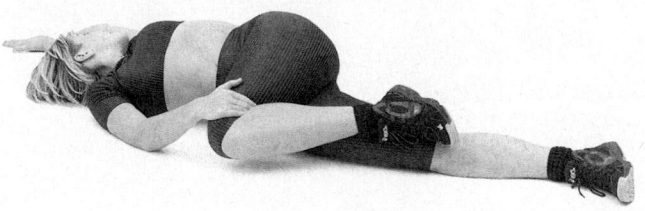

Übung 7
Schräge Bauchmuskulatur und Viereckiger Lendenmuskel

Stellen Sie die Füße auf und verlagern Sie das Gesäß um eine Gesäßhälfte
nach links. Ziehen Sie beide Knie heran und neigen
Sie diese nach rechts. Drücken Sie mit dem
rechten Arm die Knie so weit zur Unterlage,
bis die linke Schulter sich von der Unterlage
zu lösen droht. Strecken Sie den linken
Arm neben dem Körper auf Schulterhöhe aus und schauen Sie zur
Decke.

Übung 8
Hüftbeugemuskulatur

Stellen Sie sich mit dem linken Bein
auf einen Stuhl oder eine Bank. Halten
Sie den Rücken gerade, das rechte Bein
gestreckt und schieben Sie das linke
Knie nach vorn.

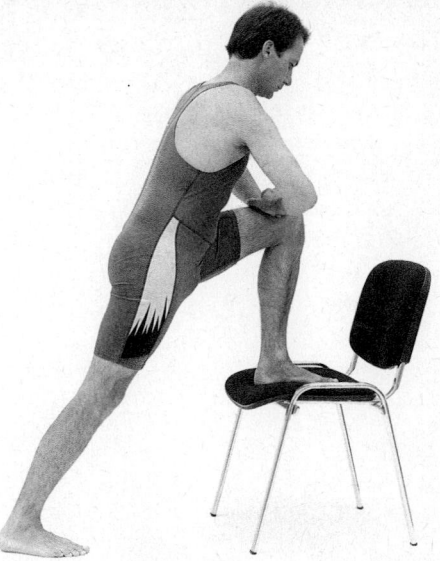

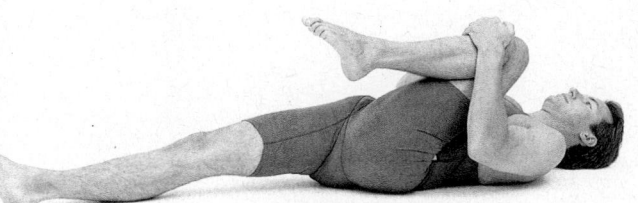

Ziehen Sie in der Rücken-
lage das linke Bein so
weit wie möglich zur
Brust und lassen Sie das
ausgestreckte rechte Bein
entspannt liegen.

Übung 9
Hüftbeuge- und Kniestreckmuskulatur

Setzen Sie sich mit der rechten Gesäßhälfte
aufrecht auf einen Stuhl und halten Sie sich mit
der rechten Hand am Stuhl fest. Umfassen Sie
den Fuß des linken Beins, ziehen Sie den Oberschenkel bis in die Hüftstreckung und bewegen
Sie dann die Ferse zum Gesäß.

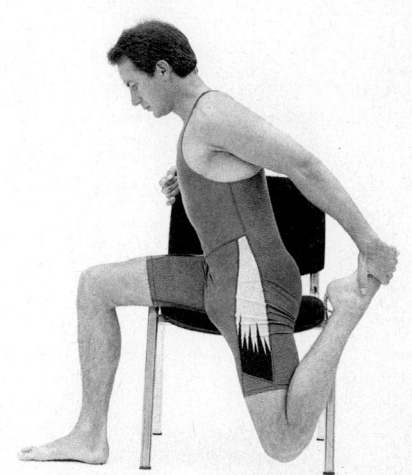

Übung 10
Adduktoren

Legen Sie in der Rückenlage die Fußsohlen gegeneinander und lassen Sie die Knie nach außen sinken. Lassen Sie die Schwerkraft wirken oder drücken Sie die Knie mit den Händen dosiert nach unten.

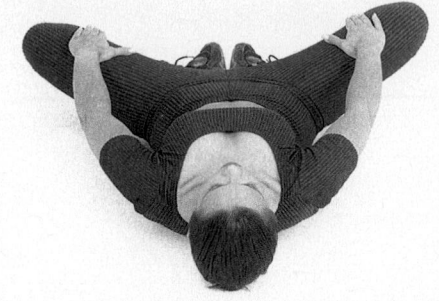

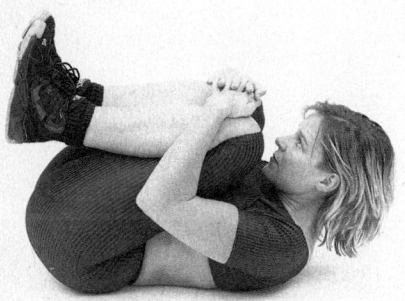

Übung 11
Rückenstreckmuskulatur

Umarmen Sie in der Rückenlage die herangezogenen Beine so eng wie möglich. Der Kopf kann zusätzlich angehoben werden.

Mobilisation des Beckens und der Wirbelsäule

Mit Mobilisationsübungen machen Sie die Wirbelsäule und das Becken beweglich und erweitern das Bewegungsausmaß der beteiligten Gelenke. Dies geschieht durch leichte, dynamisch ausgeführte Bewegungen aus einer entlasteten und entspannten Ausgangsstellung ohne oder gegen einen kleinen Widerstand. Sie verbessern Ihr Körpergefühl und Ihr Wahrnehmungsvermögen für Bewegungen der Wirbelsäule und lockern die beteiligte Muskulatur und den Bandapparat. Die Mobilisation kann besonders gut mit einem großen Ball (Fitness- oder Pezziball) erreicht werden – die Übungen 3 bis 6 zeigen Ihnen die entsprechenden Möglichkeiten.

Trainingshinweise für die Mobilisationsübungen

1. Lesen Sie sorgfältig die Übungsbeschreibung und betrachten Sie aufmerksam die Fotos. Beachten Sie die Bewegungsrichtung und das Bewegungsausmaß. Stellen Sie sich den Bewegungsablauf erst vor, bevor Sie mit der Ausführung beginnen.
2. Kontrollieren Sie Ihre Ausgangsstellung, bevor Sie mit einer Übung beginnen.
3. Bewegen Sie sich langsam und kontrolliert. Vermeiden Sie jegliche schwunghafte Bewegung. Die Übungen müssen völlig schmerzfrei durchführbar sein.
4. Atmen Sie ruhig, entspannt und gleichmäßig.
5. Führen Sie 15 bis 30 Bewegungen hintereinander aus und wiederholen Sie jede Übung mindestens 2 Mal.

Mobilisationsübungen

Übung 1
Becken aufrichten und kippen

Ziehen Sie in der Rückenlage die Beine so weit heran, daß sich ungefähr ein rechter Winkel im Kniegelenk ergibt. Nehmen Sie die Hände hinter den Kopf und legen Sie die Ellenbogen entspannt seitlich ab. Drücken Sie Ihren unteren Rücken so fest wie möglich zur Unterlage und atmen Sie dabei aus. Kippen Sie danach das Becken mit der Einatmung nach vorn, so daß ein verstärktes Hohlkreuz entsteht.

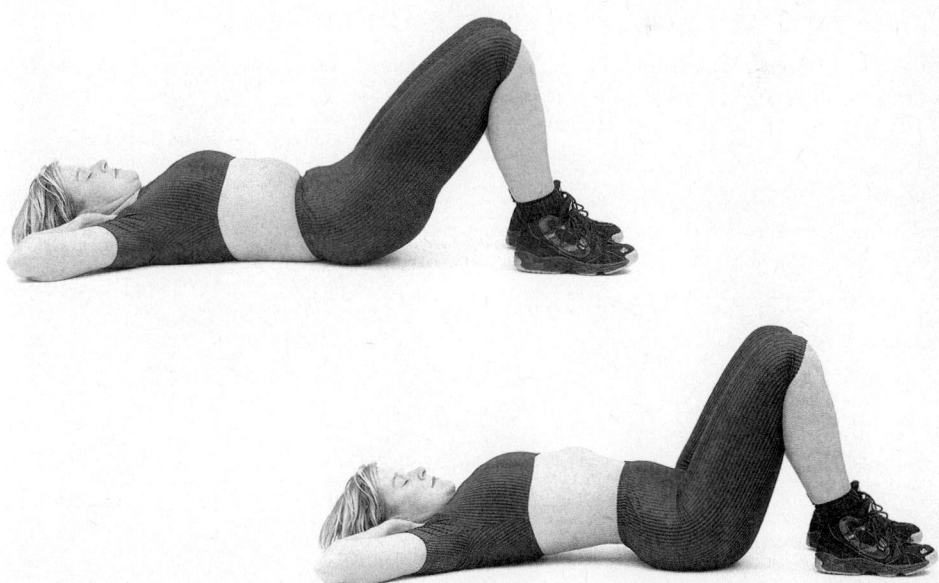

Übung 2
Becken aufrichten und kippen

Führen Sie die in Übung 1 beschriebene Beckenbewegung an einer Sprossen- oder Kletterwand
durch. Sie können zusätzlich mit dem Becken
Kreise oder Achten beschreiben.

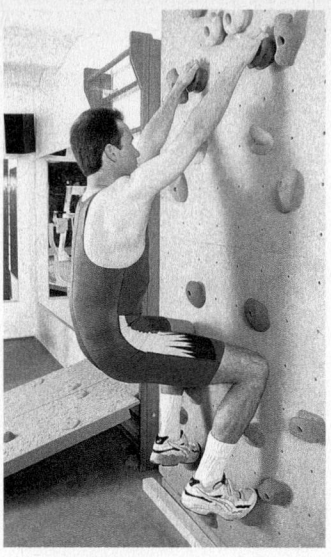

Übung 3
Becken aufrichten und kippen

Setzen Sie sich aufrecht auf einen großen Ball und stützen Sie sich mit den Händen
hinter dem Körper auf dem Ball ab. Richten Sie das Becken so weit wie möglich auf,
indem Sie mit dem Gesäß den Ball nach vorne rollen und lassen Sie anschließend das
Becken nach vorn kippen (Hohlkreuz), indem Sie mit dem Gesäß den Ball nach
hinten rollen.

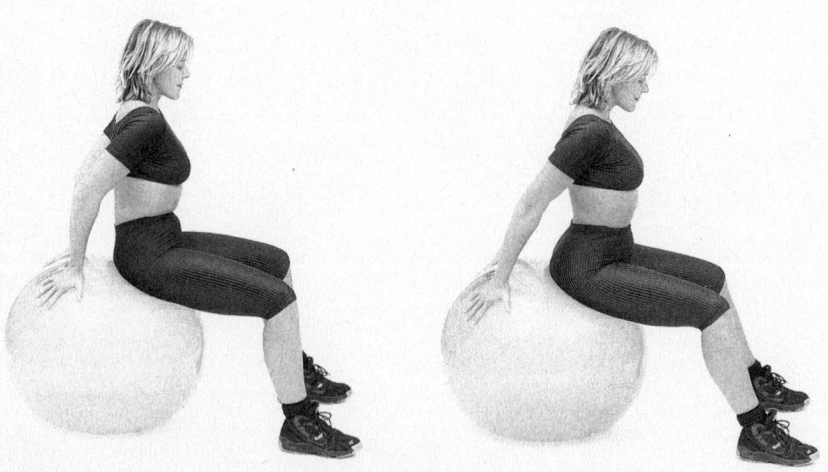

Übung 4
Becken zur Seite bewegen

Setzen Sie sich aufrecht auf einen großen Ball und
verschränken Sie die Arme vor der Brust. Rollen Sie den
Ball mit dem Gesäß nach links und rechts, ohne die
Haltung des Oberkörpers zu verändern. Sie können auch
mit dem Becken kreisen oder eine Acht beschreiben.

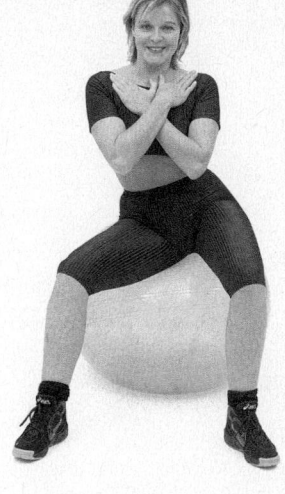

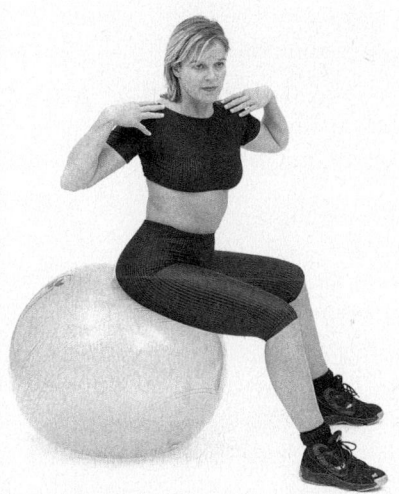

Übung 5
Oberkörper drehen

Setzen Sie sich aufrecht auf den großen Ball
und legen Sie die Hände auf die gegenseitige
Schulter. Drehen Sie den Oberkörper langsam
nach links und rechts und bewegen Sie das
Becken nicht mit.

Übung 6
Hüftgelenk beugen und strecken

Legen Sie sich gehockt mit der Brust- und
Lendenwirbelsäule gegen den großen Ball.
Nehmen Sie die Hände hinter den Kopf
und stützen Sie Ihre Halswirbelsäule. Die
Ellenbogen zeigen nach außen. Strecken
Sie mit der Einatmung langsam
die Knie und rollen Sie den
Oberkörper auf dem Ball
nach hinten. Rollen Sie mit
der Ausatmung wieder
nach vorn.

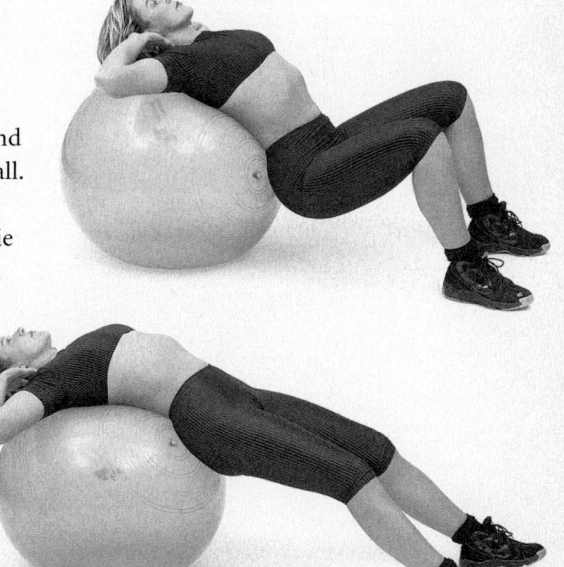

Übung 7
Hüftgelenk ein- und auswärtsdrehen

Ziehen Sie in Rückenlage die Knie so weit heran, daß der untere Rücken vollständig aufliegt. Legen Sie die Arme neben den Körper auf die Unterlage. Halten Sie die Unterschenkel im rechten Winkel und ziehen Sie die Fußspitzen heran. Bewegen Sie abwechselnd die Unterschenkel nach rechts und nach links, ohne die Oberschenkel zur Seite zu neigen. Als Variation kreisen Sie mit den Unterschenkeln.

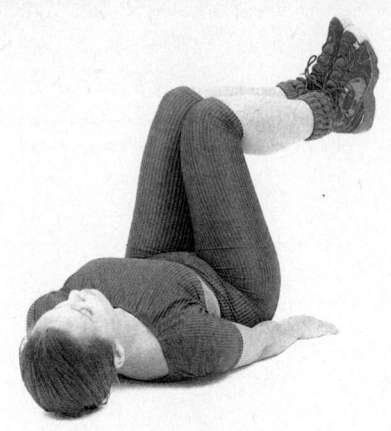

Übung 8
Becken und Oberkörper zur Seite bewegen

Im Vierfüßerstand befinden sich Ihre Knie unter den Hüftgelenken und Ihre Hände unter den Schultergelenken. Strecken Sie die Ellenbogen nicht durch, wenn Sie überbeweglich sind. Halten Sie den Kopf in Verlängerung der Wirbelsäule. Bewegen Sie wechselseitig Becken und Schulter der gleichen Seite aufeinander zu und halten Sie den Rücken gerade.

Übung 9
Rücken rund und hohl machen (Pferderücken-Katzenbuckel)

Ausgangsposition wie Übung 8. Spannen Sie mit der Ausatmung die Bauchmuskeln an und runden Sie den Rücken. Lösen Sie mit der Einatmung die Spannung und lassen Sie den Rücken durchhängen.

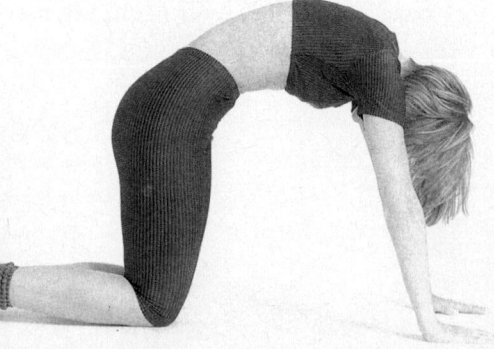

Übung 10
Körper diagonal strecken

Ziehen Sie in der Rückenlage mit einem
Arm verstärkt nach hinten und schieben
Sie die Ferse des gegenseitigen Beins
vom Körper weg. Führen Sie dies im rhyth-
mischen Wechsel mit der Gegenseite aus.

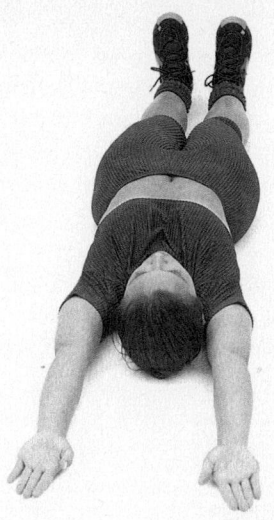

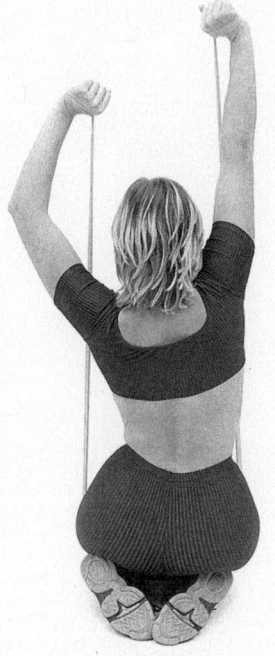

Übung 11
Oberkörper einseitig strecken

Legen Sie im Fersensitz ein Thera-Band (Farbe: blau,
grün oder rot) unter die Unterschenkel, alternativ
unter das Gesäß im Sitzen auf einem Stuhl. Umfassen
Sie die Enden des Thera-Bandes und strecken Sie die
Arme abwechselnd senkrecht nach oben. Nähern Sie
das Becken der Gegenseite aktiv den Rippen an. Es
entsteht eine leichte Seitneigung der Wirbelsäule.
Halten Sie den Kopf in Verlängerung der Wirbelsäule
und drehen Sie den Oberkörper nicht zur Seite. Rutschen Sie mit dem Gesäß nicht neben die Fersen.

Übungen, auf die Sie verzichten sollten

Sehr oft werden noch heute im Schulsport, in Gymnastikstunden, im sportartspezifischen Training und leider auch in einigen Fitness-Studios Bauchmuskelübungen vermittelt, die nach heutigem Wissensstand aus funktioneller Sicht abzulehnen sind. Sie beruhen allesamt auf dem **Irrtum, daß mit einer Beugebewegung im Hüftgelenk die Bauchmuskulatur gekräftigt würde**. Da die Bauchmuskulatur jedoch gar nicht über das Hüftgelenk zieht, kann sie auf Bewegungen im Hüftgelenk keinen Einfluß nehmen. Statt dessen wird die Hüftbeugemuskulatur
gekräftigt, die bei den meisten Trainierenden eher verkürzt, aber nicht zu schwach ist. Die Hüftbeugemuskulatur (M. ileopsoas) und der über das Hüftgelenk ziehende Anteil der Kniestreckmuskulatur (M. rectus femoris) sind bei allen Bewegungen, in denen das Bein nach vorn oder das Knie nach oben bewegt werden muß (z. B. beim Gehen, Laufen, Springen) die dominierenden Muskeln. Wenn Sie sich den Verlauf der Hüftbeugemuskulatur genauer anschauen, erkennen Sie, daß diese von der Oberschenkelinnenseite zu den Querfortsätzen der fünf Lendenwirbel zieht. Eine Anspannung dieses Muskels zieht die Lendenwirbelsäule ins Hohlkreuz. Die einzige Muskulatur, die diesem Zug entgegenwirken kann, ist die Bauchmuskulatur. Hüftbeugemuskulatur und Bauchmuskulatur arbeiten demnach gegeneinander, nicht miteinander.

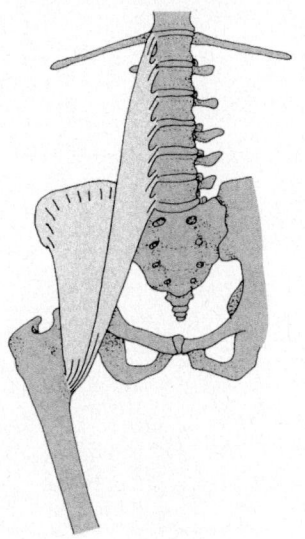

Hüftbeugemuskulatur

Nun könnte man einwenden, daß bei der Ausführung der auf den Seiten 47 bis 50 dargestellten Un-Übungen doch eine deutliche Anspannung der Bauchmuskulatur zu verspüren ist. Dieser Eindruck entsteht, weil die Bauchmuskeln gegen die Zugkraft der Hüftbeuger angestrengt versuchen, das Becken aufgerichtet und die Wirbelsäule stabil zu halten. Machen Sie einen Test, um sich diese Kraftverhältnisse vor Augen zu führen.

Test zum Erkennen der Gegenspannung von Hüftbeuge- und Bauchmuskulatur

Übungsanweisung
Versuchen Sie, im freien Hang am Reck oder an einer Klimmzugstange die Beine in Vorhalte zu bringen und zu halten.

Es wird Ihnen nur gelingen, wenn die Bauchmuskeln stark genug sind, um den Hüftbeugern entgegenzuwirken. Das Gewicht der hängenden Beine kippt das Becken nach vorn. Nur mit ausgezeichneter Bauchmuskulatur kann es gelingen, das Becken aufzurichten. Weil der Hüftbeugemuskulatur bei gekipptem Becken ein Fixpunkt fehlt, wird die Lendenwirbelsäule trotz maximaler Anspannung weiter in die Hohlkreuzhaltung gezogen, freilich, ohne die Beine nennenswert anheben zu können. Diese Übung wird Ihnen an der Sprossenwand leichter gelingen, weil hier das Becken abgestützt ist und damit die Bauchmuskelarbeit erleichtert wird. Trösten Sie sich: auch vielen guten Sportlern ist diese Übung nicht möglich.

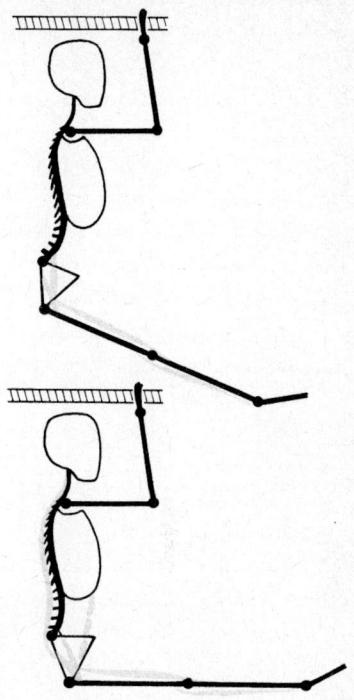

Da die Wirbelsäule bei der oben gezeigten Testübung auf Zug beansprucht wird, ist ein Versuch nicht weiter problematisch. Bei den nachfolgend dargestellten Un-Übungen erkaufen Sie allerdings Ihr Training der Hüftbeuger und die Gegenspannung der Bauchmuskulatur mit einer erheblichen Druckbelastung der Bandscheiben und Wirbelgelenke. **Die Übungen sind nicht nur unnötig, weil sie gar nicht die Muskulatur kräftigen, die Sie eigentlich erreichen möchten, sondern sie fügen Ihnen auch noch Schäden zu, die zur Entstehung und Verstärkung von Rückenschmerzen führen können.** Vielleicht haben Sie einmal beobachtet, daß Sie nach den abzulehnenden Übungen eher das Bedürfnis haben, die Beine heranzuziehen und die Lendenwirbelsäule rund

Das Anheben der Beine im Hang

zu machen, als sich zu strecken und den Bauch zu entspannen. Dies resultiert aus der Verspannung der Rückenstreckmuskulatur durch den Zug der Wirbelsäule ins Hohlkreuz.

Trainingshinweis

Die Beanspruchung der Hüftbeugemuskulatur darf bei allen Trainingsübungen nur so groß sein, wie es der Kraft Ihrer Bauchmuskulatur entspricht.

Das Training der Hüftbeuger ersetzt demnach nicht das Bauchmuskeltraining, sondern macht es zur Voraussetzung. Trotzdem sollten Sie sich immer fragen, bevor Sie eine solche Übung wählen, ob Sie Ihre Hüftbeugemuskulatur wirklich trainieren wollen. Springer, Sprinter, Ballsportler auf gehobenem Leistungsniveau müssen es, aber Freizeit-, Fitness- oder Gesundheitssportler brauchen diese Muskeln in der Regel nicht besonders zu trainieren. Wenn Sie sich im Alltag ausreichend bewegen, werden die

Hüftbeugemuskeln bei jeder Fortbewegung, beim Gehen, Laufen, Treppensteigen etc., ausreichend beansprucht.

Anhand der elektrischen Aktivität verschiedener Muskelgruppen, aufgezeichnet durch ein Oberflächen-EMG (Elektromyogramm), kann die Intensität der Muskelbeteiligung gemessen werden. Beim Vergleich von Klappmesser als unfunktioneller Übung und Crunch zeigt sich für das Klappmesser eine besonders starke Aktivierung der Hüftbeuge- und Oberschenkelmuskulatur, während beim Crunch ausschließlich die Bauchmuskulatur eingesetzt wird.

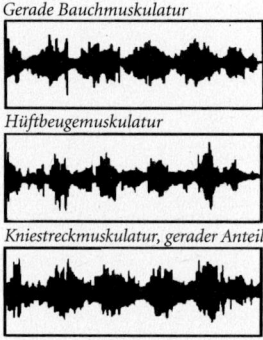

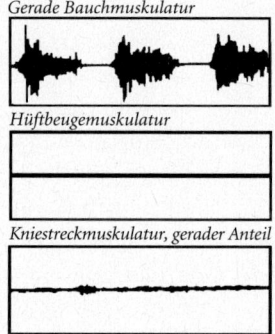

Klappmesser in der EMG-Messung　　　*Crunch in der EMG-Messung*

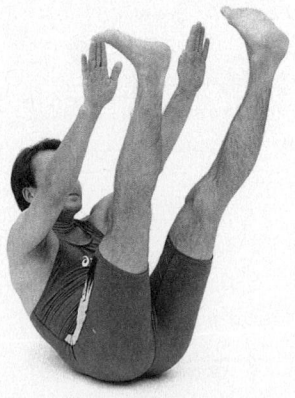

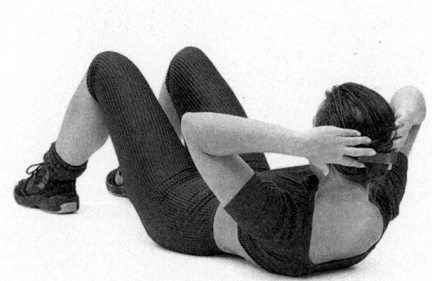

Unfunktionelle und ungesunde Übungen

Trainingshinweis

Trainieren Sie mit den nachfolgenden Übungen auch dann nicht, wenn Sie dabei keine Schmerzen verspüren.

Un-Übung 1
Klappmesser

Aufgrund des langen Hebels ist ein langsames Heben der Arme und Beine aus der Strecklage meist nicht möglich. Bei schwunghaftem Beginn wird die Lendenwirbelsäule ruckartig durch die Hüftbeugemuskulatur in die Überstreckung gezogen und die Wirbelsäulenstrukturen und Bandscheiben stark belastet. Die Endposition wird durch den Schwung und die erreichte Beschleunigung von Rumpf und Beinen ohne weiteren Kraftaufwand erreicht.

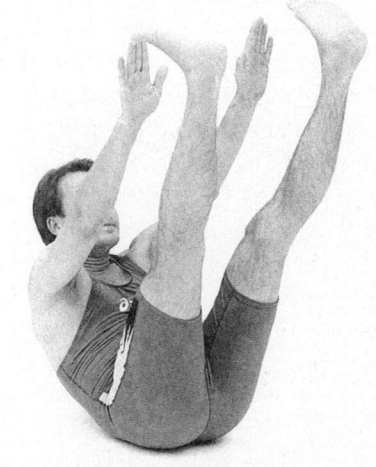

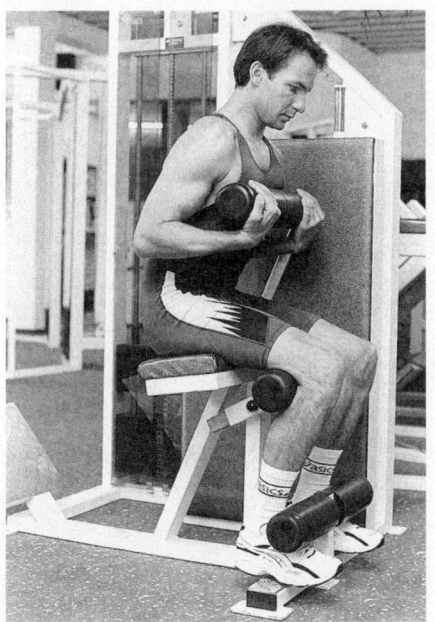

Un-Übung 2
Klappmesser-Maschine

Wie beim Sit-up und Klappmesser am Boden findet die Bewegung im Hüftgelenk statt. Durch die Fixation der Beine wird der Hüftbeuger zusätzlich aktiviert. Durch den Zug der Gewichtsscheiben nach hinten wird die Lendenwirbelsäule am Umkehrpunkt der Bewegung bei geringer Bauchmuskelkraft zusätzlich ins Hohlkreuz gezogen.

Un-Übung 3
Sit-Ups mit angezogenen oder gestreckten Beinen, außerdem: Sit-Ups Römische Bank

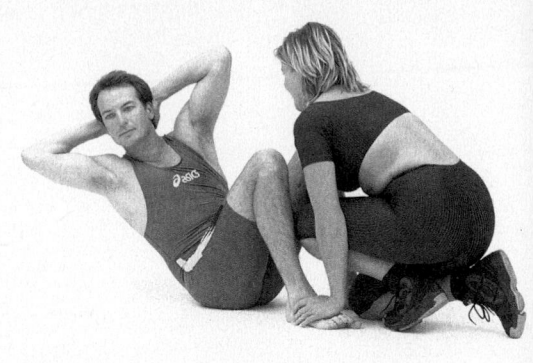

Sit-ups sind eine kombinierte Hüft- und Rumpfbeugung. Bei schwacher Bauchmuskulatur setzen sie die Lendenwirbelsäule und die Bandscheiben aufgrund der überwiegenden Beanspruchung der Hüftbeugemuskulatur einer großen Belastung aus. Bei fixierten Füßen wird der Hüftbeuger auch durch das Heranziehen der Beine nicht ausgeschaltet. Wenn Sie die Hände in den Nacken nehmen, üben Sie meist noch einen starken Zug auf die Halswirbelsäule aus, da Sie den Oberkörper aus der Rückenlage nicht ohne Schwung aufrichten können.

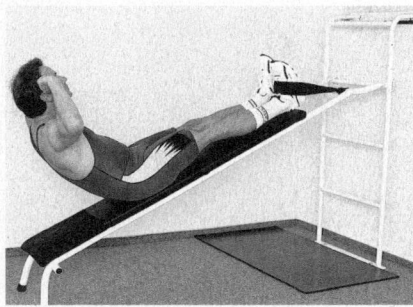

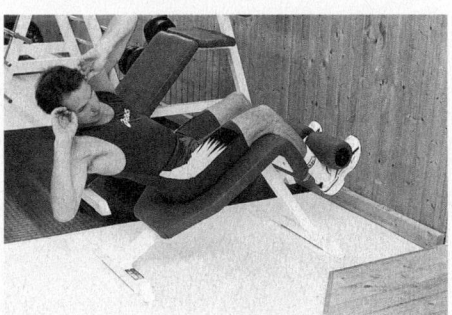

Un-Übung 4
Bein senken mit oder ohne Partner, außerdem: beidbeiniges Kreisen und seitliches Werfen(Beinpendel / Scheibenwischer)

Aufgrund des langen Hebels und der starken Beanspruchung der Hüftbeugemuskulatur kann die Lendenwirbelsäule meist nicht auf der Unterlage fixiert werden. Beim seitlichen Werfen oder Kreisen werden die kleinen Wirbelgelenke der Lendenwirbelsäule in Rotation belastet, obwohl sie nicht für Drehbewegungen ausgerichtet sind. Durch die Beschleunigung der Beine durch den Partner arbeitet die Hüftbeugemuskulatur exzentrisch, was noch stärkere Zugkräfte auf die Lendenwirbelsäule einwirken läßt.

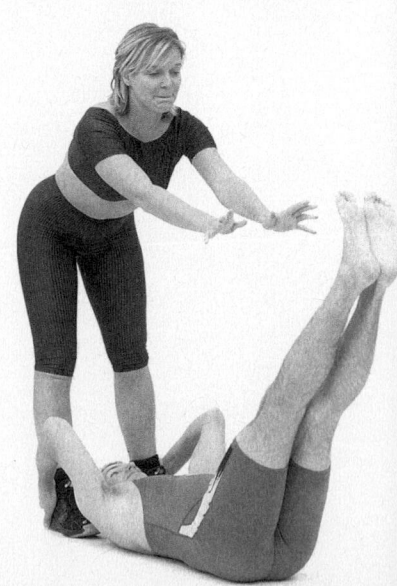

Un-Übung 5
Beinheben mit gestreckten Beinen

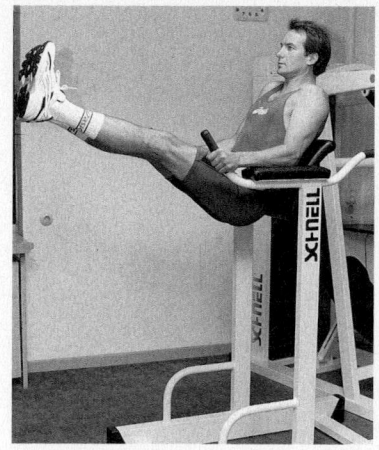

Beim ruckartigen Anheben aus der gestreckten Position wird aufgrund der übermäßigen Beanspruchung der Hüftbeugemuskulatur die Lendenwirbelsäule stark in eine Hohlkreuzhaltung gezogen. Da die Lendenwirbelsäule im Stütz nicht auf Druck belastet wird, ist dies allerdings weniger problematisch als bei anderen Übungen.

Un-Übung 6
Beinscheren im Schwebesitz, außerdem: Anhocken und Strecken, Grätschen und Zusammenführen, beidbeiniges Kreisen

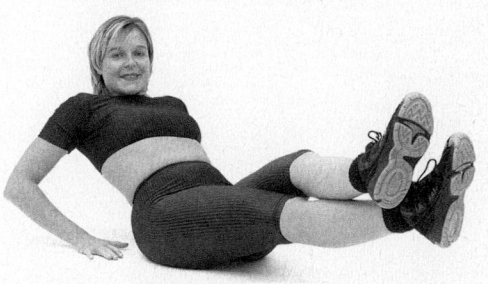

Es entsteht wiederum eine starke Beanspruchung der Hüftbeugemuskulatur, so daß das Becken von vielen Personen aufgrund des Gewichts und des langen Hebels der Beine nicht stabilisiert werden kann.

Un-Übung 7
Seitbeugung

Diese unsinnige Übung belastet Ihre Bandscheiben sehr stark. Wenn Sie zwei Einkaufstaschen rechts und links tragen, wird die Lendenwirbelsäule mit dem 2,5-fachen Tragegewicht belastet. Bei einseitigem Tragen erhöht sich der Wert schon auf das 7-fache. Bei schneller Ausführung der Übung mit der Kurzhantel kann sich diese Belastung noch erhöhen. Die Übung ist auch deshalb ärgerlich, weil sie problemlos unter Entlastung der Wirbelsäule in der Seitlage durchgeführt werden kann.

Un-Übung 8
Twister

Aufgrund der fehlenden Fixierung des Beckens werden die kleinen Wirbelgelenke der Lendenwirbelsäule in Rotation belastet, obwohl sie nicht für Drehbewegungen ausgelegt sind. Durch eine schnelle Ausführung wird die Bewegung gerne «überdreht». Es gibt inzwischen moderne Trainingsmaschinen, die eine kontrollierte Rotation in der Brustwirbelsäule ermöglichen. Dennoch bleibt die Frage, ob eine Rotation im Sitzen bei relativ hohem Druck auf die Bandscheiben sinnvoll ist.

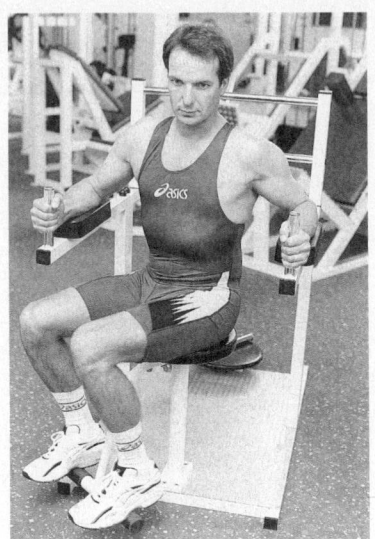

Bauchmuskeltraining während und nach der Schwangerschaft

Regelmäßige, dem Verlauf der Schwangerschaft angepaßte, sportliche Bewegung kann eine normale Schwangerschaft nicht negativ beeinflussen. Eine hohe körperliche Leistungsfähigkeit erleichtert in der Regel die Schwangerschaft und die Entbindung. Gegen Ende einer Schwangerschaft kommt es oft zu Rückenschmerzen, weil die sich vergrößernde Gebärmutter die Bauchmuskulatur dehnt und diese ihre Spannung verliert. Der Körperschwerpunkt verlagert sich nach vorn und verstärkt die Hohlkreuzhaltung. Bänder und Sehnen werden unter hormoneller Einwirkung dehnbarer, so daß die Lendenwirbelsäule nicht mehr ausreichend stabilisiert werden kann. Wie ausgeprägt die Bauchmuskulatur während der Schwangerschaft an Spannung verliert, hängt sehr stark vom Trainingszustand vor der Schwangerschaft ab. Je besser Ihre Bauchmuskulatur vor der Schwangerschaft ist, desto schneller erreichen Sie nach der Geburt deren alte Leistungsfähigkeit zurück.

Während der Schwangerschaft

In der ersten Schwangerschaftshälfte sind Schonung und Vorsicht nur dann angezeigt, wenn Ihr Körper sich gegen die Belastungen wehrt oder Sie sich dabei unwohl fühlen. In der zweiten Hälfte der Schwangerschaft, in der das Baby besonders stark wächst und die Bauchmuskulatur überdehnt wird, sollte sich das Training zunehmend auf die **schräge und seitliche Bauchmuskulatur** beschränken, um ein Auseinanderweichen der beiden Stränge der geraden Bauchmuskulatur (Rektusdiastase) nicht zu verstärken.

Wenn Sie schwanger sind, sollten Sie sich vor Aufnahme des Trainings bei Ihrem Arzt erkundigen, ob die Übungen für Sie geeignet oder unbedenklich sind. Die nachfolgenden Trainingshinweise sollten Sie in jedem Fall beherzigen.

Trainingshinweise für Schwangere

1. Meiden Sie maximale isometrische Anspannungen und überfordern Sie sich mit den gewählten Übungen nicht. Bleiben Sie eher eine Stufe unter Ihrer normalen Belastbarkeit. Achten Sie auf ausreichende Entspannungsphasen.
2. Halten Sie bei den Übungen nicht die Luft an.
3. Verzichten Sie auf übermäßige Dehnungen und Streckübungen.
4. Vermeiden Sie mit fortschreitender Schwangerschaft Übungen, die mit einer maximalen Aufrichtung des Oberkörpers verbunden sind oder Druck auf das Baby ausüben würden.
5. Trainieren Sie nur, solange Sie sich dabei wohl fühlen.
6. Beginnen Sie nicht mit neuen Trainingsübungen in der Schwangerschaft.
7. In der zweiten Hälfte der Schwangerschaft sollten Sie nicht mehr auf dem Rücken liegen. Wenn Ihnen in der Rückenlage schwindlig wird, kann dies durch die Kompression der unteren Hohlvene *vena cava* durch die Gebärmutter hervorgerufen werden. Wechseln Sie in die Seitlage, den Sitz oder die Schräglage auf einem großen Ball (Fitness- oder Pezziball).

Nach der Schwangerschaft

Die Bauchmuskulatur arbeitet funktionell eng mit der Beckenbodenmuskulatur zusammen. Etwa ab dem dritten Wochenbettag kann mit leichten Bauch- und Beckenbodenübungen begonnen werden. **Das Training sollte sich auf die schräge und seitliche Bauchmuskulatur beschränken.** In der Schwangerschaft kommt es zu einer starken Dehnung mit Auseinanderweichen der beiden Stränge der geraden Bauchmuskulatur (Rektusdiastase). Um das nicht zu verstärken, sollte diese Muskulatur am Anfang nicht trainiert werden. Da die Bauchmuskulatur während der Schwangerschaft sehr stark überdehnt wird, kann es mehrere Monate dauern, bis Beckenboden und Bauchmuskulatur wieder vollständig wiederhergestellt sind. Achten Sie vor allem in der ersten Zeit darauf, sich nicht zu überanstrengen. Wichtig ist weiterhin die **Atmung:** Um den Beckenboden nicht zu überlasten, atmen Sie in die Anspannung der Bauchmuskulatur aus. Beginnen Sie mit einer täglichen Übungszeit von 2 Mal 5 Minuten. 5 bis 10 Wiederholungen pro Übung reichen aus. In Absprache mit Ihrem Arzt können Sie nach 4 bis 8 Wochen zu Ihren alten Trainingsgewohnheiten zurückkehren.

Das Übungsprogramm

Wie Sie mit den Übungen trainieren

Die Orientierung über die einzelnen Übungen innerhalb der Übungssammlung folgt einem gemeinsamen übersichtlichen Prinzip, aus dem Sie in Kurzform **die Übungsart, das Trainingsziel, den Einsatzbereich** und **den Schwierigkeitsgrad** innerhalb des Einsatzbereiches ersehen können. Außerdem erfahren Sie, **welche Muskeln Sie schwerpunktmäßig in welcher Intensität trainieren.** Die Übungsbeschreibung und ein Foto verdeutlichen, worum es in der Übung geht.

Einige **grundlegende Hinweise für die Trainingspraxis** werden vorab gegeben und auf den einzelnen Übungsseiten nicht gesondert wiederholt. Auch innerhalb der einzelnen Übungen ist jeweils noch eine **Steigerung der Belastungsintensität** möglich – wie Sie die jeweilige Belastungsintensität dosiert steigern können, wird auf Seite 63 gezeigt.

So lesen Sie die Übungsseiten

Anhand des Bauchmuskeltests (siehe Seite 16 ff.) haben Sie versucht, die derzeitige Leistungsfähigkeit Ihrer Bauchmuskulatur in eine der drei Kategorien **Rehabilitation, Prävention** und **Fitness** einzuordnen. Wählen Sie aus der Übungssammlung nur Übungen aus, die für Ihre Leistungsfähigkeit geeignet sind!

Die Übungen in den jeweiligen Kategorien sind nochmals in die drei Schwierigkeitsgrade **leicht, mittel** und **schwer** unterteilt. Beginnen Sie innerhalb Ihrer Kategorie mit den leichten Übungen. Wenn Sie spüren, wie Ihre Bauchmuskeln stärker werden und Ihnen die Übungen mit den geforderten Anspannungszeiten oder Wiederholungszahlen keine Probleme mehr bereiten, wechseln Sie zu den mittleren und schließlich zu den schweren Übungen. Oft werden Übungen für mehrere Kategorien als geeignet angegeben. Dann ist die korrekte Übungsausführung auf unterschiedlichen Leistungsniveaus möglich und die Steuerung der Beanspruchung Ihrer Bauchmuskeln erfolgt über die Anspannungszeit oder die Anzahl der Wiederholungen (siehe Seite 27 ff.). Wenn Ihnen die schweren Übungen Ihrer Kategorie keine Schwierigkeiten mehr bereiten, können Sie sich um eine Kategorie steigern. Wiederholen Sie zuvor die Tests und überprüfen Sie, ob Ihre Bauchmuskeln sich tatsächlich entsprechend verbessert haben.

Unter den angestrebten **Trainingszielen** wird zwischen **Kräftigung, Mobilisation, Wahrnehmung** und **Koordination** unterschieden. Eine **Kräftigung** der Bauchmuskulatur wird von allen Übungen bewirkt. Wenn die Übung die Beweglichkeit der Wirbelsäule verbessert, wird dies unter **Mobilisation** gekennzeichnet. Beachten Sie, daß den reinen Mobilisationsübungen in diesem Buch ein eigener Abschnitt gewidmet ist (siehe Seite 39 ff.). Wenn die Übung dazu beiträgt, das Bewegungsgefühl und die Wahrnehmung der Anspannung und der Arbeit der Bauchmuskulatur zu schulen, wird dies unter **Wahrnehmung** gekennzeichnet. Wenn die Übung Anforderungen an das Gleichgewichtsvermögen oder an die Fähigkeit stellt, Arme und Beine in unterschiedlicher und aufeinander abgestimmter Weise mit- oder gegeneinander zu bewegen, wird dies unter **Koordination** gekennzeichnet. Die koordinativen Anforderungen können zu einem höheren Schwierigkeitsgrad der Übung führen, obwohl die Beanspruchung der Bauchmuskulatur der eines geringeren Grades entspricht.

Der **Beanspruchungsgrad und die Beteiligung der fünf Bauchmuskeln** an der jeweiligen Übung wird mit bis zu fünf Symbolen gekennzeichnet: ✗ = **wenig, ✗✗✗✗ = sehr stark.** Denken Sie daran, daß die Bauchmuskulatur bei allen Übungen grundsätzlich gemeinsam arbeitet und es sich bei den Abstufungen untereinander nur um die Wiedergabe von Akzentverschiebungen handelt. Dies gilt auch für **Kennzeichnung der beteiligten Bauchmuskelabschnitte: oben, unten, bds = beidseitig, gls = gleichseitig, ggs = gegenseitig.** Da es keine Messungen der tatsächlichen Kraft der einzelnen Bauchmuskeln bei den jeweiligen Übungen gibt, sind diese Angaben nur als Anhaltspunkt zu verstehen, die eine subjektive Komponente enthalten.

Alle Übungen, die eine Körperseite betreffen, werden exemplarisch nur für links oder rechts abgebildet und beschrieben. Führen Sie diese immer zu beiden Seiten aus!

Hinweise für die Trainingspraxis

Für die Trainingspraxis gibt es einige grundsätzliche Hinweise, die bei den einzelnen Übungen nicht immer wiederholt werden. Besonders bedeutsam ist die richtige Ausgangslage, die Atmung, die Kopfhaltung und die Oberkörperaufrichtung. Am Ende dieses Kapitels sind darüber hinaus die wichtigsten Ausführungskriterien noch einmal im Überblick zusammengefaßt.

Die richtige Ausgangslage

Die meisten Bauchmuskelübungen werden in der **Rückenlage** ausgeführt. Wenn Sie auf dem Rücken liegen, stellen Sie meist fest, daß die **Lendenwirbelsäule nicht vollständig auf der Unterlage** aufliegt. Wenn Sie die Arme gestreckt hinter dem Kopf ablegen, wird sich das **Hohlkreuz** weiter verstärken. Dies wird durch die natürlichen Krümmungen der Wirbelsäule und eine eventuelle Spannung in der Hüftbeugemuskulatur hervorgerufen.

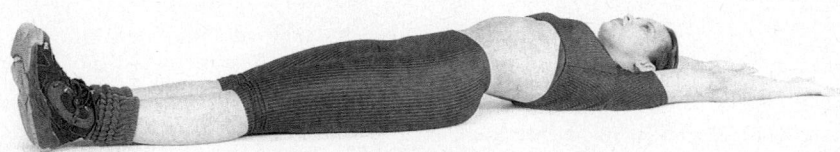

Sie können den Rücken zur Unterlage drücken, indem Sie die **Bauchmuskulatur fest anspannen.**

Dies wird einfacher, wenn Sie die **Fersen zum Gesäß** heranziehen und die Füße aufstellen. Sie können den Effekt verstärken, indem Sie nur die Fersen aufstellen und mit Kraft der Beinbeugemuskulatur die Fersen zur Unterlage drücken.

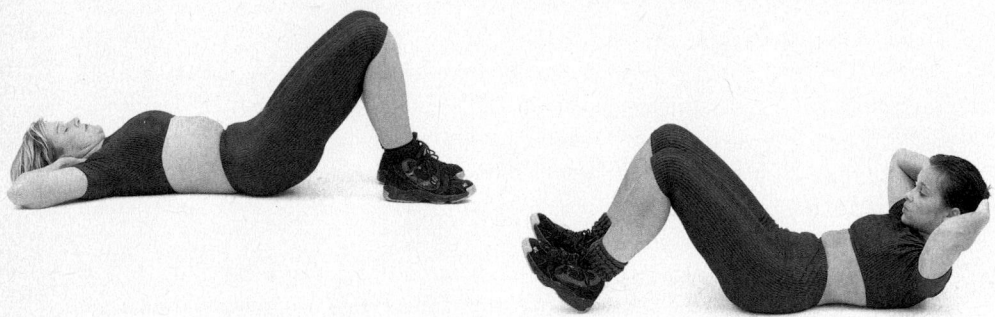

Reicht dies nicht aus, um Ihren Rücken flach auf der Unterlage zu halten, können Sie **ein Bein über den Oberschenkel des anderen schlagen.** Auch hier können Sie den Effekt durch Druck der Ferse zum Boden verstärken. Diese Variation ist vor allem bei Übungen für die schräge Bauchmuskulatur mit einer Drehung des Oberkörpers sinnvoll, um die Lendenwirbelsäule auf der Unterlage zu fixieren.

Am besten liegt der untere Rücken auf, wenn Sie **beide Knie so weit zur Brust heran-**

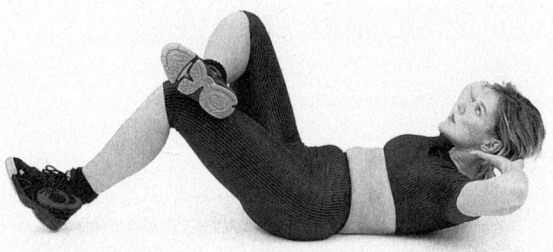

ziehen, daß sich die Füße vom Boden lösen und im Hüft- und Kniegelenk mindestens ein rechter Winkel entsteht. Zur Erleichterung können Sie die Füße aufeinander verschränken oder die Fersen auf einem Stuhl, einer Bank, einem Würfel oder einem großen Ball (Fitness- oder Pezziball) ablegen, damit Sie Ihre Hüftbeuge- und Kniestreckmuskulatur nicht anspannen müssen. Durch das Heranziehen der Beine wird das Becken aufgerichtet, die Lendenwirbelsäule abgeflacht und die kleinen Wirbelgelenke werden entlastet.

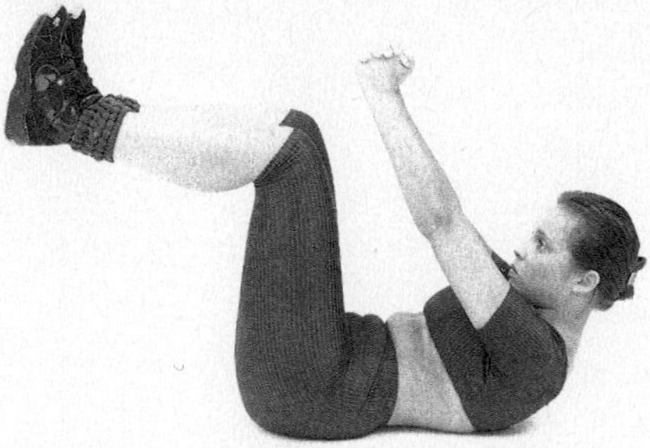

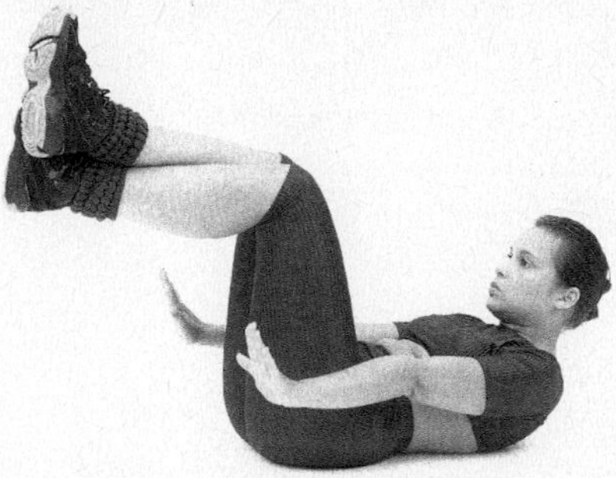

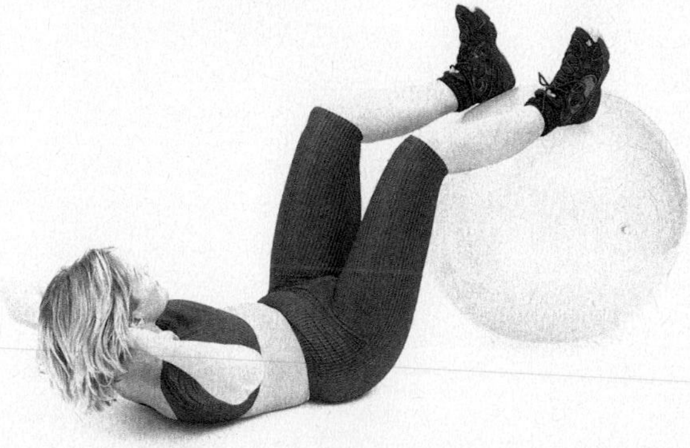

Zur Unterstützung der natürlichen Krümmung können Sie **die Lendenwirbelsäule mit einem Handtuch oder Halbmondkissen unterlagern.** Dies gilt besonders für Beckenhebeübungen. Bei Vorschädigungen in der Lendenwirbelsäule kann diese Ausgangsstellung schmerzhaft sein. Verwenden Sie die Unterlagerung nur bei absoluter Beschwerdefreiheit!

Wenn Sie die genannten Ausgangsstellungen auf den Abbildungen der Trainingsübungen wiederfinden, werden Sie nicht noch einmal gesondert beschrieben. Sie können unabhängig von der bildlichen Darstellung immer wahlweise alle Ausgangsstellungen verwenden.

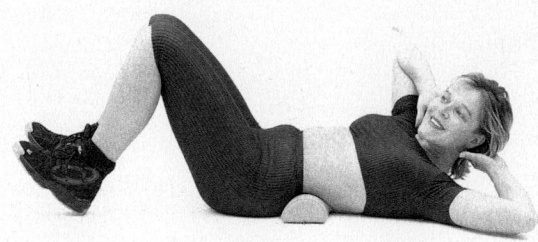

Trainingshinweise

Wählen Sie grundsätzlich nur Ausgangsstellungen, in denen Ihr unterer Rücken vollständig auf der Unterlage aufliegt.

Trainieren Sie niemals mit gestreckten oder mit fixierten Beinen!

Die Atmung

Immer wenn eine Übung anstrengt, neigt man dazu, die Luft anzuhalten. Bei angespannter Bauchmuskulatur kann das Zwerchfell diesem Druck aber nur ausweichen, wenn ein Teil der Luft ausgeatmet wird. Sonst erhöht sich der Druck auf die inneren Organe und der Blutdruck steigt sehr stark an. Man nennt dies **Preßatmung** oder **Bauchpresse.** Oft nimmt dabei die Gesichtsröte zu. Die Bauchpresse kann sehr nützlich bei der Stabilisierung des Rumpfes sein. Insbesondere gilt dies beim Heben von schweren Gegenständen oder Gewichten, weil dadurch die Bandscheiben entlastet werden. Beim Training sollte sie aber aus den genannten Gründen nicht angewendet werden. Zudem besteht die Gefahr von Leisten- oder Bauchwandbrüchen (Hernien) sowie einer Überlastung des Beckenbodens. Unter Preßatmung kommt es zu einer immensen **Blutdruck- und Herzfrequenzsteigerung,** da der venöse Rückstrom zum Herzen beeinträchtigt ist. Daher sollten insbesondere Personen mit hohem Blutdruck und koronaren Herzerkrankungen auf die richtige Atemtechnik achten.

Bei Anspannungsübungen sollten Sie versuchen, **mit der Ausatmung in die Anspannung zu gehen und dann ruhig und gleichmäßig weiterzuatmen.** Dabei halten Sie den Bauch eingezogen und atmen nur in den Brustkorb (Brustatmung). Gelingt dies nicht, sollten Sie die **Anspannungszeit auf die Ausatmung begrenzen.** Bei dynamischen Übungen versuchen Sie, mit der Anspannung aus- und mit der Entspannung einzuatmen. Bei der Einatmung wölbt sich die Bauchdecke, bei der Ausatmung wird der Bauch eingezogen. Diese Bewegungen sind im Alltag häufig nur noch schwer wahrnehmbar, weil man unter Streß sehr flach atmet.

Test zur Wahrnehmung der Bauchatmung

Übungsbeschreibung

Legen Sie sich auf den Rücken und ihre Hände so auf den Bauch, daß ihre Mittelfinger zueinander zeigen, sich und den Bauchnabel jedoch nicht berühren. Ihr Oberkörper ist entspannt, die Schultern locker auf der Unterlage. Atmen Sie tief ein und beobachten Sie, wie sich der Bauch vorwölbt. Benutzen Sie bei der Ausatmung Ihre Bauchmuskeln, um den Rücken zum Boden zu drücken, und wölben Sie den Bauch bei der nachfolgenden Einatmung bewußt vor. Es ist wichtig, daß es Ihnen in Fleisch und Blut übergeht, Atmung und Bauchbewegung miteinander zu koordinieren.

Versuchen Sie nun, Aufrichtung und Atmung miteinander zu verbinden. Legen Sie die Finger wie oben beschrieben auf den Bauch. Holen Sie tief Luft, heben Sie zuerst den Kopf, dann die Schultern vom Boden und richten Sie den Oberkörper langsam auf, während Sie den Bauch eingezogen halten können, und kehren Sie mit einer Einatmung in die Rückenlage zurück. Wiederholen Sie die Übung so oft, bis Sie sich mit ihrer Technik vertraut gemacht haben.

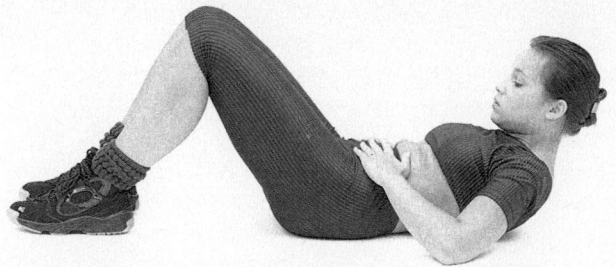

Die Kopfhaltung und die Oberkörperaufrichtung

Viele Menschen klagen über **Beschwerden in der Halswirbelsäule beim Anheben des Kopfes und beim Aufrichten der Wirbelsäule aus der Rückenlage.** In vielen Fällen läßt sich dies mit Beachtung der richtigen Kopfhaltung oder durch Unterlagerung des Kopfes beheben. Der Kopf wiegt immerhin 4 bis 4,5 Kilogramm und muß ausschließlich von der Halsmuskulatur gehalten werden. So ist es nicht verwunderlich, daß es beim Sitzen und ungünstiger Haltung sehr leicht zu Überbeanspruchungen der Halsmuskulatur kommt, die sich in muskulären Verspannungen und Kopfschmerzen äußern können.

Legen Sie sich auf den Rücken und überprüfen Sie Ihre Kopfstellung. Wenn Ihr Kinn höher liegt als ihre Augen, befindet sich Ihre Halswirbelsäule in **Überstreckung (Hyperlordose).** Die Schultern und die Halsmuskulatur können sich nicht entspannen und halten einen hohen Muskeltonus aufrecht, der den Kopf auch beim Abheben in dieser Stellung festhält. Der Kopf sollte jedoch grundsätzlich in Verlängerung der Wirbelsäule liegen. Legen Sie **ein zusammengefaltetes Handtuch, ein Kissen oder eine zusammengerollte Matte unter den Kopf** und prüfen Sie, ob diese Lage angenehmer ist.

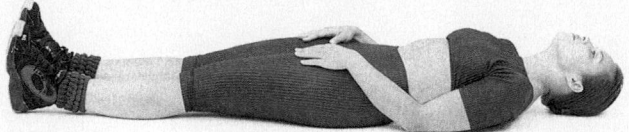

Falsch:
Überstreckung der Halswirbelsäule

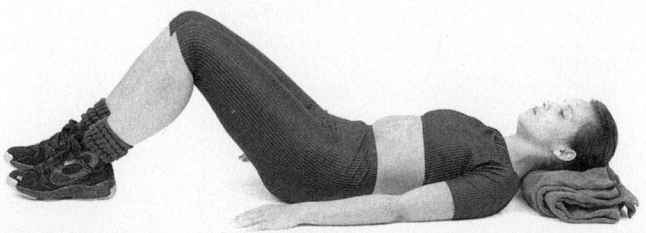

Bevor Sie den Oberkörper aufrichten, heben Sie den Kopf ein kleines Stück vom Boden ab, nehmen das Kinn zur Kehle, und legen den Kopf wieder am Boden ab. Wenn Sie genau beobachten, wird der Auflagenpunkt des Hinterkopfes ein Stückchen weiter hinten als zuvor liegen. Damit haben Sie die oft verspannte Nackenmuskulatur ein wenig vorgedehnt. Wenn Sie den Oberkörper jetzt aufrichten, achten Sie darauf, daß sich der Abstand zwischen Kinn und Kehle nicht verändert. Am Anfang werden Sie das Gefühl haben, zu viele Muskeln im Schulter-Nacken-Bereich anzuspannen. Wenn Sie einige Male geübt haben, wird sich dies in der Regel schnell verbessern.

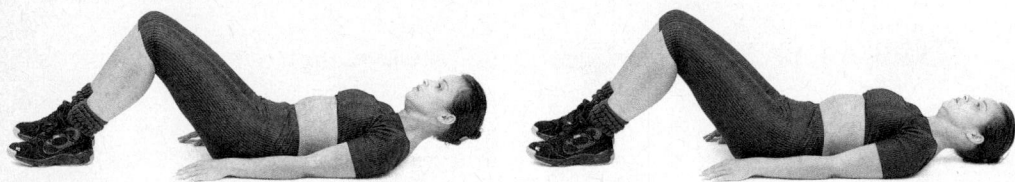

Wenn Sie Schwierigkeiten mit dem Heben des Kopfes haben, kann dies auch in einer **Schwäche der vorderen Halsmuskulatur** begründet sein. Schon nach wenigen Trainingseinheiten ist Ihre Halsmuskulatur in der Regel so stark, den Kopf beschwerdefrei anheben zu können. Sollten die Beschwerden trotzdem anhalten, versuchen Sie, das **Kopfgewicht mit einer Hand am Hinterkopf abzustützen**, wobei der Ellenbogen zur Seite zeigt. Sie werden diese Abstützung vor allem brauchen, wenn Sie Ihre Lendenwirbelsäule nicht genügend einrollen können, da es bei niedriger Aufrichtehöhe des Oberkörpers aufgrund der Hebelverhältnisse viel schwerer ist, den Kopf zu halten.

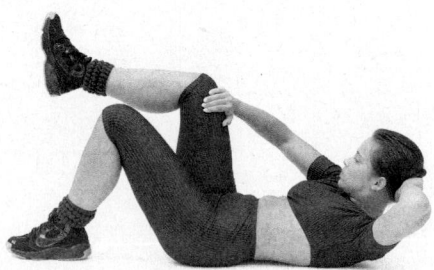

Die Aufrichtung findet als Einheit von Oberkörper und Kopf statt. Achten Sie darauf, daß der **Kopf in jeder Phase der Aufrichtebewegung in Verlängerung der Wirbelsäule** bleibt. Nehmen Sie ihn weder weiter in die Überstreckung, indem Sie das Kinn vorschieben, noch ziehen Sie das Kinn krampfhaft zur Kehle. Achten Sie darauf, bei der Aufrichtebewegung den Kopf nicht zu drehen oder zur Seite zu neigen.

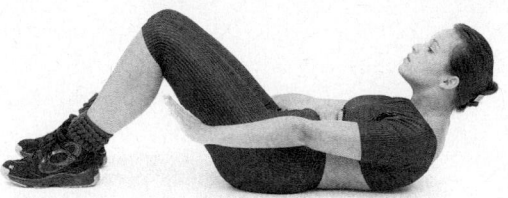

Falsch:
Überstreckung der Halswirbelsäule

Ziehen Sie in der Aufrichtebewegung die Schultern nicht nach vorn. Wenn Sie dazu neigen, Ihre Schultern nach vorn hängen zu lassen oder einen Rundrücken haben, sollten Sie die Arme grundsätzlich mit den Handflächen nach oben und den Daumen nach außen zeigend ausstrecken.

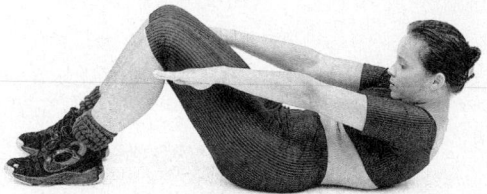

Falsch:
Rundrücken durch vorhängende
Schultern

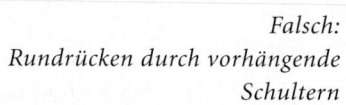

Beachten Sie die richtige Position der Hände hinter dem Kopf. Verschränken Sie die Hände niemals am Hinterkopf oder im Nacken. Dies würde Sie nur dazu verleiten, am Hinterkopf und damit an der Halswirbelsäule zu reißen oder Zug im Nacken auszuüben, um den Oberkörper höher aufrichten zu können. Lehnen Sie die Hände nur am Hinterkopf an und stützen Sie leicht, aber entspannt den Kopf ab. Wenn Sie die Hände für die Abstützung des Kopfes nicht benötigen, können Sie die Fingerspitzen auch an die Schläfen nehmen.

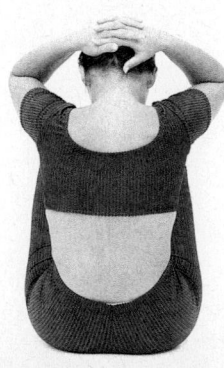
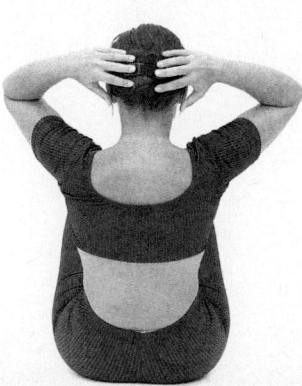

Falsch:
Verschränkte
Hände ziehen den
Nacken

Darauf sollten Sie beim Üben achten

- Lesen Sie sorgfältig die Übungsbeschreibung und betrachten Sie aufmerksam die Fotos. Beachten Sie die Bewegungsrichtung und das Bewegungsausmaß. Stellen Sie sich den Bewegungsablauf zunächst vor, bevor Sie mit der Ausführung beginnen.
- Kontrollieren Sie vor jeder Übung sorgfältig Ihre Ausgangsstellung.
- Achten Sie grundsätzlich auf eine korrekte Bewegungsausführung bis zur Endstellung. Die Qualität der Übungsausführung ist wichtiger als die Zahl der erreichten Wiederholungen.
- Vermeiden Sie ruckartige Bewegungen und arbeiten Sie niemals mit Schwung.
- Achten Sie auf die richtige Atmung und halten Sie in keinem Fall die Luft an (siehe S. 58).
- Achten Sie auf die richtige Lage des Kopfes und auf die richtige Kopfhaltung bei Aufrichteübungen (siehe Seite 59 f.).
- Führen Sie die Anspannungsübungen langsam, bewußt und kontrolliert mit stetig steigender Anspannung bis zur maximalen Stärke durch.
- Arbeiten Sie bei dynamischen Übungen mit gleichmäßiger Bewegungsgeschwindigkeit und beachten Sie die jeweiligen Umkehrpunkte der Bewegung. Jede Wiederholung innerhalb einer Serie sollte korrekt ausgeführt werden können. Ist dies nicht möglich, beenden Sie die Serie und reduzieren Sie die Intensität oder Wiederholungszahl.
- Überfordern Sie sich nicht. Wählen Sie nur Übungen, die Sie sicher und präzise ausführen können.
- Steigern Sie zunächst die Serienzahl, dann die Wiederholungszahl pro Serie und variieren Sie erst danach die Übung oder gehen zur nächstschwierigeren über.
- Beenden Sie jede Übung sofort, wenn Sie Schmerzen verspüren oder bestehende Schmerzen verstärkt werden. Der Schmerz ist ein Warnsignal des Körpers. Überprüfen Sie anschließend sorgfältig, ob Ihre Ausgangsstellung und Übungsausführung korrekt war. Treten die Schmerzen weiterhin auf, konsultieren Sie einen Arzt oder Physiotherapeuten.
- Bei akuten Rückenschmerzen, hohem Blutdruck mit diastolischen Werten über 95 mmHg, Schwangerschaft, bestehendem Bruchleiden (Hernien) oder nach Bauch- und Unterleibsoperationen befragen Sie vor Aufnahme des Trainings bitte Ihren Arzt.

Steigerung der Belastungsintensität

Sie können den Anstrengungsgrad jeder Übung erhöhen, indem Sie die Ausführungsweise entsprechend der Reihenfolge der nachfolgenden Tabelle verändern.

Isometrische Anspannung

Spannen Sie die Bauchmuskeln an, indem Sie den Rücken zur Unterlage oder mit den Händen gegen die Oberschenkel drücken.

Dynamische Oberkörper- oder Beckenbewegung oder dynamisch nachgebendes Abrollen des Oberkörpers aus dem Sitz mit nachfolgender isometrischer Anspannung

Richten Sie den Oberkörper bis zum höchstmöglichen Punkt auf, halten Sie die erreichte Position oder drücken Sie mit den Händen gegen die Oberschenkel.

Dynamische Oberkörper- oder Beckenbewegung oder dynamisch nachgebendes Abrollen des Oberkörpers aus dem Sitz mit nachfolgender isometrischer Anspannung in verschiedenen Winkelstellungen

Richten Sie den Oberkörper auf und halten Sie ihn nacheinander auf verschiedenen Aufrichtehöhen.

Dynamische Oberkörper- oder Beckenbewegung oder dynamisch nachgebendes Abrollen des Oberkörpers aus dem Sitz in fließender Ausführung

Richten Sie den Oberkörper bis zum höchstmöglichen Punkt auf und senken Sie ihn ohne Halt wieder zur Unterlage, ohne die Schultern abzulegen. Auf verschiedenen Aufrichtehöhen können kleine Bewegungen auf und ab durchgeführt werden.

a. Dynamische Oberkörper- oder Beckenbewegung mit kleiner Bewegungsamplitude in verschiedenen Winkelstellungen	**b. Dynamische Oberkörper- und Beckenbewegung über die gesamte Bewegungsamplitude**

Dynamische Oberkörper- oder Beckenbewegung mit bewußt fester Anspannung am Bewegungsendpunkt (peak contraction)

Richten Sie den Oberkörper auf und spannen Sie am höchstmöglichen Punkt die Bauchmuskeln zusätzlich aktiv und bewußt fest an.

Dynamische Oberkörper- oder Beckenbewegung mit 2 bis 3 Sekunden Haltezeit am Umkehrpunkt

Richten Sie den Oberkörper bis zum höchstmöglichen Punkt auf und halten Sie die erreichte Position 2 bis 3 Sekunden. Senken Sie den Oberkörper und halten Sie erneut 2 bis 3 Sekunden am tiefsten Punkt, ohne die Schultern abzulegen.

Anstrengungsgrad

Die Übungen

Die Übungen sind in die folgenden Übungsgruppen eingeteilt:
Anspannungsübungen (Seite 65)
Crunch (Seite 80)
Beckenheben (Seite 188)
Rumpfaufrichten und Beckenheben aus der Seitlage (Seite 192)
Ganzkörperanspannung und -kräftigung (Seite 200)
Übungen mit Trainingsgeräten (Seite 208)
Eine Übersicht über alle Übungen der einzelnen Einsatzbereiche Rehabilitation, Prävention und Fitness finden Sie im Anhang auf Seite 230. Anhand der Numerierung können Sie schnell die für Sie geeigneten Übungen finden!

Anspannungsübungen

Die Anspannung der Bauchmuskulatur beruht hier auf **Druck- und Gegendruck**, den die Hände und die Beine miteinander erzeugen. Der Druck der Arme erfolgt über die Brust-, Schulter- und Oberarmmuskulatur, der der Beine je nach Druckrichtung über die Hüftbeuge- und Kniestreckmuskulatur, die Adduktoren oder die seitliche Gesäßmuskulatur (Abduktoren). Da das Hüftgelenk gebeugt, das Becken aufgerichtet ist und der Rücken aufliegt, kann die Bauchmuskulatur aus dieser Ausgangslage der Anspannung der Hüftbeugemuskulatur entgegenwirken, ohne daß es zu einer Ausweichbewegung ins Hohlkreuz kommt.

Trainingshinweise

- Ziehen Sie die Knie so weit heran, daß der untere Rücken vollständig aufliegt.
- Achten Sie auf ausgeglichenen Druck zwischen Armen und Beinen. Wenn Sie die Beine in Fußrichtung wegdrücken, weichen Sie ins Hohlkreuz aus.
- Drücken Sie nicht mit durchgestreckten Ellenbogen.
- Achten Sie darauf, daß Sie das Kinn während der Anspannungsphase nicht nach oben schieben und damit die Halswirbelsäule in die Überstreckung ziehen.
- Gehen Sie mit der Ausatmung in die Anspannung und atmen Sie ruhig und gleichmäßig weiter.
- Richten Sie Ihre Aufmerksamkeit nicht ausschließlich auf den Druck von Armen und Beinen, sondern versuchen Sie die Anspannung in der Bauchmuskulatur zu spüren.

Kräftigung	Mobilisation	Wahrnehmung	Koordination	TRAININGSZIEL
Rehabilitation		Prävention	Fitness	EINSATZBEREICHE
leicht		mittel	schwer	SCHWIERIGKEITSGRAD

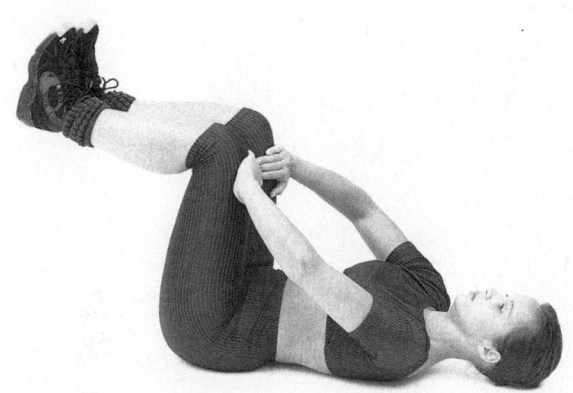

Übungsbeschreibung Legen Sie die Handflächen gegen die Oberschenkel, so daß die Fingerspitzen nach innen und die Ellenbogen nach außen zeigen. Drücken Sie fest mit den Händen gegen die Oberschenkel.

VARIATION

- Legen Sie beide Handflächen auf die Unterschenkel, so daß die Fingerspitzen nach innen und die Ellenbogen nach außen zeigen. Drücken Sie fest mit den Händen gegen die Unterschenkel.

Gerader Bauchmuskel	**oben**		**unten**	✗✗✗
Äußerer schräger Bauchmuskel	**bds**	gls	ggs	✗✗
Innerer schräger Bauchmuskel	**bds**	gls	ggs	✗✗
Querer Bauchmuskel				✗
Viereckiger Lendenmuskel				

TRAININGSZIEL	**Kräftigung**	Mobilisation	**Wahrnehmung**	Koordination
EINSATZBEREICHE	**Rehabilitation**		Prävention	Fitness
SCHWIERIGKEITSGRAD	**leicht**		mittel	schwer

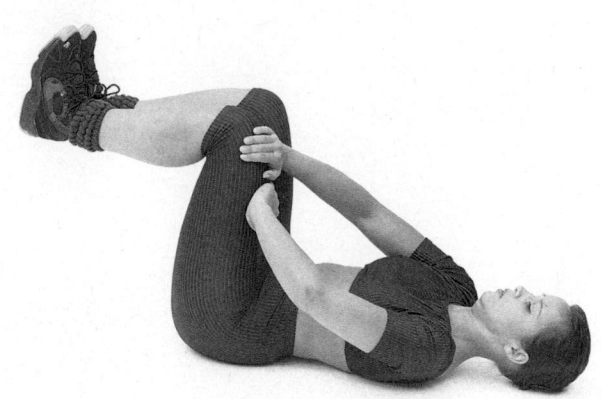

Übungsbeschreibung

Legen Sie beide Hände versetzt übereinander gegen einen Oberschenkel. Wenn Sie gegen den linken Oberschenkel drücken, ist die rechte Hand über der linken. Die Fingerspitzen der rechten Hand zeigen nach links, die der linken Hand nach rechts. Drücken Sie gleichzeitig mit beiden Händen fest gegen den Oberschenkel.

VARIATION

- Legen Sie die linke Hand neben den Körper und die rechte gegen den linken Oberschenkel. Drücken Sie ausschließlich mit der rechten Hand fest gegen den linken Oberschenkel.

Gerader Bauchmuskel	**oben**		**unten**	✗✗
Äußerer schräger Bauchmuskel	**bds**	gls	ggs	✗✗
Innerer schräger Bauchmuskel	bds	gls	**ggs**	✗✗
Querer Bauchmuskel				✗
Viereckiger Lendenmuskel				

Kräftigung	Mobilisation	**Wahrnehmung**	Koordination	TRAININGSZIEL
Rehabilitation		Prävention	Fitness	EINSATZBEREICHE
leicht		mittel	schwer	SCHWIERIGKEITSGRAD

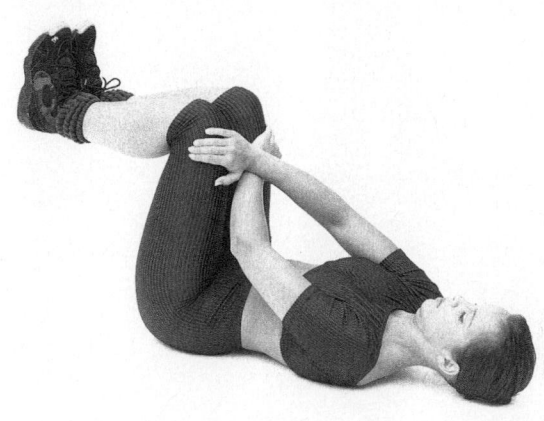

Übungsbeschreibung

Legen Sie die Hände überkreuz, d. h. die rechte Hand gegen den linken Oberschenkel und die linke Hand gegen den rechten Oberschenkel. Drücken Sie gleichzeitig mit beiden Händen gegen die Oberschenkel.

Gerader Bauchmuskel	**oben**		**unten**	✗✗✗
Äußerer schräger Bauchmuskel	**bds**	gls	ggs	✗✗✗
Innerer schräger Bauchmuskel	**bds**	gls	ggs	✗✗✗
Querer Bauchmuskel				✗
Viereckiger Lendenmuskel				

TRAININGSZIEL	**Kräftigung**	Mobilisation	**Wahrnehmung**	Koordination
EINSATZBEREICHE	**Rehabilitation**		Prävention	Fitness
SCHWIERIGKEITSGRAD	**leicht**		mittel	schwer

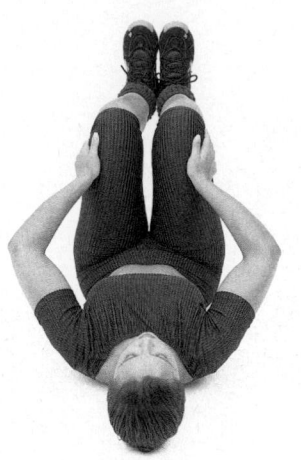

a. Übungsbeschreibung

Lassen Sie einen kleinen Zwischenraum zwischen den Knien. Legen Sie die Handflächen von außen gegen die Oberschenkel und drücken Sie diese fest nach innen, ohne daß sich die Position der Beine verändert.

b. Übungsbeschreibung

Legen Sie die Handrücken von innen gegen die Oberschenkel und drücken Sie fest nach außen.

VARIATIONEN

- Drücken Sie mit den Handinnenseiten von innen gegen die Oberschenkel.
- Drücken Sie mit der rechten Hand von außen gegen den rechten Oberschenkel und gleichzeitig mit dem linken Handrücken von innen gegen den linken Oberschenkel.
- Drücken Sie überkreuz von innen mit den Handflächen gegen die Oberschenkel.

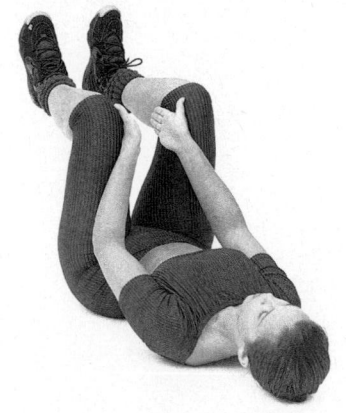

Gerader Bauchmuskel	**oben**		unten	✗✗✗
Äußerer schräger Bauchmuskel	**bds**	gls	ggs	✗✗
Innerer schräger Bauchmuskel	**bds**	gls	ggs	✗✗
Querer Bauchmuskel				✗
Viereckiger Lendenmuskel				

Kräftigung	Mobilisation	**Wahrnehmung**	Koordination	TRAININGSZIEL
Rehabilitation		Prävention	Fitness	EINSATZBEREICHE
leicht		mittel	schwer	SCHWIERIGKEITSGRAD

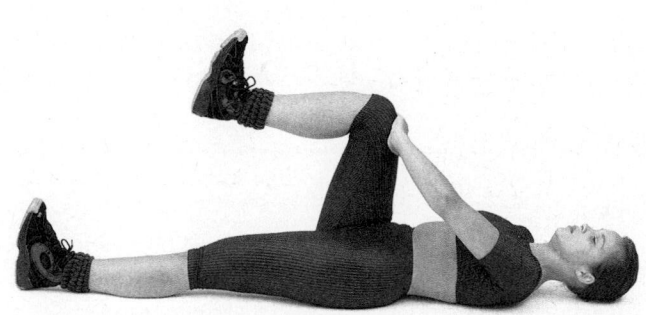

Übungsbeschreibung

Das linke Bein liegt gestreckt auf der Unterlage, das rechte Knie ist im rechten Winkel gebeugt. Ziehen Sie beide Fußspitzen heran. Legen Sie die rechte Hand neben den Körper und die linke Hand gegen den rechten Oberschenkel. Drücken Sie ausschließlich mit der linken Hand fest gegen den rechten Oberschenkel.

VARIATIONEN

- Legen Sie beide Hände versetzt übereinander gegen den rechten Oberschenkel. Drücken Sie gleichzeitig mit beiden Händen.
- Drücken Sie mit der linken Hand von innen gegen den rechten Oberschenkel.
- Heben Sie das gestreckte Bein leicht vom Boden ab. Der Schwierigkeitsgrad der Übung wird auf diese Weise deutlich erhöht. Drücken Sie dabei aktiv den unteren Rücken zur Unterlage, bevor Sie das Bein anheben, um einem Ausweichen ins Hohlkreuz entgegenzuwirken.

HINWEIS

- Das gebeugte Bein kann zur Erleichterung auf einem Hocker abgelegt werden.

Gerader Bauchmuskel	**oben**		**unten**	✗✗
Äußerer schräger Bauchmuskel	bds	**gls**	ggs	✗✗
Innerer schräger Bauchmuskel	bds	gls	**ggs**	✗✗
Querer Bauchmuskel				✗
Viereckiger Lendenmuskel				

Aktive Anspannungsübungen

Bei den nachfolgenden Übungen müssen Sie die Anspannung der Bauchmuskulatur aktiv herbeiführen, indem Sie **den unteren Rücken zur Unterlage drücken.** Durch Hebelwirkung und die Bewegungsrichtung der Beine verändert sich der Anspannungsgrad und damit die Schwierigkeit der Übung. Das Heben, Halten und Bewegen der Beine erfolgt über die Hüftbeugemuskulatur und Adduktoren, gegen deren Zugspannung die Bauchmuskulatur das Becken aufgerichtet halten muß, so daß es nicht zu einer Ausweichbewegung ins Hohlkreuz kommt. Werden die Beine zur Seite geneigt, arbeitet die Bauchmuskulatur dem Abheben einer Beckenseite entgegen.

Trainingshinweise

- Ziehen Sie die Knie in der Ausgangsstellung so weit heran, daß der untere Rücken vollständig aufliegt.
- Bewegen Sie die Beine grundsätzlich langsam und kontrolliert. Drücken Sie aktiv den unteren Rücken zur Unterlage und achten Sie in jedem Moment der Übungsausführung darauf, daß Sie keinesfalls ins Hohlkreuz ausweichen.
- Achten Sie darauf, daß Sie das Kinn während der Anspannungsphase nicht nach oben schieben und damit die Halswirbelsäule in die Überstreckung ziehen.
- Gehen Sie mit der Ausatmung in die Anspannung und atmen Sie ruhig und gleichmäßig weiter.
- Wenn Sie die Beine nicht senkrecht nach oben strecken können, ist die Beinbeugemuskulatur der Oberschenkelrückseite verkürzt. Verzichten Sie in diesem Fall auf Übungen mit nach oben gestreckten Beinen oder strecken Sie die Beine nur so weit, daß die Knie über dem Bauchnabel gehalten werden können.

Kräftigung	Mobilisation	Wahrnehmung	Koordination	TRAININGSZIEL
Rehabilitation		Prävention	Fitness	EINSATZBEREICHE
leicht		**mittel**	schwer	SCHWIERIGKEITSGRAD

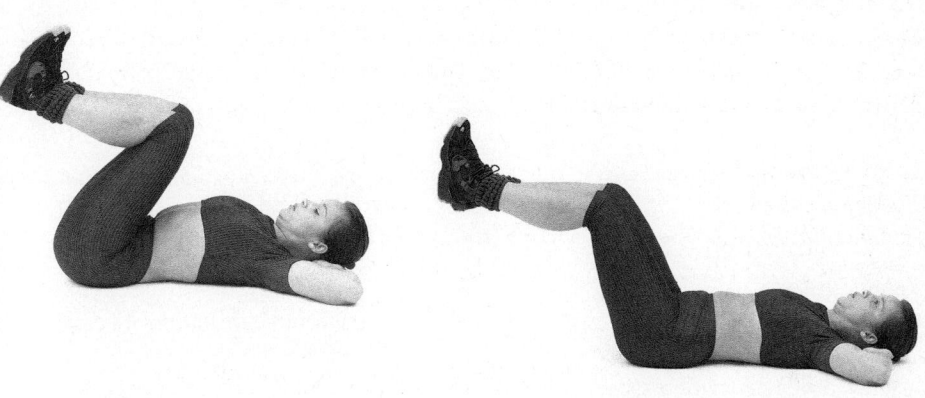

Übungsbeschreibung

Legen Sie die Hände unter den Kopf und legen Sie die Ellenbogen seitlich auf der Unterlage ab. Ziehen Sie die Knie zur Brust und die Fußspitzen heran. Bewegen Sie nun vorsichtig beide Knie in Richtung der Füße und wieder zurück. Achten Sie darauf, daß der untere Rücken zu jeder Zeit auf der Unterlage aufliegt.

VARIATIONEN

- Balancieren Sie einen Gymnastikball auf den Unterschenkeln.
- Bewegen Sie wechselseitig die Knie mit kleinem Bewegungsausschlag vor und zurück.
- Bewegen Sie die Beine kreisförmig wie beim Fahrradfahren.

HINWEISE

- Die Übung wird etwas leichter, wenn Sie die Arme gestreckt neben dem Körper ablegen.
- Halten Sie die Unterschenkel immer parallel zur Unterlage.

Gerader Bauchmuskel		oben	**unten**	✗✗✗
Äußerer schräger Bauchmuskel	**bds**	gls	ggs	✗✗
Innerer schräger Bauchmuskel	**bds**	gls	ggs	✗✗
Querer Bauchmuskel				✗
Viereckiger Lendenmuskel				

TRAININGSZIEL	**Kräftigung**	**Mobilisation**	**Wahrnehmung**	Koordination
EINSATZBEREICHE	Rehabilitation		**Prävention**	Fitness
SCHWIERIGKEITSGRAD	leicht		**mittel**	schwer

a. Übungsbeschreibung

Legen Sie die Hände unter den Kopf und legen Sie die Ellenbogen seitlich auf der Unterlage ab. Bewegen Sie nun vorsichtig beide Beine nach links und drehen Sie die Unterschenkel leicht zur rechten Seite ein.

b. Übungsbeschreibung

Ausgangsposition wie 8a. Strecken Sie beide Beine nach oben und ziehen Sie die Fußspitzen heran. Bewegen Sie nun vorsichtig beide Beine zur Seite.

VARIATIONEN

- Bewegen Sie die Beine zuerst gebeugt zur Seite und strecken Sie sie dann vorsichtig aus.
- Halten Sie einen Gymnastik- oder Fitball zwischen den Oberschenkeln oder Fußgelenken.
- Bewegen Sie die Beine gebeugt zur Seite und versuchen Sie, sie gegen Partnerdruck wieder zurückzuführen.

HINWEISE

- Die Übungen werden etwas leichter, wenn Sie die Arme gestreckt neben dem Körper ablegen.
- Halten Sie die Beine immer parallel und legen Sie sie nicht zu den Seiten ab. Die der Bewegungsrichtung entgegengesetzte Gesäßhälfte und die Schultern dürfen sich nicht von der Unterlage lösen. Bewegen Sie die Knie während der Seitbewegung nicht vom Körper weg.
- Atmen Sie beim Senken der Beine aus, halten Sie die Beine bei der Einatmung und führen Sie sie mit der Ausatmung wieder zurück.
- Führen Sie die Übungen bei akuten Rückenbeschwerden und Vorschädigungen im Bereich der Lendenwirbelsäule nicht aus.

Kräftigung	**Mobilisation**	**Wahrnehmung**	Koordination	TRAININGSZIEL
Rehabilitation		**Prävention**	Fitness	EINSATZBEREICHE
leicht		**mittel**	schwer	SCHWIERIGKEITSGRAD

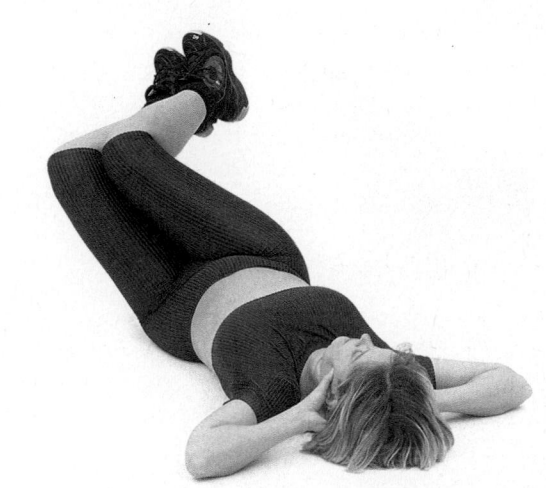

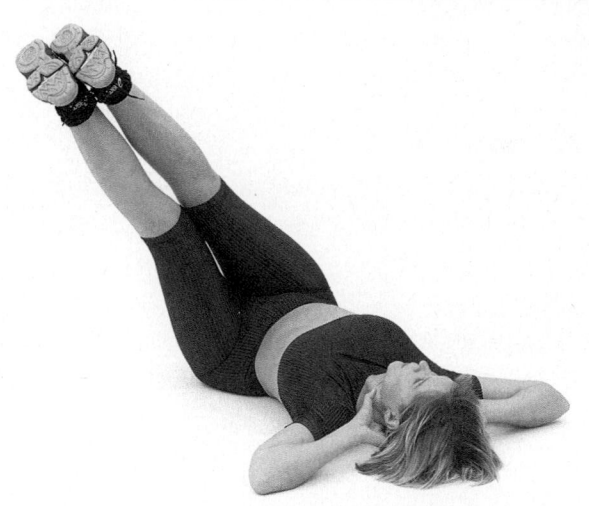

Gerader Bauchmuskel		oben		**unten**	✗✗
Äußerer schräger Bauchmuskel	bds	gls		**ggs**	✗✗✗
Innerer schräger Bauchmuskel	bds	gls		**ggs**	✗✗✗
Querer Bauchmuskel					✗
Viereckiger Lendenmuskel					✗

TRAININGSZIEL	**Kräftigung**	Mobilisation	**Wahrnehmung**	Koordination
EINSATZBEREICHE	**Rehabilitation**		Prävention	Fitness
SCHWIERIGKEITSGRAD	leicht		**mittel**	schwer

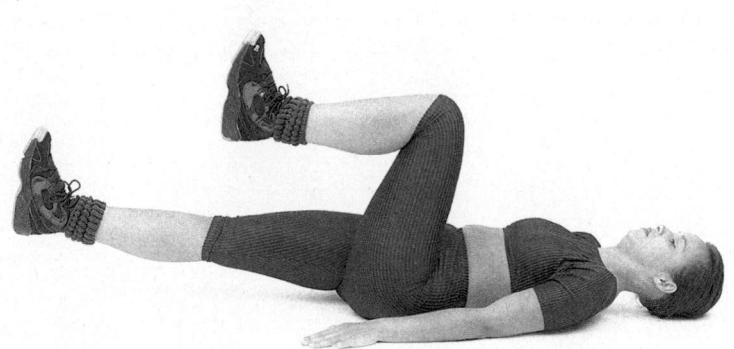

Übungsbeschreibung

Ziehen Sie die Knie so weit heran, daß der untere Rücken vollständig aufliegt. Ziehen Sie die Fußspitzen an. Ziehen Sie das linke Bein maximal zur Brust und strecken Sie dann das rechte Bein langsam flach über der Unterlage aus.

VARIATIONEN

- Strecken Sie zusätzlich das rechte Bein senkrecht nach oben aus.
- Ziehen Sie wechselseitig ein Bein heran und strecken Sie das andere flach über der Unterlage aus. Beachten Sie, daß Sie immer zuerst das gestreckte Bein beugen und danach das gebeugte Bein strecken.

HINWEIS

- Je dichter Sie das Bein über dem Boden ausstrecken, desto schwieriger ist die Übung.

Gerader Bauchmuskel	oben		**unten**	✗✗✗
Äußerer schräger Bauchmuskel	**bds**	gls	ggs	✗✗
Innerer schräger Bauchmuskel	**bds**	gls	ggs	✗✗
Querer Bauchmuskel				✗
Viereckiger Lendenmuskel				

Anspannungsübungen mit Anheben des Oberkörpers

Bei den nachfolgenden Übungen sollen Sie **die Bauchmuskulatur aktiv aus der leichten Vordehnung anspannen**, indem Sie die Lendenwirbelsäule mit einem kleinen Polster unterlagern und den Oberkörper in die Waagerechte anheben, ohne daß sich Rippen und Becken einander nähern. Die Bauchmuskulatur wird auf diese Weise in einer Art trainiert, die ihrer natürlichen Funktion im Alltag entspricht. Durch Anspannung der Gesäßmuskulatur und Druck der Fersen zum Boden wird die Hüftbeugemuskulatur gehemmt. Die Übungen haben eine aufrichtende und stabilisierende Wirkung auf die gesamte Rumpfmuskulatur.

Trainingshinweise

- Unterlagern Sie die Lendenwirbelsäule mit einem kleinen Polster, einer Rolle oder einem zusammengerollten Handtuch.
- Schauen Sie mit den Augen immer zur Decke und stellen Sie sich vor, daß Sie das Brustbein zur Decke schieben.
- Runden Sie den Oberkörper nicht, indem Sie die Brustwirbelsäule einrollen.
- Achten Sie darauf, daß Sie das Kinn während der Anspannungsphase nicht nach oben schieben und damit die Halswirbelsäule in die Überstreckung ziehen.
- Gehen Sie mit der Ausatmung in die Anspannung und atmen Sie ruhig und gleichmäßig weiter.

TRAININGSZIEL	**Kräftigung**	Mobilisation	**Wahrnehmung**	Koordination
EINSATZBEREICHE	**Rehabilitation**		Prävention	Fitness
SCHWIERIGKEITSGRAD	leicht		**mittel**	schwer

a. Übungsbeschreibung

Ziehen Sie die Fußspitzen heran. Spannen Sie die Gesäßmuskeln an, indem Sie die Fersen leicht zum Boden drücken. Strecken Sie die Arme mit nach oben zeigenden Handflächen flach über der Unterlage aus. Schieben Sie die Fingerspitzen nach vorn, so daß die Schulterblätter nach hinten unten gezogen werden. Heben Sie den Kopf und den Oberkörper nur so weit von der Unterlage ab, daß die Schulterblätter frei sind.

b. Übungsbeschreibung

Beugen Sie leicht die Knie und drücken Sie mit den Fersen zur Unterlage. Strecken Sie die Arme senkrecht nach oben aus, so daß die Handflächen nach oben, die Fingerspitzen nach innen und die Ellenbogen nach außen zeigen und schieben sie mit beiden Armen gegen einen imaginären Widerstand Richtung Decke. Heben Sie den Kopf und den Oberkörper nur so weit von der Unterlage ab, daß die Schulterblätter frei sind. Wenn Sie bereits eine gute Spannung in der Bauchmuskulatur aufbauen können, dürfen Sie versuchen, die Fersen ein wenig vom Boden zu lösen.

VARIATIONEN

• Schieben Sie die Arme im Wechsel in Richtung Decke, wobei die Arme gestreckt bleiben.

• Verschränken Sie die Hände hinter dem Kopf und drücken Sie den Kopf leicht gegen die Handflächen.

Kräftigung	Mobilisation	Wahrnehmung	Koordination	TRAININGSZIEL
Rehabilitation		Prävention	Fitness	EINSATZBEREICHE
leicht		**mittel**	schwer	SCHWIERIGKEITSGRAD

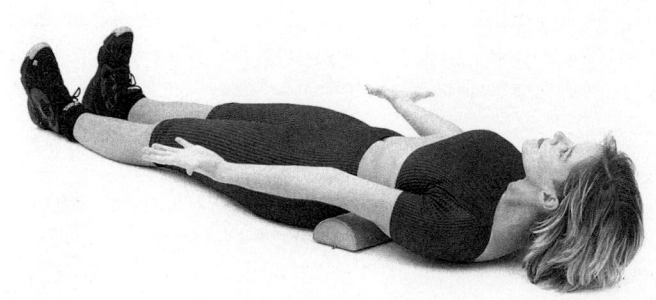

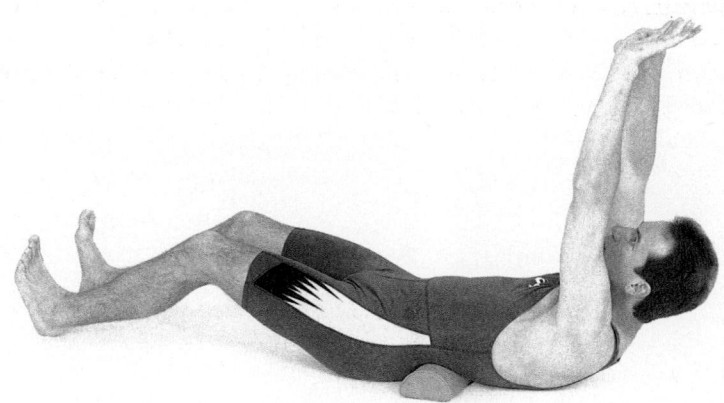

Gerader Bauchmuskel	**oben**		**unten**	✗✗✗
Äußerer schräger Bauchmuskel	**bds**	gls	ggs	✗✗
Innerer schräger Bauchmuskel	**bds**	gls	ggs	✗✗
Querer Bauchmuskel				✗
Viereckiger Lendenmuskel				

TRAININGSZIEL	**Kräftigung**	Mobilisation	Wahrnehmung	Koordination
EINSATZBEREICHE	**Rehabilitation**		**Prävention**	Fitness
SCHWIERIGKEITSGRAD	leicht		**mittel**	schwer

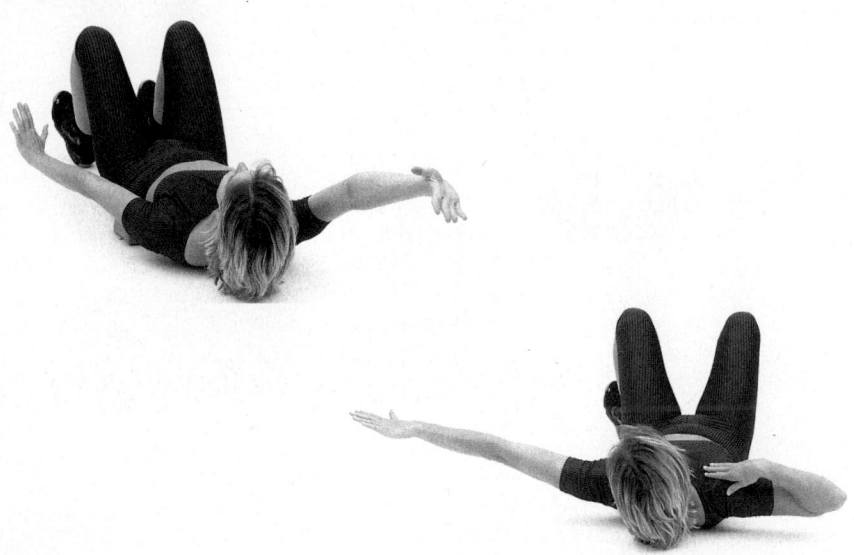

a. Übungsbeschreibung

Ziehen Sie die Fersen heran und drücken Sie diese zur Unterlage. Schieben Sie mit dem linken Arm in Richtung Fuß, als wollten Sie gegen eine imaginäre Wand drücken. Nehmen Sie den rechten Arm hinter den Kopf und schieben ihn nach hinten. Heben Sie den Kopf und den Oberkörper nur so weit von der Unterlage ab, daß die Schulterblätter frei sind. Wenn Sie die Arme wechseln, achten Sie darauf, daß die Spannung in der Bauchmuskulatur ständig erhalten bleibt.

b. Übungsbeschreibung

Ausgangsposition wie 10a. Legen Sie die Hände auf Ihre Schultern und strecken Sie abwechselnd schulterparallel einen Arm zur Seite aus.

VARIATION

- Strecken Sie beide Arme gleichzeitig zur Seite aus und führen Sie die Hände auch gleichzeitig wieder zu den Schultern zurück.

Gerader Bauchmuskel	**oben**		**unten**	✗✗✗
Äußerer schräger Bauchmuskel	**bds**	gls	ggs	✗✗✗
Innerer schräger Bauchmuskel	**bds**	gls	ggs	✗✗✗
Querer Bauchmuskel				✗
Viereckiger Lendenmuskel				✗

Kräftigung	Mobilisation	Wahrnehmung	Koordination	TRAININGSZIEL
Rehabilitation		**Prävention**	Fitness	EINSATZBEREICHE
leicht		**mittel**	schwer	SCHWIERIGKEITSGRAD

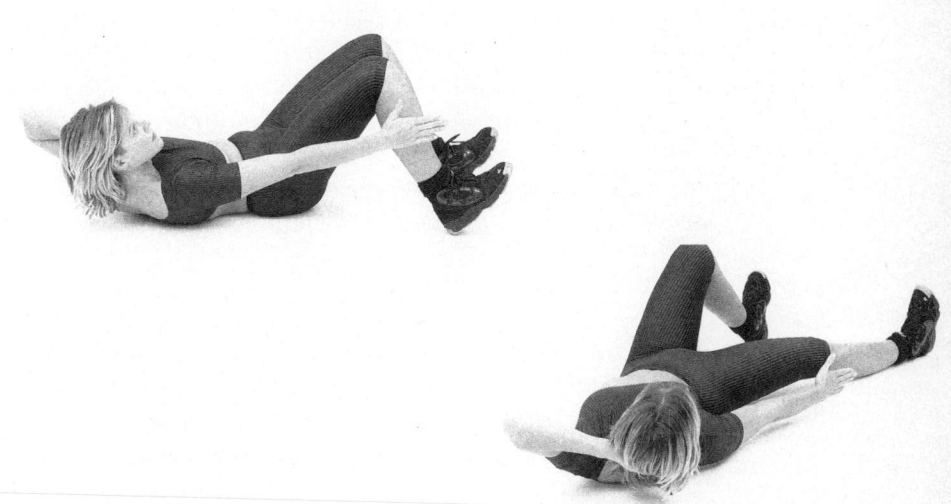

a. Übungsbeschreibung

Ziehen Sie die Beine heran und drücken Sie mit den Fersen leicht zur Unterlage. Die Hände sind am Hinterkopf und unterstützen den Nacken. Die Ellenbogen zeigen nach außen. Heben Sie den Kopf und den Oberkörper nur so weit von der Unterlage ab, daß die Schulterblätter frei sind. Strecken Sie nun den rechten Arm flach über der Unterlage mit nach oben zeigendem Daumen nach vorn aus. Neigen Sie den Oberkörper zur Seite. Dabei nähern sich auf der rechten Seite Rippen und Beckenkamm.

b. Übungsbeschreibung

Ausgangsposition wie 11a. Strecken Sie das rechte Bein vollständig aus und drücken Sie mit der Ferse zum Boden.

HINWEISE

- Bewegen Sie sich ausschließlich dicht über dem Boden in die Seitneigung. Vermeiden Sie jede Drehbewegung.
- Achten Sie darauf, daß der Ellenbogen des den Kopf stützenden Armes nicht nach oben gedreht wird.

Gerader Bauchmuskel		**oben**	**unten**	✗✗
Äußerer schräger Bauchmuskel	bds	**gls**	ggs	✗✗✗
Innerer schräger Bauchmuskel	bds	**gls**	ggs	✗✗✗
Querer Bauchmuskel				✗
Viereckiger Lendenmuskel				✗✗

Crunch

Durch die **Kontraktion aller Bauchmuskeln** kann der Oberkörper in der Rückenlage angehoben und aufgerichtet werden. Für diese Art des Bauchmuskeltrainings, auf der ein großer Anteil des Übungsrepertoires beruht, ist der Name «Crunch» zu einer gängigen Bezeichnung geworden. Der Crunch ist die effektivste und schonendste Art des Bauchmuskeltrainings. Die Rippen nähern sich dem Becken an und die Brustwirbelsäule wird eingerollt. Die Lendenwirbelsäule behält ständig Kontakt zur Unterlage. Wenn Sie nur eine Körperseite aufrichten, beanspruchen Sie besonders die äußere schräge Bauchmuskulatur der gleichen Seite und die innere schräge Bauchmuskulatur der Gegenseite. Werden auf einer Übungsseite sowohl die gerade, als auch die seitliche Ausführung dargestellt, wird auf diese Veränderung der Muskelbeanspruchung nicht noch einmal gesondert hingewiesen.

Variieren Sie die Übungen

Wenn eine Übung mit einer bestimmten Arm- oder Beinhaltung oder Arm- oder Beinbewegung dargestellt wird, so geschieht dies nur exemplarisch. Sie können die Übungen in unterschiedlichen Ausführungen (siehe Tabelle, Seite 230 f.) trainieren, indem Sie entweder die isometrischen (haltenden) oder die dynamischen Komponenten verstärken oder, indem Sie die Art und Weise des Einsatzes von Armen und Beinen variieren.

Die Anspannung der Bauchmuskulatur kann durch Druck- und Gegendruck, den Hände und Beine gegeneinander erzeugen können, verstärkt werden. Der Druck der Arme erfolgt über die Brust-, Schulter- und Oberarmmuskulatur, die der Beine je nach Druckrichtung über die Hüftbeuge- und Kniestreckmuskulatur oder Oberschenkelanzieher (Adduktoren) bzw. seitliche Gesäßmuskulatur (Abduktoren). Wenn das Hüftgelenk gebeugt, das Becken aufgerichtet ist und der Rücken aufliegt, kann die Bauchmuskulatur der Anspannung der Hüftbeugemuskulatur entgegenwirken, ohne daß es zu einer Ausweichbewegung ins Hohlkreuz kommt.

Die Anspannung in der Bauchmuskulatur und der Schwierigkeitsgrad einer Übung lassen sich durch die Stellung der Arme und Beine verändern. Wenn Sie die Arme aus der Vorhalte in die Senkrechte, in die schulterparallele Seithalte oder sogar hinter den Kopf bewegen, verlagern Sie Ihren Körperschwerpunkt. Dadurch müssen der obere Anteil der geraden Bauchmuskulatur sowie die rippennahen Anteile der schrägen Bauchmuskulatur über einen längeren Hebel arbeiten und mehr Kraft aufbringen, um den Oberkörper aufzurichten. Bewegen Sie nur einen Arm nach oben, zur Seite und nach hinten, beanspruchen Sie auf dieser Seite die äußere schräge und auf der Gegenseite die innere schräge Bauchmuskulatur stärker. Wenn Sie die Beine aus der rechtwinkligen Hüft- und Kniebeugung in die Streckung oder in die Abspreizung bewegen, verlagern Sie ebenfalls den Körperschwerpunkt. Hierdurch müssen der untere Anteil der geraden Bauchmuskulatur und die beckennahen Anteile der schrägen Bauchmuskulatur über einen längeren Hebel arbeiten und mehr Kraft aufbringen, um das

Becken aufgerichtet und die Lendenwirbelsäule auf der Unterlage zu halten. Da die Beine von der Hüftbeuge- und Kniestreckmuskulatur sowie den Adduktoren gehalten werden, dürfen Sie die Beine nur in solche Positionen bringen, in denen die Kraft Ihrer Bauchmuskulatur ausreichend stark ist, um dem Zug dieser Muskeln vollständig entgegenwirken zu können. Wenn Sie nur ein Bein strecken, beanspruchen Sie die schrägen Bauchmuskeln auf derselben Seite.

Muskelspannungsmessungen haben ergeben, daß die Anspannung der schrägen Bauchmuskulatur bei der seitlichen Aufrichtung geringer ist als bei der geraden Aufrichtung. Dies liegt wahrscheinlich an dem geringeren Anteil des Oberkörpergewichts, das bei der seitlichen Aufrichtung angehoben werden muß. Wenn Sie die schrägen Bauchmuskeln mit hoher und gegenüber der geraden Bauchmuskulatur stärkeren Anspannung trainieren wollen, müssen Sie den Oberkörper bis zum höchstmöglichen Punkt aufrichten und durch wechselseitige Armbewegungen eine Körperseite stärker nach oben ziehen als die andere.

Crunch mit Partner
Die Anspannung der Bauchmuskulatur kann verstärkt werden, indem Sie Druck mit Armen oder Beinen gegen den Widerstand eines Partners oder Therapeuten ausüben oder zwei Übende gleichzeitig Druck gegeneinander erzeugen. Dynamische Aufrichteübungen können zur Abwechslung auch gemeinsam mit einem Partner durchgeführt werden, indem Sie die Füße gegeneinander stellen oder zusätzliche koordinative Anforderungen für Arme und Beine schaffen. Gymnastikball und Thera-Band können als Hilfsmittel dienen.

Trainingshinweise
- Soweit nicht anders beschrieben, ziehen Sie die Knie in der Ausgangsstellung so weit heran, daß der untere Rücken vollständig aufliegt.
- Wenn sie die Beine nicht senkrecht nach oben strecken können, ist die Beinbeugemuskulatur der Oberschenkelrückseite verkürzt. Verzichten Sie in diesem Fall auf Übungen mit nach oben gestreckten Beinen oder strecken Sie die Beine nur so weit, daß die Knie über dem Bauchnabel gehalten werden können. Sie dürfen dabei keine Dehnung oder ein unangenehmes Gefühl im unteren Rücken spüren.
- Bei akuten Rückenbeschwerden seien Sie besonders vorsichtig bei allen Übungen mit senkrecht nach oben oder flach über dem Boden gestreckten Beinen.
- Wenn Ihre Schulterbeweglichkeit eingeschränkt ist oder Beschwerden in der Schulter auftreten, verzichten Sie auf Variationen mit hinter den Kopf gestreckten Armen.

Anspannungsübungen
- Beginnen Sie mit einer Anspannungszeit von 5 bis 6 Sekunden und gehen Sie danach in die Ausgangsstellung zurück.

- Achten Sie auf ausgeglichenen Druck zwischen Armen und Beinen. Wenn Sie die Beine in Fußrichtung wegdrücken, weichen Sie ins Hohlkreuz aus. Drücken Sie nicht mit durchgestreckten Ellenbogen.
- Achten Sie darauf, daß Sie das Kinn während der Anspannungsphase nicht nach oben schieben und damit die Halswirbelsäule in die Überstreckung ziehen (siehe Seite 59).
- Gehen Sie mit der Ausatmung in die Anspannung und atmen Sie ruhig und gleichmäßig weiter (siehe Seite 58).

Dynamische Ausführung

- Atmen Sie grundsätzlich mit der Aufrichtung aus und halten Sie den Bauch flach. Atmen Sie in der Abwärtsbewegung ein. Die Bewegungsgeschwindigkeit richtet sich immer nach der Atmung und nicht umgekehrt.
- Wenn Sie nur eine Körperseite aufrichten, dürfen Sie den Oberkörper nicht zur Gegenseite neigen. Heben Sie erst den Oberkörper ein wenig an und drehen Sie dann die Schulter zur Gegenseite.
- Wenn Sie eine oder beide Hände am Hinterkopf ablegen, achten Sie während der Aufrichtung darauf, auf die Halswirbelsäule keinen Zug auszuüben.

Partnerübungen

- Achten Sie auf ausgeglichenen Druck zwischen Übendem und Partner. In keinem Fall darf der Partner stärkeren Druck ausüben. Geben Sie dem Übenden Rückmeldung, ob er mit beiden Armen oder Beinen gleichmäßigen Druck ausübt oder ob eine Seite schwächer ist als die andere.
- Gehen Sie mit der Ausatmung in die Anspannung und atmen Sie ruhig und gleichmäßig weiter. Bei Partnerübungen wird oft besonderer Ehrgeiz entwickelt. Überfordern Sie sich nicht und halten Sie keinesfalls die Luft an. Achten Sie besonders bei Partnerübungen auf die korrekte Übungsausführung und arbeiten Sie nicht mit ruckartigen Bewegungen oder Schwung.
- Zwei miteinander übende Personen sollten annähernd gleiche Körpermaße, Kraftverhältnisse und Aufrichtefähigkeiten aufweisen. Bestreiten Sie keinen Wettkampf, sondern versuchen Sie sich auf Ihren Partner einzustellen.

Kräftigung	Mobilisation	Wahrnehmung	Koordination	TRAININGSZIEL
Rehabilitation		**Prävention**	Fitness	EINSATZBEREICHE
leicht		mittel	schwer	SCHWIERIGKEITSGRAD

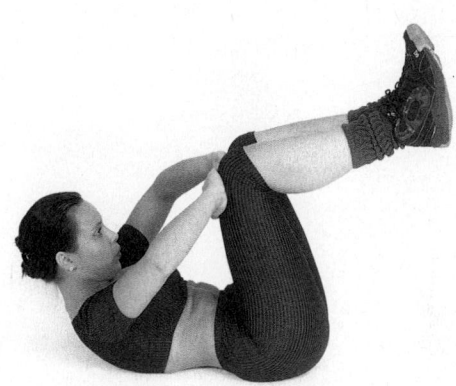

Übungsbeschreibung

Richten Sie den Oberkörper langsam bis zum höchstmöglichen Punkt auf. Legen Sie die Handflächen gegen die Oberschenkel, so daß die Fingerspitzen nach innen und die Ellenbogen nach außen zeigen. Drücken Sie fest mit den Händen gegen die Oberschenkel.

VARIATION

- Die Übungen 3 und 4a/b sind in dieser Stellung ebenfalls möglich.

Wenn Sie über Kreuz drücken, beanspruchen Sie die schräge Bauchmuskulatur stärker.

Gerader Bauchmuskel		**oben**	unten	✗✗✗✗
Äußerer schräger Bauchmuskel	**bds**	gls	ggs	✗✗✗
Innerer schräger Bauchmuskel	**bds**	gls	ggs	✗✗✗
Querer Bauchmuskel				✗
Viereckiger Lendenmuskel				

TRAININGSZIEL	**Kräftigung**	Mobilisation	Wahrnehmung	Koordination
EINSATZBEREICHE	**Rehabilitation**	**Prävention**		Fitness
SCHWIERIGKEITSGRAD	**leicht**	mittel		schwer

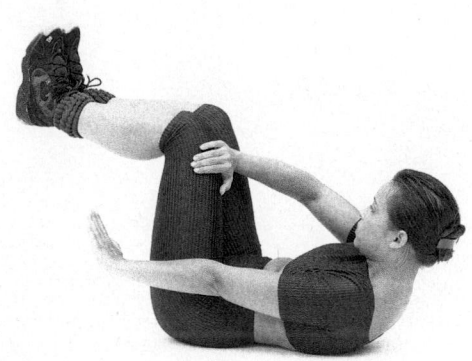

Übungsbeschreibung

Richten Sie den Oberkörper langsam bis zum höchstmöglichen Punkt auf. Strecken Sie den linken Arm flach über der Unterlage aus und beugen Sie das Handgelenk, als wollten Sie gegen eine Wand drücken. Legen Sie die rechte Hand gegen den linken Oberschenkel, so daß die Fingerspitzen nach links und der Ellenbogen nach rechts zeigt. Drücken Sie fest mit der rechten Hand gegen den Oberschenkel.

VARIATIONEN

- Drücken Sie gleichzeitig mit beiden Händen gegen den linken Oberschenkel.
- Ziehen Sie nur das linke Knie heran und lassen Sie das rechte Bein aufgestellt.
- Strecken Sie den linken Arm mit dem Daumen nach hinten zeigend senkrecht nach oben oder strecken Sie den linken Arm senkrecht nach schräg rechts oben aus.

Gerader Bauchmuskel	**oben**		**unten**	✗✗✗
Äußerer schräger Bauchmuskel	bds	**gls**	ggs	✗✗✗
Innerer schräger Bauchmuskel	bds	gls	**ggs**	✗✗✗
Querer Bauchmuskel			✗	
Viereckiger Lendenmuskel				

Kräftigung	Mobilisation	Wahrnehmung	Koordination	TRAININGSZIEL
Rehabilitation		**Prävention**	Fitness	EINSATZBEREICHE
leicht		**mittel**	schwer	SCHWIERIGKEITSGRAD

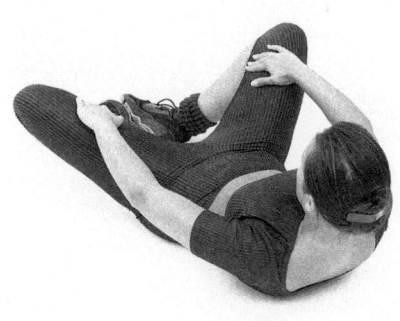
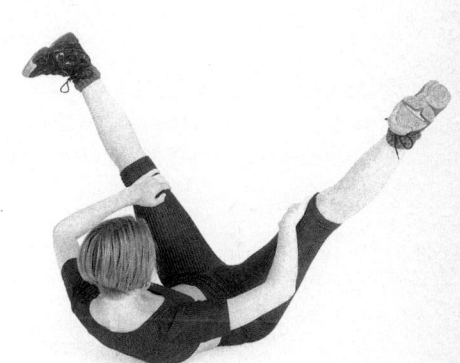

a. Übungsbeschreibung

Stellen Sie die Fußsohlen gegeneinander und lassen Sie die Knie nach außen fallen. Richten Sie den Oberkörper langsam bis zum höchstmöglichen Punkt auf. Legen Sie die Handflächen von innen gegen die Oberschenkel und drücken Sie fest gegen die Oberschenkelinnenseite.

VARIATION

• Lösen Sie die Füße vom Boden und ziehen Sie die Knie heran.

HINWEISE

• Achten Sie darauf, daß die Füße in Verlängerung der Wirbelsäule liegen und Sie die Hüfte nicht verdrehen.

b. Übungsbeschreibung

Lösen Sie die Füße von der Unterlage und ziehen Sie die Knie heran. Strecken Sie beide Beine nach oben aus, ziehen Sie die Fußspitzen heran und drücken Sie mit den Handflächen gegen die Innenseite der Oberschenkel.

Gerader Bauchmuskel		**oben**	**unten**	✗✗✗✗
Äußerer schräger Bauchmuskel	**bds**	gls	ggs	✗✗✗
Innerer schräger Bauchmuskel	**bds**	gls	ggs	✗✗✗
Querer Bauchmuskel				✗
Viereckiger Lendenmuskel				

TRAININGSZIEL	**Kräftigung**	Mobilisation	Wahrnehmung	Koordination
EINSATZBEREICHE	**Rehabilitation**		**Prävention**	Fitness
SCHWIERIGKEITSGRAD	leicht		**mittel**	schwer

a. Übungsbeschreibung

Legen Sie die Handflächen aneinander und strecken Sie die Arme in Richtung der Knie aus. Richten Sie den Oberkörper langsam bis zum höchstmöglichen Punkt auf und drücken Sie beide Hände mit dem rechten Handrücken gegen das linke Knie. Achten Sie darauf, daß die beiden Ober- und Unterschenkel aneinander liegen.

b. Übungsbeschreibung

Ausgangsposition wie 15a. Während Sie mit dem rechten Handrücken gegen das linke Knie drücken, lösen Sie die linke Hand und führen sie langsam zur Seite.

VARIATIONEN

- Strecken Sie die linke Hand flach über der Unterlage in Richtung der Füße oder senkrecht nach oben mit nach hinten zeigendem Daumen aus.
- Legen Sie die rechte Hand mit der Handfläche und nach unten zeigendem Daumen gegen das linke Knie und strecken Sie die linke Hand flach über der Unterlage in Richtung der Füße oder senkrecht nach oben mit nach hinten zeigendem Daumen aus.
- Strecken Sie das rechte oder linke Bein senkrecht nach oben aus und ziehen Sie die Fußspitze heran.

HINWEIS

- Achten Sie darauf, daß der Gegendruck der Beine aus den Oberschenkeln erfolgt und die Unterschenkel nicht nach rechts gedreht werden.

Kräftigung	Mobilisation	Wahrnehmung	Koordination	TRAININGSZIEL
Rehabilitation		**Prävention**	Fitness	EINSATZBEREICHE
leicht		**mittel**	schwer	SCHWIERIGKEITSGRAD

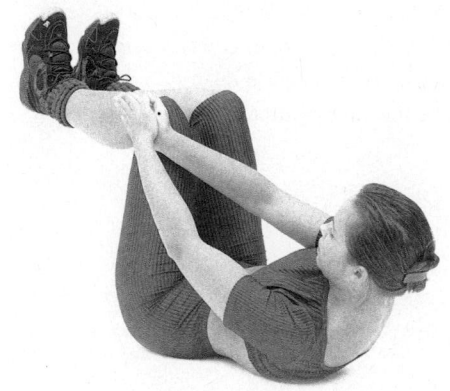

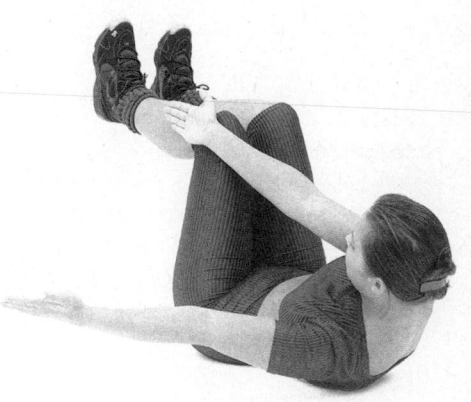

Gerader Bauchmuskel	**oben**		**unten**	✗✗✗
Äußerer schräger Bauchmuskel	**bds**	gls	ggs	✗✗✗✗
Innerer schräger Bauchmuskel	**bds**	gls	ggs	✗✗✗✗
Querer Bauchmuskel				✗
Viereckiger Lendenmuskel				

TRAININGSZIEL	**Kräftigung**	Mobilisation	Wahrnehmung	Koordination
EINSATZBEREICHE	**Rehabilitation**		**Prävention**	Fitness
SCHWIERIGKEITSGRAD	leicht		**mittel**	schwer

a. Übungsbeschreibung

Strecken Sie das rechte Bein senkrecht nach oben und ziehen Sie die Fußspitze heran. Richten Sie den Oberkörper bis zum höchstmöglichen Punkt auf. Legen Sie die rechte Hand von vorn gegen den linken Oberschenkel. Strecken Sie die linke Hand über der Unterlage in Richtung der Füße aus. Drücken Sie mit der rechten Hand gegen den linken Oberschenkel.

VARIATIONEN

- Setzen Sie das linke Bein mit der Ferse auf und drücken Sie die Ferse zum Boden. Strecken Sie das rechte Bein senkrecht nach oben und ziehen Sie die Fußspitze heran. Legen Sie die linke Hand von vorn gegen den rechten Oberschenkel. Strecken Sie die rechte Hand mit nach hinten zeigendem Daumen senkrecht nach oben aus. Drücken Sie mit der linken Hand gegen den rechten Oberschenkel.
- Legen Sie beide Hände versetzt übereinander gegen einen Oberschenkel
- Drücken Sie mit der linken Hand gegen die Innenseite des rechten Knies und strecken Sie den rechten Arm hinter dem Kopf aus.

b. Übungsbeschreibung

Ziehen Sie beide Knie heran. Richten Sie den Oberkörper auf und legen Sie die rechte Hand gegen den linken Oberschenkel. Strecken Sie dann das rechte Bein flach über dem Boden aus und ziehen Sie die Fußspitzen an. Strecken Sie den linken Arm nach hinten aus und drücken Sie mit der rechten Hand von vorn gegen den linken Oberschenkel.

VARIATIONEN

- Strecken Sie den Gegenarm senkrecht zur Decke oder schulterparallel zur Seite aus.
- Strecken Sie das herangezogene Bein senkrecht nach oben aus.

Kräftigung	Mobilisation	Wahrnehmung	Koordination	TRAININGSZIEL
Rehabilitation		**Prävention**	Fitness	EINSATZBEREICHE
leicht		**mittel**	schwer	SCHWIERIGKEITSGRAD

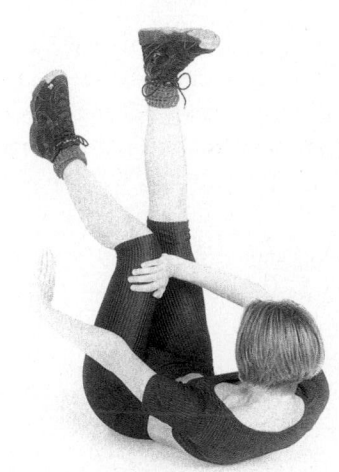

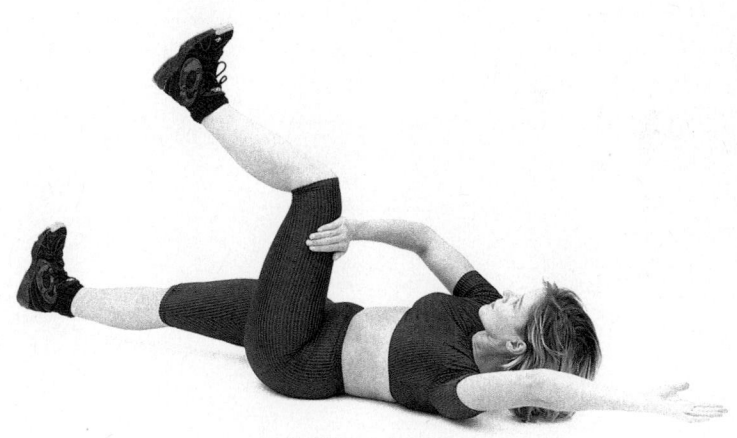

Wenn Sie den Gegenarm senkrecht nach oben strecken, wird die schräge Bauchmuskulatur beidseitig insgesamt stärker beansprucht.

Gerader Bauchmuskel	**oben**		**unten**	✗✗✗
Äußerer schräger Bauchmuskel	bds	**gls**	ggs	✗✗✗
Innerer schräger Bauchmuskel	bds	gls	**ggs**	✗✗✗
Querer Bauchmuskel				✗
Viereckiger Lendenmuskel				

TRAININGSZIEL	**Kräftigung**	Mobilisation	Wahrnehmung	Koordination
EINSATZBEREICHE	**Rehabilitation**		**Prävention**	Fitness
SCHWIERIGKEITSGRAD	leicht		**mittel**	schwer

a. Übungsbeschreibung

Sezten Sie das linke Bein auf und ziehen Sie das rechte Bein heran. Nehmen Sie die rechte Hand hinter den Kopf oder an die Schläfen, so daß der Ellenbogen nach vorn zeigt. Strecken Sie den linken Arm flach über der Unterlage in Richtung der Füße aus. Richten Sie den Oberkörper langsam bis zum höchstmöglichen Punkt auf und drücken Sie mit dem rechten Ellenbogen von vorn gegen den rechten Oberschenkel.

b. Übungsbeschreibung

Setzen Sie das rechte Bein auf und ziehen Sie das linke Bein heran. Nehmen Sie die rechte Hand hinter den Kopf oder an die Schläfen, so daß der Ellenbogen nach vorn zeigt. Richten Sie den Oberkörper langsam bis zum höchstmöglichen Punkt auf und strecken Sie den linken Arm nach hinten aus. Lösen Sie das rechte Bein vom Boden und drücken Sie mit dem rechten Ellenbogen von vorn gegen den linken Oberschenkel.

VARIATION

- Strecken Sie den linken Arm senkrecht zur Decke oder legen Sie ihn mit der Handfläche nach oben zeigend ausgestreckt schulterparallel zur Seite ab.

Kräftigung	Mobilisation	Wahrnehmung	Koordination	TRAININGSZIEL
Rehabilitation	**Prävention**		Fitness	EINSATZBEREICHE
leicht	**mittel**		schwer	SCHWIERIGKEITSGRAD

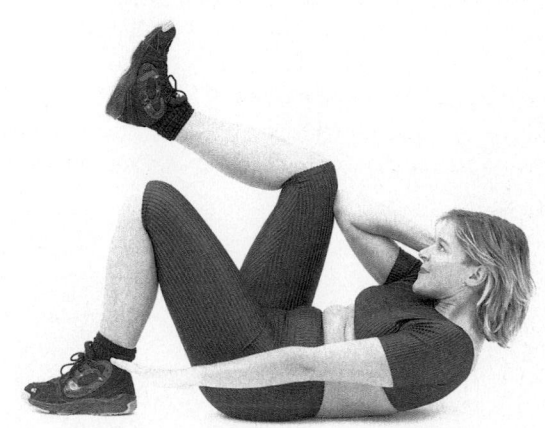

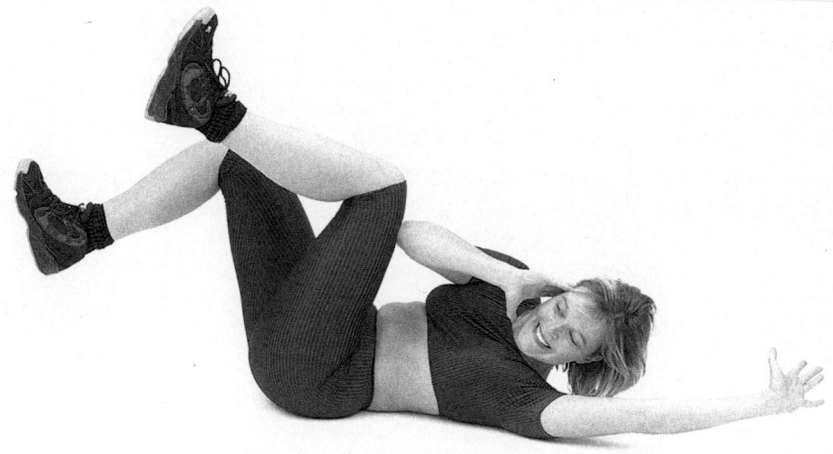

Wenn Sie den Gegenarm senkrecht nach oben oder nach hinten strecken, wird die schräge Bauchmuskulatur beidseitig stärker beansprucht. Wenn Sie nur den rechten Ellenbogen gegen das linke Knie drücken, wird die rechte äußere und linke innere schräge Bauchmuskulatur beansprucht.

Gerader Bauchmuskel		**oben**		unten	✗✗✗
Äußerer schräger Bauchmuskel	bds	**gls**	ggs		✗✗✗
Innerer schräger Bauchmuskel	bds	**gls**	ggs		✗✗✗
Querer Bauchmuskel					✗
Viereckiger Lendenmuskel					

TRAININGSZIEL	**Kräftigung**	Mobilisation	Wahrnehmung	Koordination
EINSATZBEREICHE	**Rehabilitation**	**Prävention**		Fitness
SCHWIERIGKEITSGRAD	**leicht**	mittel		schwer

GERÄT Ein großer Ball (Fitness- oder Pezziball)

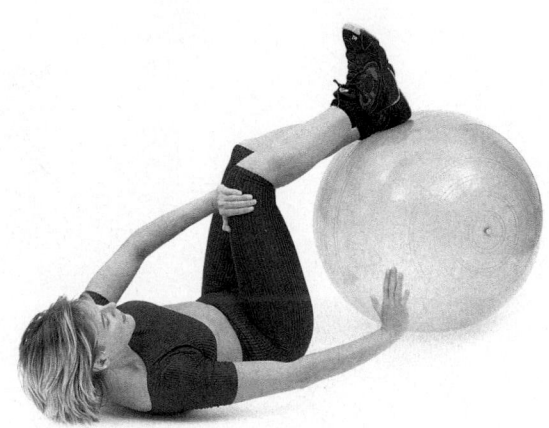

Übungsbeschreibung

Legen Sie die Fersen auf den Ball und ziehen Sie das rechte Bein heran. Richten Sie den Oberkörper auf und drücken Sie mit dem linken Arm gegen den rechten Oberschenkel. Strecken Sie den rechten Arm flach über dem Boden aus und beugen Sie das Handgelenk, als wollten Sie gegen eine Wand drücken.

HINWEIS

• Achten Sie darauf, daß Sie das Gesäß nicht anheben.

Gerader Bauchmuskel	**oben**		**unten**	✗✗✗
Äußerer schräger Bauchmuskel	bds	**gls**	ggs	✗✗✗
Innerer schräger Bauchmuskel	bds	gls	**ggs**	✗✗✗
Querer Bauchmuskel			✗	
Viereckiger Lendenmuskel				

Kräftigung	Mobilisation	Wahrnehmung	Koordination	TRAININGSZIEL
Rehabilitation		**Prävention**	Fitness	EINSATZBEREICHE
leicht		mittel	schwer	SCHWIERIGKEITSGRAD

GERÄT   Ein großer Ball (Fitness- oder Pezziball)

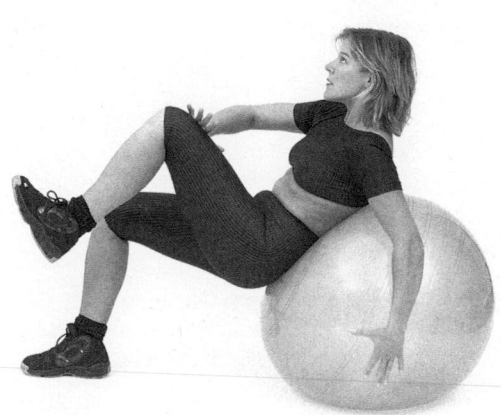

Übungsbeschreibung

Legen Sie sich rücklings auf den Ball und stellen Sie die Füße auf, so daß sich ein rechter Winkel im Kniegelenk ergibt. Umarmen Sie den Ball seitlich mit dem linken Arm. Ziehen Sie das linke Bein heran und drücken Sie mit der rechten Hand gegen den linken Oberschenkel.

VARIATIONEN

- Lösen Sie den linken Arm und strecken Sie ihn senkrecht mit nach hinten zeigendem Daumen nach oben aus.
- Drücken Sie mit beiden Händen versetzt übereinander gegen den Oberschenkel.

HINWEISE

- Achten Sie darauf, daß die Lendenwirbelsäule immer vollständig auf dem Ball aufliegt.
- Achten Sie auf Ihr Gleichgewicht.

Gerader Bauchmuskel	**oben**		**unten**	✗✗
Äußerer schräger Bauchmuskel	bds	**gls**	ggs	✗✗✗
Innerer schräger Bauchmuskel	bds	gls	**ggs**	✗✗✗
Querer Bauchmuskel				✗
Viereckiger Lendenmuskel				

TRAININGSZIEL	**Kräftigung**	Mobilisation	Wahrnehmung	Koordination
EINSATZBEREICHE	**Rehabilitation**		**Prävention**	Fitness
SCHWIERIGKEITSGRAD	leicht		**mittel**	schwer

a. Übungsbeschreibung

Falten Sie die Hände und führen Sie die Arme senkrecht nach oben, so daß die Handrücken zur Decke und die Ellenbogen leicht nach außen zeigen. Richten Sie den Oberkörper bis zum höchstmöglichen Punkt auf und ziehen Sie gegen den Widerstand der gefalteten Hände die Ellenbogen nach außen.

b. Übungsbeschreibung

Verschränken Sie die Hände Handrücken an Handrücken und führen Sie die Arme senkrecht nach oben, so daß die Fingerspitzen zur Decke und die Ellenbogen leicht nach außen zeigen. Richten Sie den Oberkörper bis zum höchstmöglichen Punkt auf und drücken Sie mit den Handrücken gegeneinander.

VARIATIONEN

- Drücken Sie mit den Handflächen gegeneinander.
- Drücken Sie mit den Handrücken gegeneinander, ohne die Hände zu verschränken.
- Legen Sie eine Hand mit der Handfläche gegen den Handrücken der anderen Hand, beide Handflächen zeigen nach vorne. Drücken Sie mit der Handfläche der einen Hand nach vorn und mit dem Handrücken der anderen Hand nach hinten.

HINWEIS

- Schauen Sie während der Übung nicht zur Decke, sondern richten Sie Ihren Blick geradeaus.

Kräftigung	Mobilisation	Wahrnehmung	Koordination	TRAININGSZIEL
Rehabilitation		**Prävention**	Fitness	EINSATZBEREICHE
leicht		**mittel**	schwer	SCHWIERIGKEITSGRAD

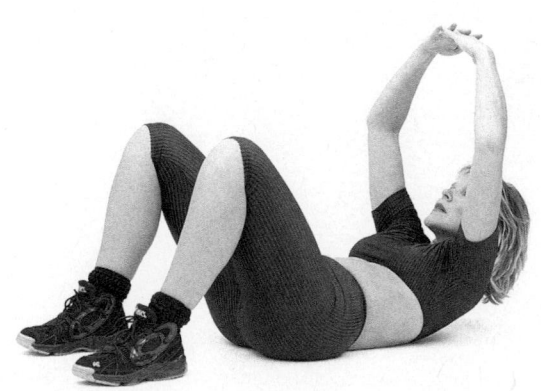

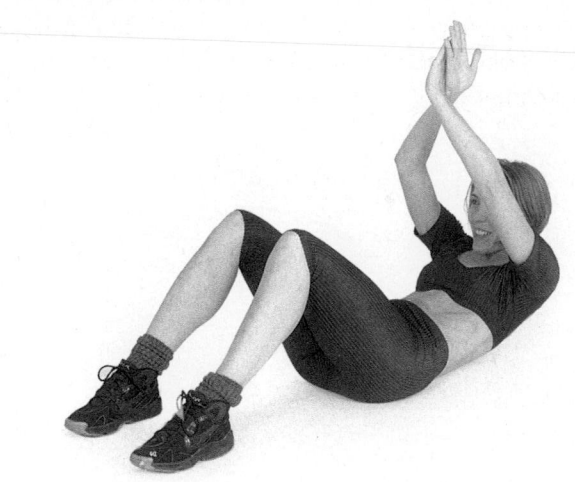

Gerader Bauchmuskel	**oben**	unten	✗✗✗✗
Äußerer schräger Bauchmuskel	**bds**	gls	ggs	✗✗✗
Innerer schräger Bauchmuskel	**bds**	gls	ggs	✗✗✗
Querer Bauchmuskel			✗
Viereckiger Lendenmuskel			

TRAININGSZIEL	**Kräftigung**	Mobilisation	Wahrnehmung	Koordination
EINSATZBEREICHE	**Rehabilitation**		**Prävention**	Fitness
SCHWIERIGKEITSGRAD	leicht		**mittel**	schwer

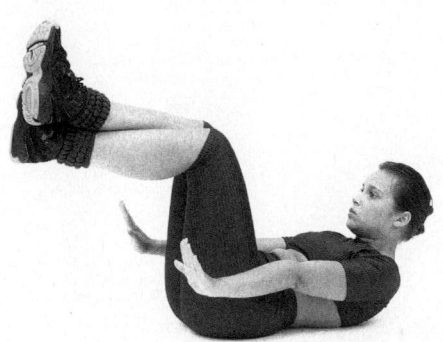

Übungsbeschreibung

Legen Sie die Ferse des rechten Beines auf den Unterschenkel des linken Beines. Strecken Sie die Arme in Richtung der Füße aus und beugen Sie die Handgelenke, als wollten Sie gegen eine imaginäre Wand drücken. Richten Sie den Oberkörper bis zum höchstmöglichen Punkt auf und drücken Sie die Unterschenkel oder die Fußaußenseiten gegeneinander.

Gerader Bauchmuskel	**oben**		**unten**	✗✗✗✗
Äußerer schräger Bauchmuskel	**bds**	gls	ggs	✗✗✗
Innerer schräger Bauchmuskel	**bds**	gls	ggs	✗✗✗
Querer Bauchmuskel			✗	
Viereckiger Lendenmuskel				

Kräftigung	Mobilisation	Wahrnehmung	Koordination	TRAININGSZIEL
Rehabilitation	**Prävention**		Fitness	EINSATZBEREICHE
leicht	**mittel**		schwer	SCHWIERIGKEITSGRAD

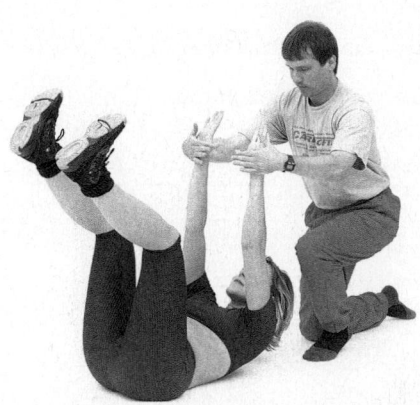

Übungsbeschreibung

Richten Sie den Oberkörper bis zum höchstmöglichen Punkt auf und strecken Sie die Arme mit nach innen zeigenden Daumen senkrecht nach oben aus. Der Partner gibt Widerstand von vorn am Unterarm unterhalb der Handgelenke. Drücken Sie gegen den Partnerwiderstand mit den Armen nach vorn.

VARIATIONEN

- Drücken Sie gegen Partnerwiderstand die Arme nach hinten. Da diese Übung in der Wirbelsäule aufrichtend wirkt, achten Sie darauf, daß der untere Rücken nicht von der Unterlage abhebt.
- Strecken Sie die Arme mit den Daumen nach hinten zeigend senkrecht aus. Der Partner gibt Widerstand an den Außenseiten der Unterarme unterhalb der Handgelenke. Drücken Sie gegen Partnerwiderstand die Arme nach außen.
- Drücken Sie gegen Partnerwiderstand die Arme nach innen.

HINWEISE

- **Ziehen Sie während der gesamten Anspannungszeit aktiv mit den Fingerspitzen zur Decke und verwenden Sie nur die noch verbleibende Kraft, um in die verschiedenen Richtungen zu drücken.**
- Achten Sie auf einen synchronen und gleichmäßigen Krafteinsatz der Arme.
- Bewegen Sie die Knie nicht in Fußrichtung, da Sie sonst ins Hohlkreuz ausweichen.

Gerader Bauchmuskel	**oben**		unten	✗✗✗✗
Äußerer schräger Bauchmuskel	**bds**	gls	ggs	✗✗✗✗
Innerer schräger Bauchmuskel	**bds**	gls	ggs	✗✗✗✗
Querer Bauchmuskel				✗
Viereckiger Lendenmuskel				

TRAININGSZIEL	**Kräftigung**	Mobilisation	Wahrnehmung	Koordination
EINSATZBEREICHE	**Rehabilitation**		**Prävention**	Fitness
SCHWIERIGKEITSGRAD	leicht		**mittel**	schwer

GERÄT Ein Gymnastikball o. ä.

a. Übungsbeschreibung

Halten Sie einen Gymnastikball mit fast gestreckten Armen senkrecht nach oben. Richten Sie den Oberkörper bis zum höchstmöglichen Punkt auf und drücken Sie den Ball mit beiden Händen von außen fest zusammen.

VARIATION

- Drehen Sie die Arme mit dem Ball nach links oder rechts und drücken Sie den Ball dabei fest zusammen.

b. Übungsbeschreibung

Nehmen Sie den Gymnastikball zwischen die Knie. Richten Sie den Oberkörper auf und drücken Sie den Ball mit den Knien fest zusammen.

VARIATION

- Ziehen Sie die Knie heran und drücken Sie mit beiden Handflächen oder mit einer Hand gegen den Ball und gleichzeitig die Knie fest zusammen.

Kräftigung	Mobilisation	Wahrnehmung	Koordination	TRAININGSZIEL
Rehabilitation		**Prävention**	Fitness	EINSATZBEREICHE
leicht		**mittel**	schwer	SCHWIERIGKEITSGRAD

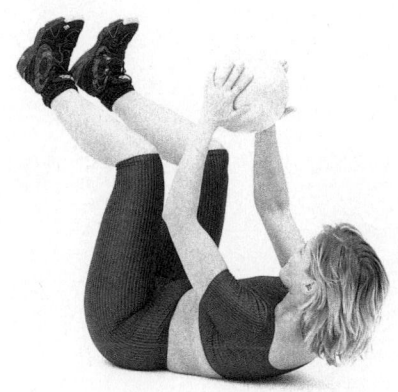

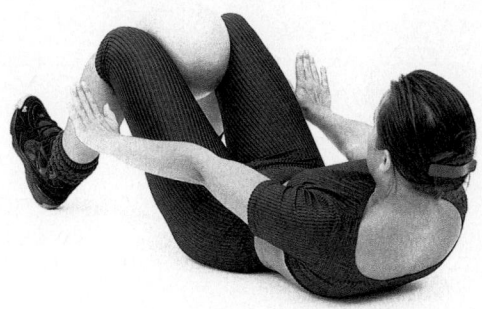

Wenn Sie die Arme mit dem Ball drehen oder den Oberkörper seitlich aufrichten, wird die schräge Bauchmuskulatur stärker beansprucht.

Gerader Bauchmuskel	**oben**		unten	✗✗✗✗
Äußerer schräger Bauchmuskel	**bds**	gls	ggs	✗✗✗
Innerer schräger Bauchmuskel	**bds**	gls	ggs	✗✗✗
Querer Bauchmuskel				✗
Viereckiger Lendenmuskel				

TRAININGSZIEL	**Kräftigung**	Mobilisation	Wahrnehmung	Koordination
EINSATZBEREICHE	**Rehabilitation**		**Prävention**	Fitness
SCHWIERIGKEITSGRAD	leicht		**mittel**	schwer

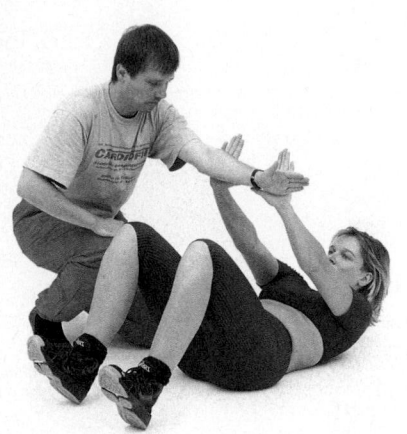 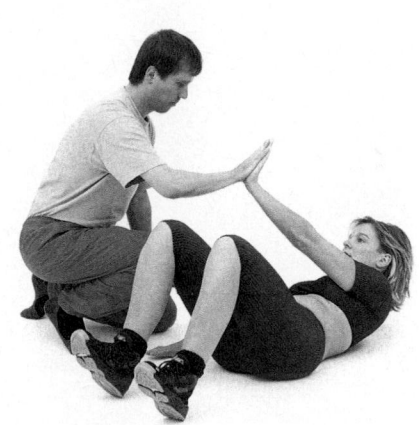

a. Übungsbeschreibung

Stellen Sie die Fersen auf und drücken Sie diese leicht zur Unterlage. Richten Sie den Oberkörper bis zum höchstmöglichen Punkt auf und strecken Sie die Arme mit nach innen zeigenden Daumen in Richtung der Knie aus. Drücken Sie mit den Handflächen nach vorn gegen den Unterarm des Partners.

b. Übungsbeschreibung

Ausgangsposition wie 24a. Drücken Sie mit der linken Hand gegen die Hand des Partners zur rechten Körperseite. Die Fingerspitzen zeigen nach innen und der Ellenbogen nach außen.

VARIATION

- Drücken Sie mit beiden Händen zur Seite gegen die Hände des Partners.

Gerader Bauchmuskel	**oben**		**unten**	✗✗✗✗
Äußerer schräger Bauchmuskel	**bds**	gls	ggs	✗✗✗✗
Innerer schräger Bauchmuskel	**bds**	gls	ggs	✗✗✗✗
Querer Bauchmuskel				✗
Viereckiger Lendenmuskel				

Kräftigung	Mobilisation	Wahrnehmung	Koordination	TRAININGSZIEL
Rehabilitation		**Prävention**	Fitness	EINSATZBEREICHE
leicht		**mittel**	schwer	SCHWIERIGKEITSGRAD

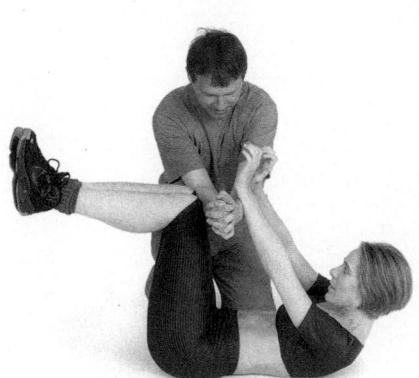 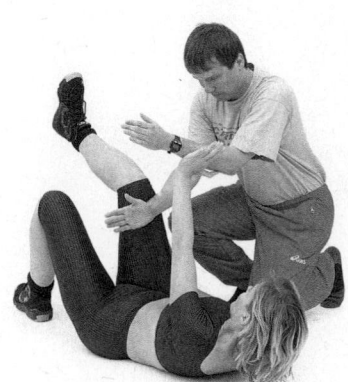

a. Übungsbeschreibung

Ziehen Sie beide Knie so weit heran, daß der untere Rücken vollständig aufliegt. Drücken Sie gleichzeitig mit den Handflächen nach vorn und mit den Oberschenkeln zur Brust gegen die Unterarme des Partners. Für den Partner empfiehlt es sich, beide Hände zur gemeinsamen Faust zu nehmen, um dem Druck entgegenwirken zu können.

b. Übungsbeschreibung

Ziehen Sie das rechte Knie so weit heran, daß sich im Hüftgelenk ein rechter Winkel ergibt. Drücken Sie gleichzeitig mit der linken Hand in Richtung des rechten Knies und mit dem rechten Oberschenkel zur Brust gegen die Unterarme des Partners.

VARIATIONEN

- Strecken Sie das rechte Bein senkrecht nach oben aus und ziehen Sie die Fußspitze heran.
- Strecken Sie das linke Bein flach über den Boden aus und ziehen Sie die Fußspitze heran.

Gerader Bauchmuskel	**oben**		**unten**	✗✗✗✗
Äußerer schräger Bauchmuskel	bds	**gls**	ggs	✗✗✗✗
Innerer schräger Bauchmuskel	bds	gls	**ggs**	✗✗✗✗
Querer Bauchmuskel				✗
Viereckiger Lendenmuskel				

TRAININGSZIEL	**Kräftigung**	Mobilisation	Wahrnehmung	**Koordination**
EINSATZBEREICHE	**Rehabilitation**		**Prävention**	Fitness
SCHWIERIGKEITSGRAD	leicht		**mittel**	schwer

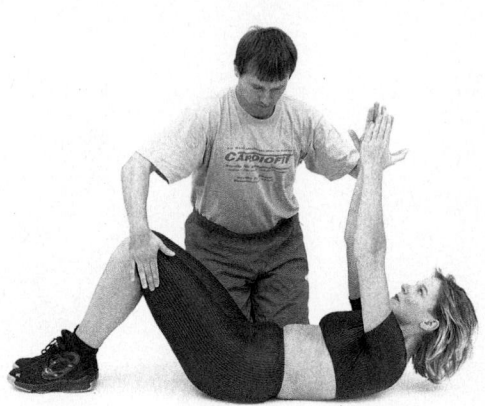

Übungsbeschreibung

Stellen Sie die Füße auf. Legen Sie die Handflächen gegeneinander und strecken Sie die Arme senkrecht nach oben aus. Drücken Sie gegen den Widerstand des Partners mit beiden Armen schulterparallel zur rechten und mit beiden Oberschenkeln zur linken Seite.

VARIATIONEN

- Drehen Sie mit aneinandergelegten Handflächen die Daumen nach links und drücken Sie gegen die Hand des Partners nach schräg hinten rechts oder schräg vorne links.
- Drücken Sie gegen Partnerwiderstand mit den Armen nach vorn oder nach hinten und gleichzeitig mit den Oberschenkeln zur Seite.
- Ziehen Sie die Knie heran, so daß sich ein rechter Winkel im Knie- und im Hüftgelenk ergibt und drücken Sie mit beiden gestreckten Armen gegen den Partnerwiderstand zur Seite, ohne die Unterschenkel zu bewegen.

HINWEIS

- **Ziehen Sie während der gesamten Anspannungszeit mit den Fingerspitzen aktiv zur Decke und verwenden Sie nur die noch verbleibende Kraft, um in die verschiedenen Richtungen zu drücken.**

Gerader Bauchmuskel	**oben**		unten	✗✗✗✗
Äußerer schräger Bauchmuskel	bds	**gls**	ggs	✗✗✗✗
Innerer schräger Bauchmuskel	**bds**	gls	ggs	✗✗✗✗
Querer Bauchmuskel				✗
Viereckiger Lendenmuskel				

Kräftigung	Mobilisation	Wahrnehmung	Koordination	TRAININGSZIEL
Rehabilitation		Prävention	Fitness	EINSATZBEREICHE
leicht		mittel	schwer	SCHWIERIGKEITSGRAD

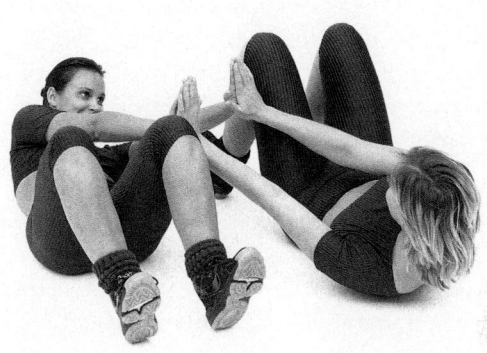

Übungsbeschreibung

Legen Sie sich versetzt nebeneinander. Stellen Sie die Fersen auf und drücken Sie diese leicht zur Unterlage. Richten Sie den Oberkörper zur Seite auf und drücken Sie mit beiden Handflächen gegen die des Partners.

VARIATION

- Drücken Sie mit den Handflächen des partnerabgewandten Arms gegeneinander und strecken Sie den partnerzugewandten Arm senkrecht nach oben aus.

Gerader Bauchmuskel		**oben**	unten	✗✗✗
Äußerer schräger Bauchmuskel	bds	**gls**	ggs	✗✗✗
Innerer schräger Bauchmuskel	bds	gls	**ggs**	✗✗✗
Querer Bauchmuskel				✗
Viereckiger Lendenmuskel				

TRAININGSZIEL	**Kräftigung**	Mobilisation	Wahrnehmung	**Koordination**
EINSATZBEREICHE	Rehabilitation		**Prävention**	Fitness
SCHWIERIGKEITSGRAD	leicht		**mittel**	schwer

a. Übungsbeschreibung

Strecken Sie den partnerabgewandten Arm flach über der Unterlage in Richtung der Füße aus. Richten Sie den Oberkörper bis zum höchstmöglichen Punkt auf und strecken Sie den dem Partner zugewandten Arm senkrecht nach oben aus. Legen Sie die Handfläche gegen den Handrücken des Partners. Drücken Sie mit der Handfläche nach vorn, während der Partner mit dem Handrücken nach hinten drückt.

b. Übungsbeschreibung

Ausgangsposition wie 28a. Legen Sie die Handfläche des nach oben gestreckten Arms gegen den Handrücken des Partners und beide Handflächen der partnerabgewandten Seite gegeneinander. Drücken Sie einerseits mit der Handfläche gegen den Handrücken Ihres Partners und andererseits mit den Handflächen gegeneinander.

VARIATIONEN

- Wechseln Sie die Handstellung untereinander.
- Legen Sie die Handrücken gegeneinander und drücken Sie zur Seite, während der Partner gegenhält.
- Strecken Sie den partnerabgewandten Arm ebenfalls senkrecht nach oben aus.
- Strecken Sie das partnerab- oder zugewandte Bein flach über den Boden aus und ziehen Sie die Fußspitze heran. Strecken Sie das andere Bein senkrecht nach oben aus und ziehen Sie die Fußspitze heran.

HINWEISE

- **Ziehen Sie während der gesamten Anspannungszeit mit den Fingerspitzen aktiv zur Decke, und verwenden Sie nur die noch verbleibende Kraft, um mit den Händen zu drücken.**
- Bewegen Sie die Knie nicht in Fußrichtung, da Sie sonst ins Hohlkreuz ausweichen.

Kräftigung	Mobilisation	Wahrnehmung	Koordination	TRAININGSZIEL
Rehabilitation		**Prävention**	Fitness	EINSATZBEREICHE
leicht		**mittel**	schwer	SCHWIERIGKEITSGRAD

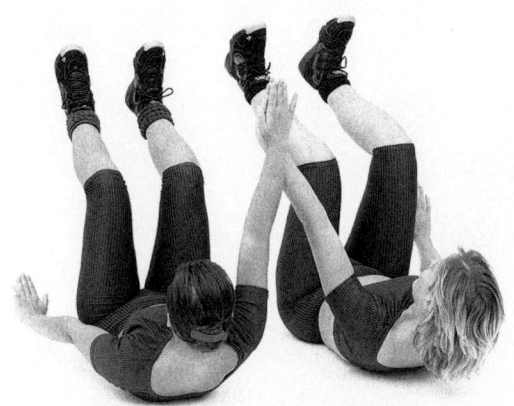

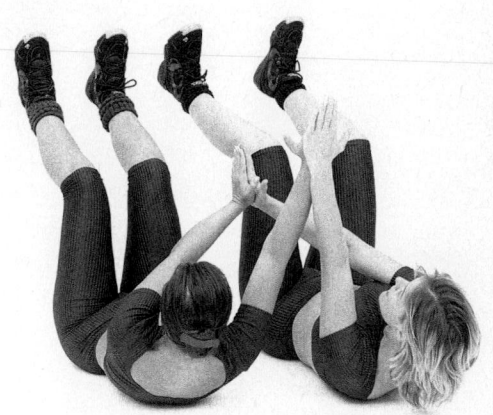

Gerader Bauchmuskel	**oben**		unten	✗✗✗✗
Äußerer schräger Bauchmuskel	**bds**	gls	ggs	✗✗✗✗
Innerer schräger Bauchmuskel	**bds**	gls	ggs	✗✗✗✗
Querer Bauchmuskel				✗
Viereckiger Lendenmuskel				

TRAININGSZIEL	**Kräftigung**	Mobilisation	Wahrnehmung	**Koordination**
EINSATZBEREICHE	**Rehabilitation**		**Prävention**	Fitness
SCHWIERIGKEITSGRAD	leicht		**mittel**	schwer

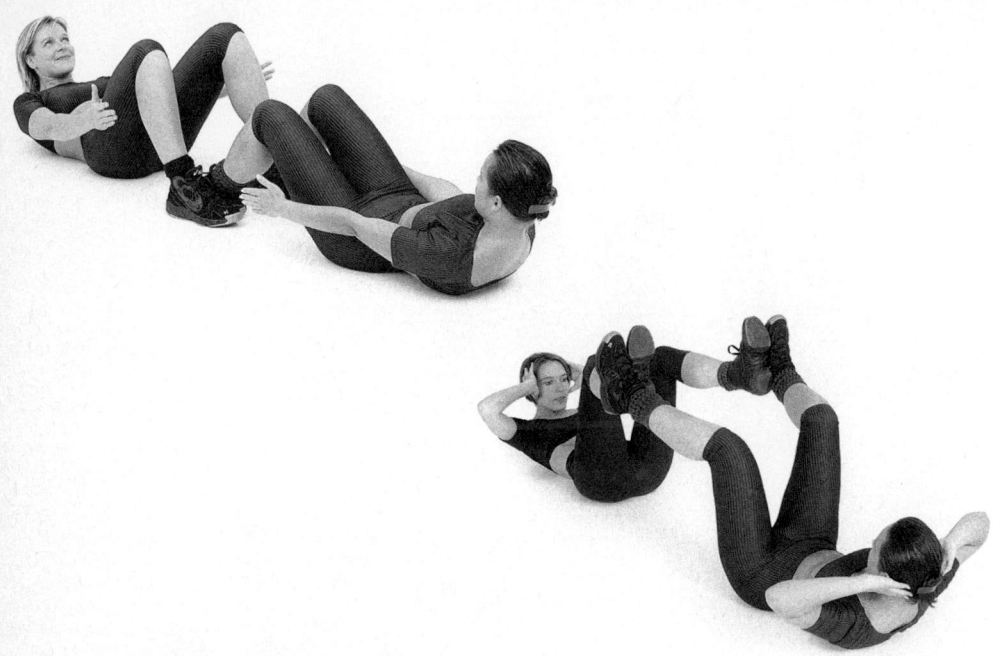

a. Übungsbeschreibung

Stellen Sie die Fußaußenseiten gegen die Fußinnenseiten Ihres Partners. Richten Sie den Oberkörper bis zum höchstmöglichen Punkt auf und drücken Sie mit den Füßen gegen den Widerstand des Partners nach innen bzw. nach außen. Spannen Sie bewußt den Beckenboden mit an.

b. Übungsbeschreibung

Ziehen Sie die Knie heran, so daß sich ein rechter Winkel im Knie und im Hüftgelenk ergibt. Legen Sie beide Fußaußenseiten gegen die Fußinnenseiten Ihres Partners. Richten Sie den Oberkörper bis zum höchstmöglichen Punkt auf und drücken Sie nach innen bzw. nach außen.

VARIATION

- Richten Sie den Oberkörper seitlich auf, indem Sie beide Arme zu einer Knieseite ausstrecken.

Gerader Bauchmuskel	**oben**		**unten**	✗✗✗✗
Äußerer schräger Bauchmuskel	**bds**	gls	ggs	✗✗✗
Innerer schräger Bauchmuskel	**bds**	gls	ggs	✗✗✗
Querer Bauchmuskel			✗	
Viereckiger Lendenmuskel				

Kräftigung	Mobilisation	Wahrnehmung	Koordination	TRAININGSZIEL
Rehabilitation		**Prävention**	Fitness	EINSATZBEREICHE
leicht		**mittel**	schwer	SCHWIERIGKEITSGRAD

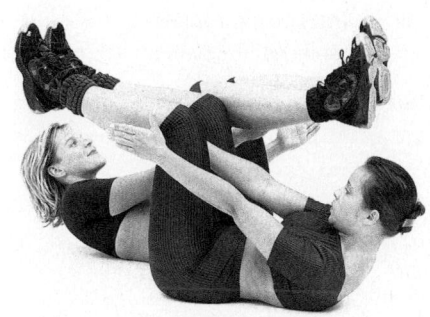

Übungsbeschreibung

Legen Sie sich versetzt gegeneinander. Ziehen Sie die Beine heran, so daß die senkrecht stehenden Oberschenkel neben denen des Partners liegen. Richten Sie den Oberkörper bis zum höchstmöglichen Punkt auf und drücken Sie mit dem partnerzugewandten Oberschenkel zur Seite gegen den des Partners. Strecken Sie den partnerzugewandten Arm zwischen den Knien aus. Achten Sie darauf, nicht mit den Unterschenkeln zu drücken.

VARIATIONEN

- Legen Sie sich versetzt gegeneinander, so daß sich nur die Fußaußenseiten berühren. Richten Sie den Oberkörper bis zum höchstmöglichen Punkt auf und drücken Sie dosiert mit beiden Füßen gegen die Ihres Partners.
- Richten Sie den Oberkörper seitlich auf, indem Sie beide Arme zur partnerabgewandten Seite ausstrecken.

Gerader Bauchmuskel	**oben**		**unten**	✗✗✗
Äußerer schräger Bauchmuskel	**bds**	gls	ggs	✗✗✗
Innerer schräger Bauchmuskel	**bds**	gls	ggs	✗✗✗
Querer Bauchmuskel				✗
Viereckiger Lendenmuskel				✗

TRAININGSZIEL	**Kräftigung**	Mobilisation	Wahrnehmung	Koordination
EINSATZBEREICHE	**Rehabilitation**		**Prävention**	**Fitness**
SCHWIERIGKEITSGRAD	**leicht**		mittel	schwer

a. Übungsbeschreibung

Legen Sie die Handflächen auf die Unterlage und richten Sie den Oberkörper langsam bis zum höchstmöglichen Punkt auf, indem Sie die Hände in Fußrichtung schieben.

b. Übungsbeschreibung

Ausgangsposition wie 31a. Strecken Sie die Arme auf Kniehöhe aus und drehen Sie die Daumen nach außen, so daß die Handflächen nach oben zeigen.

c. Übungsbeschreibung

Ausgangsposition wie 31a. Nehmen Sie die Hände hinter den Kopf, so daß die Ellenbogen nach schräg vorn zeigen.

VARIATIONEN MIT ANSTEIGENDER SCHWIERIGKEIT

- Schieben Sie die Hände mit angewinkelten Handgelenken flach über den Boden, als wollten Sie gegen eine Wand drücken.
- Schieben Sie die Handflächen die Oberschenkel hinauf.
- Schieben Sie die Handflächen an den Oberschenkelaußenseiten hinauf.
- Halten Sie die Arme mit nach oben zeigenden Daumen auf Kniehöhe.
- Verschränken Sie die Arme vor der Brust, so daß die Hände auf den Schultern liegen.

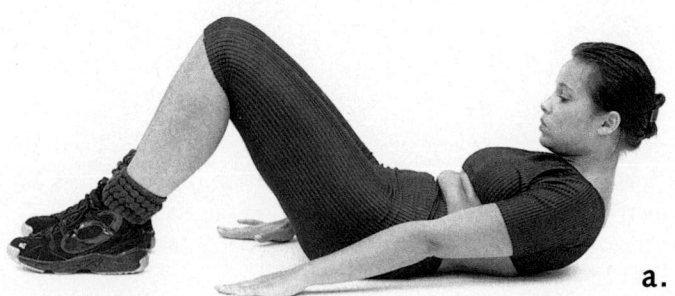

a.

Kräftigung	Mobilisation	Wahrnehmung	Koordination	TRAININGSZIEL
Rehabilitation		**Prävention**	**Fitness**	EINSATZBEREICHE
leicht		mittel	schwer	SCHWIERIGKEITSGRAD

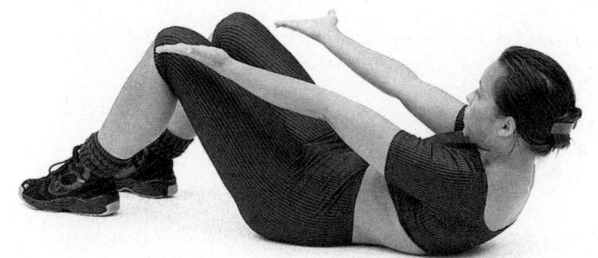

b.

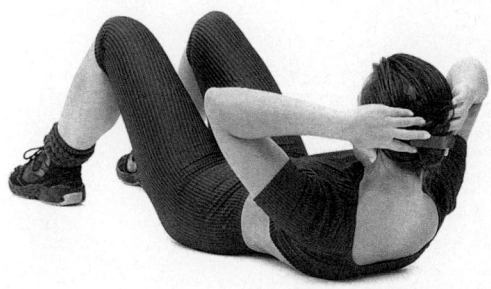

c.

Gerader Bauchmuskel	**oben**		unten	✗✗✗✗
Äußerer schräger Bauchmuskel	**bds**	gls	ggs	✗✗✗
Innerer schräger Bauchmuskel	**bds**	gls	ggs	✗✗✗
Querer Bauchmuskel				✗
Viereckiger Lendenmuskel				

Partnerhilfe beim Crunch

Beim Crunch kann unter Umständen die Unterstützung durch einen Partner sinnvoll sein. Dies ist dann der Fall, wenn dem Übenden eine korrekte Übungsausführung ohne Hilfe nicht möglich ist!

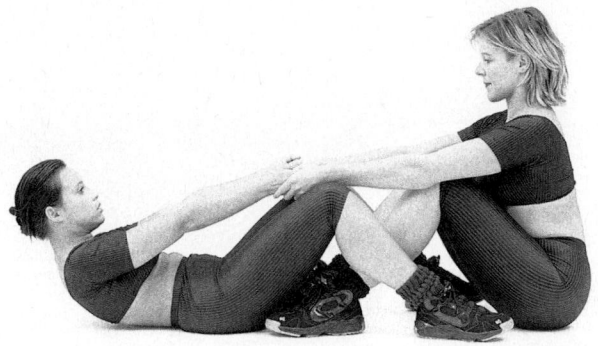

Unterstützung durch Fassung der Hände

Gelingt das Aufrichten aus der Rückenlage nur unvollständig, setzen Sie sich vor Ihren Partner und fassen seine Hände an. Unterstützen Sie die Aufrichtebewegung bis zum höchstmöglichen Punkt, ohne daß die Lendenwirbelsäule den Kontakt zur Unterlage verliert.

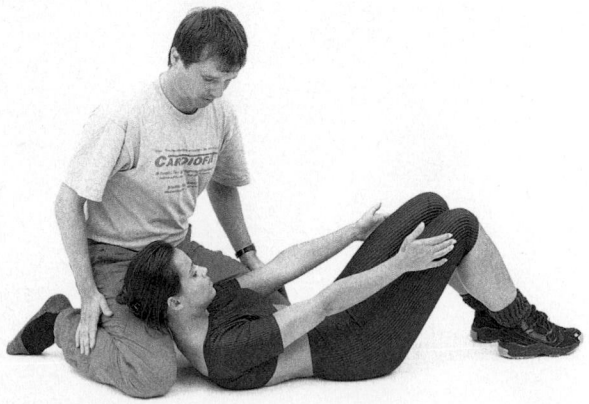

Unterstützung durch Unterlagerung des Kopfes

Wenn Sie Schwierigkeiten haben, den Kopf zu heben, kann Ihr Partner ihn mit dem Oberschenkel unterlagern.

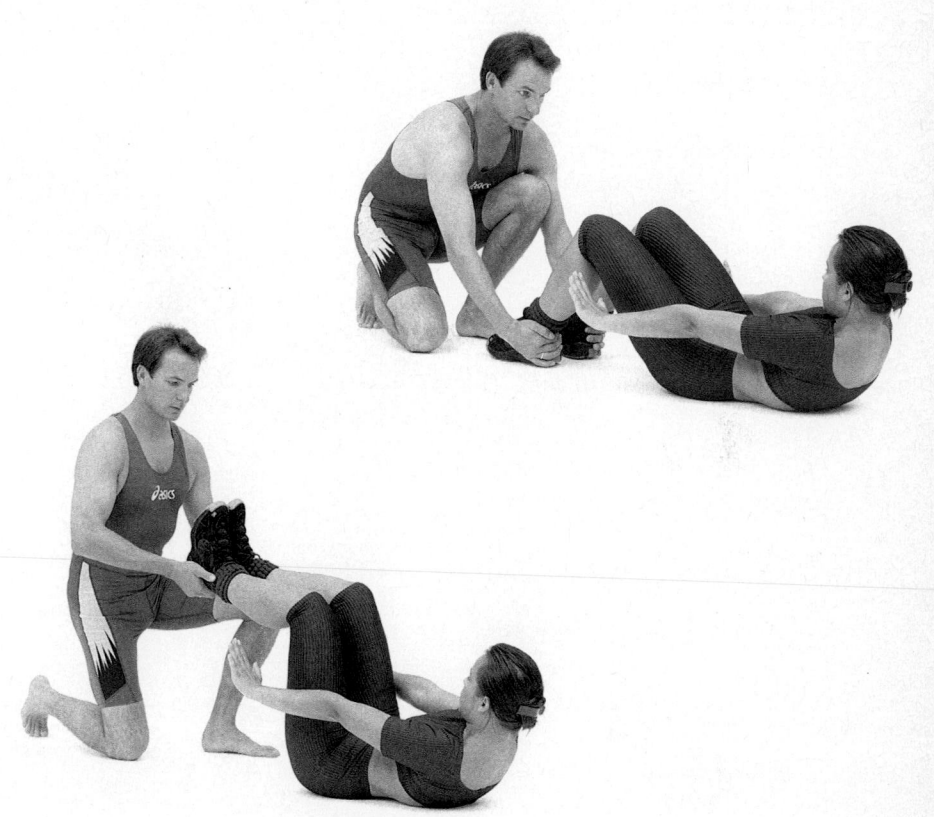

Unterstützung durch Gegenhalt

Gelingt das Aufrichten aus der Rückenlage nur unvollständig, können Sie bei aufge-
setzten Füßen an den Fersen oder bei herangezogenen Knien unter den Fersen Gegen-
halt geben. Dies erleichtert die Ausführung.

HINWEIS

- Geben Sie niemals Widerstand am Vorderfuß. Damit aktivieren Sie die Hüftbeugemuskulatur und belasten den Rücken!

TRAININGSZIEL	**Kräftigung**	Mobilisation	Wahrnehmung	**Koordination**
EINSATZBEREICHE	**Rehabilitation**		**Prävention**	**Fitness**
SCHWIERIGKEITSGRAD	**leicht**		mittel	schwer

GERÄT Ein großer Ball (Fitness- oder Pezziball)

a. Übungsbeschreibung

Legen Sie Ihre Fersen auf den Ball.
Ziehen Sie die Knie so weit heran,
daß sich im Hüft- und Kniegelenk
ein rechter Winkel ergibt. Ziehen Sie
die Fußspitzen heran. Nehmen Sie
die Hände hinter den Kopf und
richten Sie den Oberkörper auf.

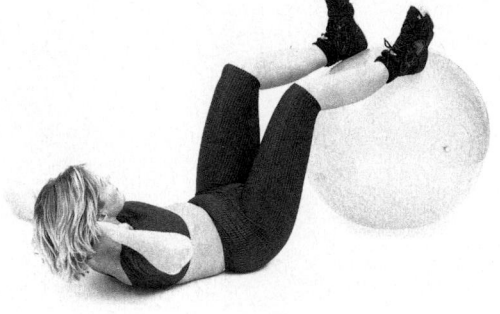

VARIATION
* Lösen Sie eine Ferse und strecken Sie
  das Bein senkrecht nach oben aus.

b. Übungsbeschreibung

Nehmen Sie den Ball zwischen die
Unterschenkel, ziehen Sie die Fußspitzen heran und drücken Sie den
Ball leicht zusammen. Richten Sie
den Oberkörper auf und schieben Sie
die Handflächen mit den Fingerspitzen zueinander zeigend Richtung Ball.

VARIATION
* Heben Sie den Ball ein wenig an.

HINWEIS
* Wählen Sie eine Ballgröße, bei der
  sich ein rechter Winkel im Kniegelenk ergibt und das Gesäß nicht von
  der Unterlage abheben kann.

Gerader Bauchmuskel	**oben**		unten	✗✗✗✗
Äußerer schräger Bauchmuskel	**bds**	gls	ggs	✗✗✗
Innerer schräger Bauchmuskel	**bds**	gls	ggs	✗✗✗
Querer Bauchmuskel				✗
Viereckiger Lendenmuskel				

Kräftigung	Mobilisation	Wahrnehmung	Koordination	TRAININGSZIEL
Rehabilitation		**Prävention**	**Fitness**	EINSATZBEREICHE
leicht		mittel	schwer	SCHWIERIGKEITSGRAD

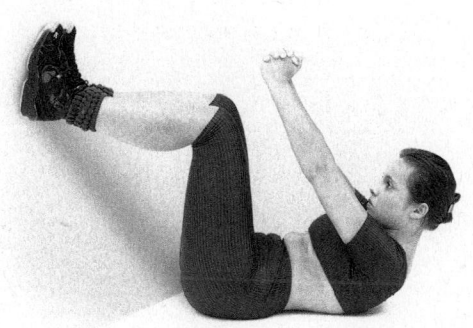

Übungsbeschreibung

Stellen Sie die Füße gegen eine Wand, so daß sich ein rechter Winkel im Knie- und Hüftgelenk ergibt. Bilden Sie mit beiden Händen eine gemeinsame Faust und strecken Sie die Arme über die Knie aus. Richten Sie den Oberkörper auf und stellen Sie sich vor, jemand würde Ihre Hände halten und Sie nach oben ziehen. Versuchen Sie mit Hilfe des «imaginären Partners» den Oberkörper ohne Schwung so hoch wie möglich aufzurichten.

HINWEIS

• Halten Sie die Arme immer gestreckt.

Gerader Bauchmuskel		**oben**	unten	✗✗✗✗
Äußerer schräger Bauchmuskel	**bds**	gls	ggs	✗✗✗
Innerer schräger Bauchmuskel	**bds**	gls	ggs	✗✗✗
Querer Bauchmuskel				✗
Viereckiger Lendenmuskel				

TRAININGSZIEL	**Kräftigung**	Mobilisation	Wahrnehmung	Koordination
EINSATZBEREICHE	**Rehabilitation**		**Prävention**	**Fitness**
SCHWIERIGKEITSGRAD	**leicht**		mittel	schwer

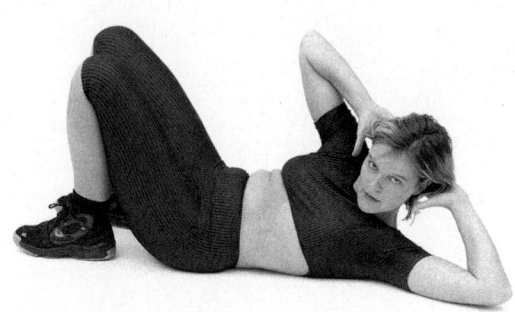

Übungsbeschreibung

Nehmen Sie die Hände hinter den Kopf. Richten Sie den Oberkörper langsam ein wenig auf und drehen Sie ihn dann zur Seite, indem Sie die rechte Schulter zur Gegenseite bewegen.

VARIATIONEN IN ANSTEIGENDER SCHWIERIGKEIT

- Schieben Sie beide Handflächen den linken Oberschenkel hinauf.
- Nehmen Sie die Handflächen zusammen und führen Sie die Hände mit nach oben zeigenden Daumen seitlich neben die Knie.
- Schieben Sie beide Hände mit nach innen zeigenden Daumen seitlich am linken Knie vorbei, als wollten Sie gegen eine Wand drücken.
- Legen Sie den linken Arm schulterparallel seitlich ab, so daß die Handfläche nach oben zeigt.
- Verschränken Sie die Arme vor der Brust, so daß die Hände auf den Schultern liegen.

HINWEISE

- Heben Sie erst die Schultern an und drehen Sie erst dann.
- Halten Sie Ihre Ellenbogen entspannt und schulterparallel. Führen Sie den rechten Ellenbogen nicht nach innen.
- Wenn Sie in der Ausgangsstellung die Knie herangezogen haben und die rechte Schulter nach links aufrichten, achten Sie darauf, die Unterschenkel nicht nach rechts zu bewegen.

Gerader Bauchmuskel	**oben**		unten	✗✗✗
Äußerer schräger Bauchmuskel	bds	**gls**	ggs	✗✗✗
Innerer schräger Bauchmuskel	bds	gls	**ggs**	✗✗✗
Querer Bauchmuskel				✗
Viereckiger Lendenmuskel				

Kräftigung	Mobilisation	Wahrnehmung	Koordination	TRAININGSZIEL
Rehabilitation		**Prävention**	**Fitness**	EINSATZBEREICHE
leicht		mittel	schwer	SCHWIERIGKEITSGRAD

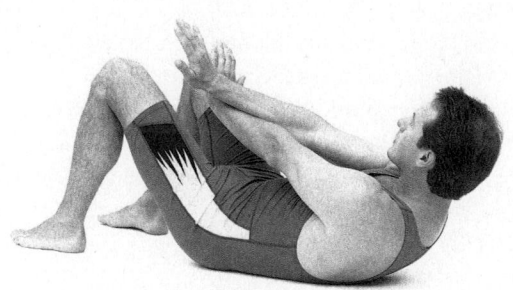

Übungsbeschreibung

Richten Sie den Oberkörper auf und schieben Sie die Arme überkreuz in Richtung des gegenseitigen Knies.

VARIATION

• Schieben Sie abwechselnd die rechte und die linke Hand etwas weiter nach vorn.

Durch die diagonale Druckrichtung der Arme in der Verlaufrichtung der schrägen Bauchmuskeln werden diese stärker beansprucht als bei paralleler Armhaltung. Bei wechselweisem Vorschieben der Hände werden abwechselnd die gleichseitige äußere und die gegenseitige innere schräge Bauchmuskulatur stärker beansprucht.

Gerader Bauchmuskel	**oben**		unten	✗✗✗✗
Äußerer schräger Bauchmuskel	**bds**	gls	ggs	✗✗✗✗
Innerer schräger Bauchmuskel	**bds**	gls	ggs	✗✗✗✗
Querer Bauchmuskel				✗
Viereckiger Lendenmuskel				

TRAININGSZIEL	**Kräftigung**	**Mobilisation**	**Wahrnehmung**	**Koordination**
EINSATZBEREICHE	**Rehabilitation**	**Prävention**		Fitness
SCHWIERIGKEITSGRAD	leicht	**mittel**		schwer

Übungsbeschreibung

Sitzen Sie mit angewinkelten Knien aufrecht. Spannen Sie die Bauchmuskeln an und beobachten Sie, wie sich das Becken mit der Anspannung aufrichtet. Verlagern Sie den Oberkörper ein wenig nach hinten und runden Sie leicht die Wirbelsäule. Beginnend mit einer Ausatmung rollen Sie sich Wirbel für Wirbel bis in die Rückenlage ab. Zuletzt wird der Kopf abgelegt. Wenn Sie sich mit den Händen an der Oberschenkelrückseite halten, können Sie die Bauchmuskulatur entlasten und eine langsame und gleichmäßige Bewegung unterstützen.

VARIATIONEN

- Versuchen Sie, in verschiedenen Winkelstellungen anzuhalten.
- Halten Sie die Hände zu einer Faust geschlossen und strecken Sie sie über den Knien aus. Rollen Sie sich dann ohne Zuhilfenahme der Hände ab.
- Ziehen Sie ein Bein heran und lassen Sie das andere gestreckt am Boden liegen. Rollen Sie langsam ab, indem Sie das herangezogene Bein am Unterschenkel umfassen und während der Abrollbewegung vom Boden lösen. Vermeiden Sie dabei, das Knie aktiv zur Brust heranzuziehen.

HINWEISE

- Lösen Sie die Füße nicht vom Boden und lassen Sie die Hände nur so wenig helfen wie möglich.
- Führen Sie die Übung betont langsam aus und vermeiden Sie ein plötzliches Absinken des Oberkörpers. Ein unrunder Bewegungsablauf könnte darauf hindeuten, daß der betreffende Wirbelsäulenabschnitt nicht genügend Beweglichkeit besitzt.

Kräftigung	Mobilisation	Wahrnehmung	Koordination	TRAININGSZIEL
Rehabilitation		**Prävention**	Fitness	EINSATZBEREICHE
leicht		**mittel**	schwer	SCHWIERIGKEITSGRAD

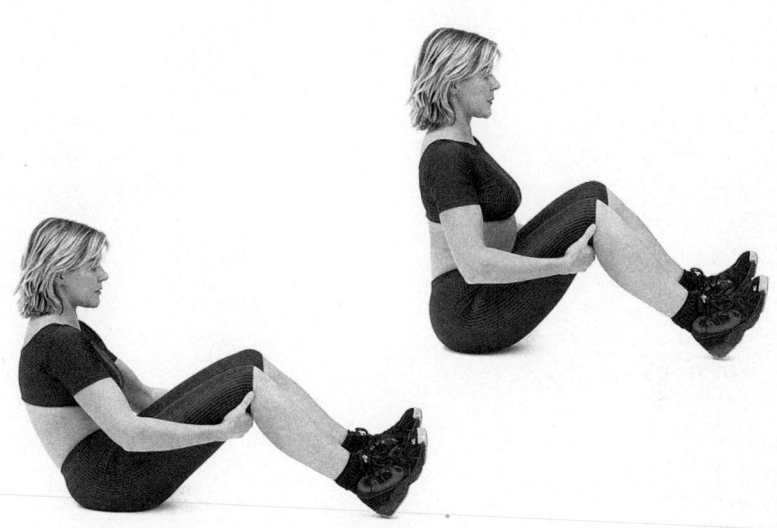

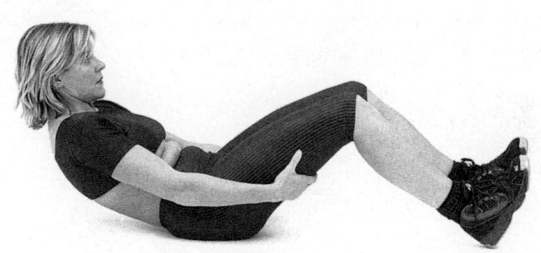

Gerader Bauchmuskel		**oben**		**unten**	✗✗✗✗
Äußerer schräger Bauchmuskel	**bds**		gls	ggs	✗✗✗
Innerer schräger Bauchmuskel	**bds**		gls	ggs	✗✗✗
Querer Bauchmuskel					✗
Viereckiger Lendenmuskel					

TRAININGSZIEL	**Kräftigung**	Mobilisation	**Wahrnehmung**	Koordination
EINSATZBEREICHE	Rehabilitation		**Prävention**	Fitness
SCHWIERIGKEITSGRAD	leicht		**mittel**	schwer

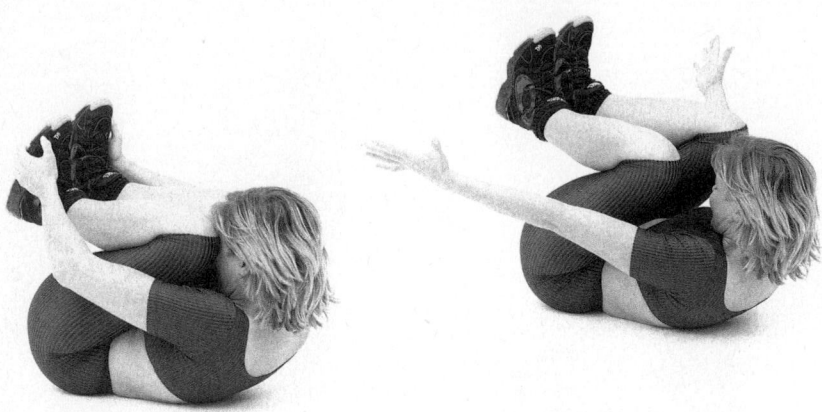

Übungsbeschreibung

Ziehen Sie die Knie maximal zur Brust. Richten Sie den Oberkörper bis zum höchstmöglichen Punkt auf und umfassen Sie von außen Ihre Fußsohlen. Merken Sie sich die Stellung Ihrer Nase zwischen den Knien. Lassen Sie die Hände plötzlich los, indem Sie den Arm mit nach oben zeigenden Handflächen und nach außen zeigenden Daumen lösen und versuchen Sie, die Nase in der gleichen Position zwischen den Knien zu halten.

VARIATION

- Umfassen Sie nur den linken Fuß, strecken Sie das rechte Bein flach über den Boden aus und ziehen Sie die Fußspitze heran.

HINWEISE

- Wenn Sie Ihre Fußsohlen nicht erreichen können, greifen Sie die Knöchel oder die Unterschenkel.
- Schieben Sie keinesfalls das Kinn vor, um die Nase weiter zwischen die Knie zu bekommen.

Gerader Bauchmuskel		**oben**		**unten**	✗✗✗✗
Äußerer schräger Bauchmuskel	**bds**	gls	ggs		✗✗✗
Innerer schräger Bauchmuskel	**bds**	gls	ggs		✗✗✗
Querer Bauchmuskel					✗
Viereckiger Lendenmuskel					

Die Bauchmuskulatur arbeitet im Moment des Loslassens exzentrisch. Dabei kann kurzzeitig eine sehr hohe Anspannung entstehen.

Kräftigung	Mobilisation	**Wahrnehmung**	Koordination	TRAININGSZIEL
Rehabilitation		**Prävention**	**Fitness**	EINSATZBEREICHE
leicht		**mittel**	schwer	SCHWIERIGKEITSGRAD

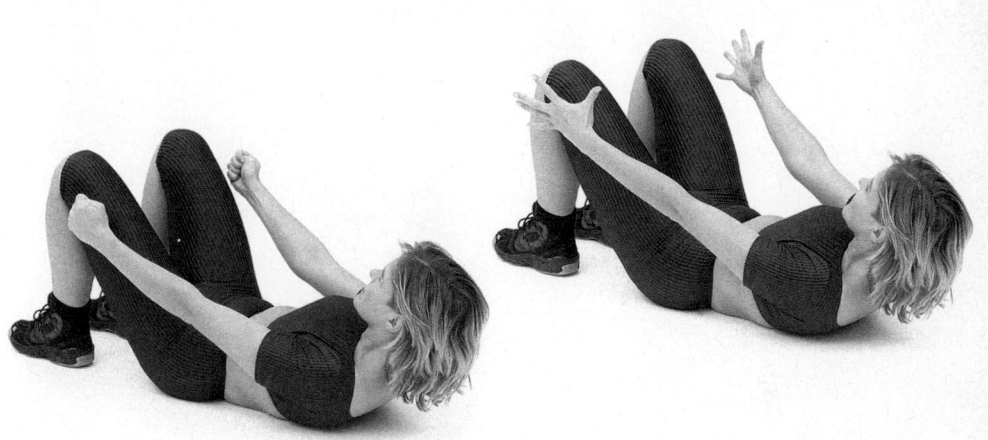

Übungsbeschreibung

Strecken Sie die Arme in Höhe der Knie nach vorn aus und richten Sie den Oberkörper bis zum höchstmöglichen Punkt auf. Drücken Sie die Hände kräftig zur Faust und
halten Sie den höchsten Punkt. Atmen Sie ruhig und gleichmäßig weiter und halten Sie
den Bauch eingezogen. Wenn Sie das Gefühl haben, den höchsten Punkt nicht mehr
halten oder den Bauch nicht mehr eingezogen halten zu können, öffnen Sie die Hände
und strecken Sie die Fingerspitzen aus. Sie werden sehen, daß Sie so Ihre Haltezeit noch
ein wenig verlängern können.

VARIATION

• Richten Sie den Oberkörper seitlich auf.

HINWEIS

• Verzichten Sie auf diese Übung bei stark verspannter Schulter-Nackenmuskulatur.

Gerader Bauchmuskel	**oben**		unten	✗✗✗✗
Äußerer schräger Bauchmuskel	**bds**	gls	ggs	✗✗✗✗
Innerer schräger Bauchmuskel	**bds**	gls	ggs	✗✗✗✗
Querer Bauchmuskel				✗✗
Viereckiger Lendenmuskel				

TRAININGSZIEL	**Kräftigung**	Mobilisation	Wahrnehmung	**Koordination**
EINSATZBEREICHE	**Rehabilitation**		**Prävention**	**Fitness**
SCHWIERIGKEITSGRAD	leicht		**mittel**	schwer

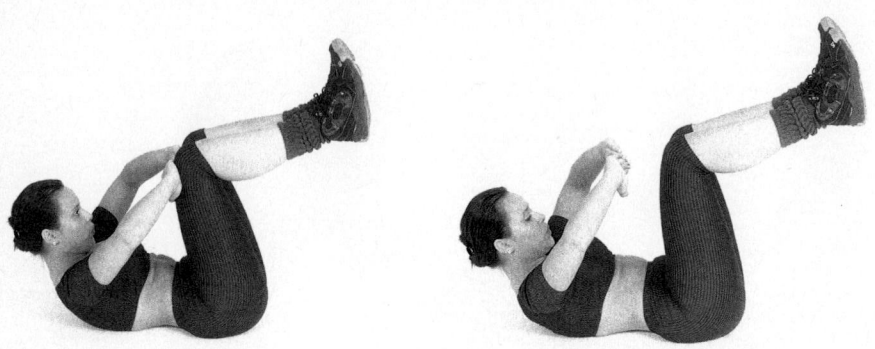

Übungsbeschreibung

Legen Sie die Hände gegen die Oberschenkel, so daß die Fingerspitzen nach innen und die Ellenbogen nach außen zeigen. Richten Sie den Oberkörper bis zum höchstmöglichen Punkt auf und drücken Sie mit den Händen 3 bis 4 Sekunden gegen die Oberschenkel. Lösen Sie die Hände und versuchen Sie, den Oberkörper 3 bis 4 Sekunden in der erreichten Stellung zu halten. Legen Sie die Hände zurück gegen die Oberschenkel und drücken Sie erneut.

VARIATIONEN

- Wechseln Sie die Druckpunkte der Hände, indem Sie von oben auf die Unterschenkel, von außen und von innen gegen die Knie, beidhändig gegen einen Oberschenkel oder einhändig gegen den gleichseitigen oder gegenseitigen Oberschenkel drücken.
- Wechseln Sie zwischen Gegendruck an verschiedenen Stellen, Druck der Handflächen gegeneinander, z. B. vor der Brust oder in der Hochhalte und verschiedenen Armhaltungen, z. B. senkrecht nach oben, einarmig nach oben oder zur Seite.
- Wechseln Sie im Sinne einer Reaktionsübung auf Partnerkommando.

Gerader Bauchmuskel	**oben**		**unten**	XXXX
Äußerer schräger Bauchmuskel	**bds**	gls	ggs	XXXX
Innerer schräger Bauchmuskel	**bds**	gls	ggs	XXXX
Querer Bauchmuskel				XX
Viereckiger Lendenmuskel				

Kräftigung	Mobilisation	Wahrnehmung	Koordination	TRAININGSZIEL
Rehabilitation		**Prävention**	**Fitness**	EINSATZBEREICHE
leicht		**mittel**	schwer	SCHWIERIGKEITSGRAD

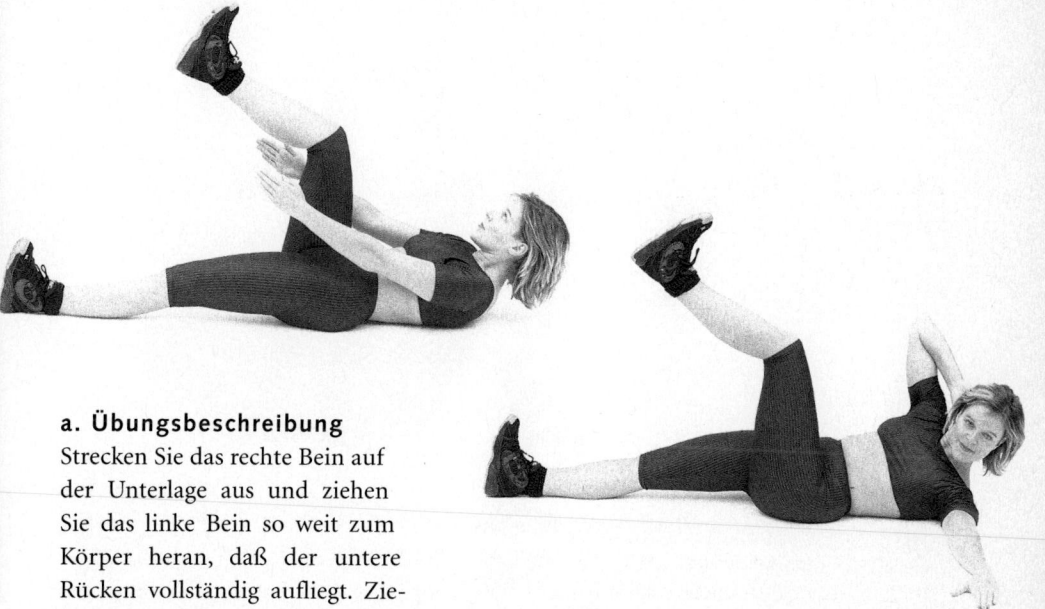

a. Übungsbeschreibung

Strecken Sie das rechte Bein auf der Unterlage aus und ziehen Sie das linke Bein so weit zum Körper heran, daß der untere Rücken vollständig aufliegt. Ziehen Sie die Fußspitzen heran. Führen Sie die Arme mit nach oben zeigenden Daumen gestreckt rechts und links neben das herangezogene Bein und richten Sie den Oberkörper auf.

b. Übungsbeschreibung

Ausgangsposition wie 40a. Legen Sie den Arm schulterparallel auf der Unterlage ab, so daß die Handfläche nach oben zeigt. Nehmen Sie die rechte Hand an den Hinterkopf, so daß der Ellenbogen nach außen zeigt. Richten Sie den Oberkörper auf und drehen Sie die rechte Schulter zur Gegenseite.

VARIATION

• Heben Sie das gestreckte Bein ein wenig vom Boden ab.

HINWEISE

• Achten Sie darauf, daß der untere Rücken immer vollständig aufliegt.
• Führen Sie den rechten Ellenbogen nicht nach innen.

Gerader Bauchmuskel		**oben**		**unten**	✗✗✗✗
Äußerer schräger Bauchmuskel	**bds**	gls		ggs	✗✗✗
Innerer schräger Bauchmuskel	**bds**	gls		ggs	✗✗✗
Querer Bauchmuskel					✗
Viereckiger Lendenmuskel					

TRAININGSZIEL	**Kräftigung**	Mobilisation	Wahrnehmung	Koordination
EINSATZBEREICHE	**Rehabilitation**		**Prävention**	**Fitness**
SCHWIERIGKEITSGRAD	leicht		**mittel**	schwer

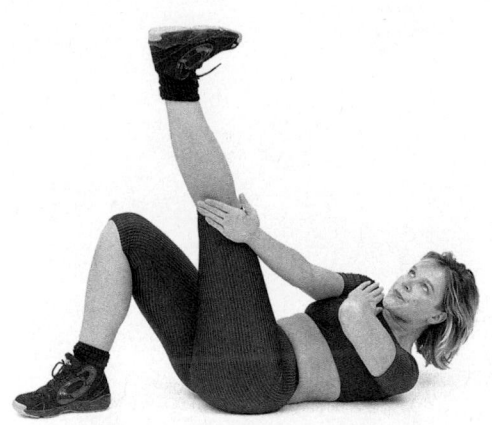

Übungsbeschreibung

Strecken Sie ein Bein senkrecht nach oben aus und ziehen Sie die Fußspitze heran. Halten Sie den gleichseitigen Arm vor der Brust verschränkt und schieben Sie den gestreckten Arm der Gegenseite mit der Aufrichtung des Oberkörpers außen am nach oben gestreckten Bein vorbei.

VARIATIONEN

- Verschränken Sie die Arme vor der Brust und richten Sie den Oberkörper gerade auf.
- Drehen Sie die Handfläche des ausgestreckten Arms zum ausgestreckten Bein.
- Schieben Sie beide Arme außen am gestreckten Bein vorbei. Drehen Sie dabei die Handflächen zum gestreckten Bein.
- Führen Sie die Fingerspitzen beider Arme in Richtung der Fußspitze des gestreckten Beins.
- Drehen Sie die Fußspitze des gestreckten Beines nach innen.

HINWEIS

- Das Gesäß auf der Seite des gestreckten Beines darf sich nicht von der Unterlage lösen.

Gerader Bauchmuskel	**oben**		unten	✗✗✗
Äußerer schräger Bauchmuskel	bds	**gls**	ggs	✗✗✗
Innerer schräger Bauchmuskel	bds	**gls**	ggs	✗✗✗
Querer Bauchmuskel				✗
Viereckiger Lendenmuskel				

Kräftigung	Mobilisation	Wahrnehmung	Koordination	TRAININGSZIEL
Rehabilitation		**Prävention**	**Fitness**	EINSATZBEREICHE
leicht		mittel	**schwer**	SCHWIERIGKEITSGRAD

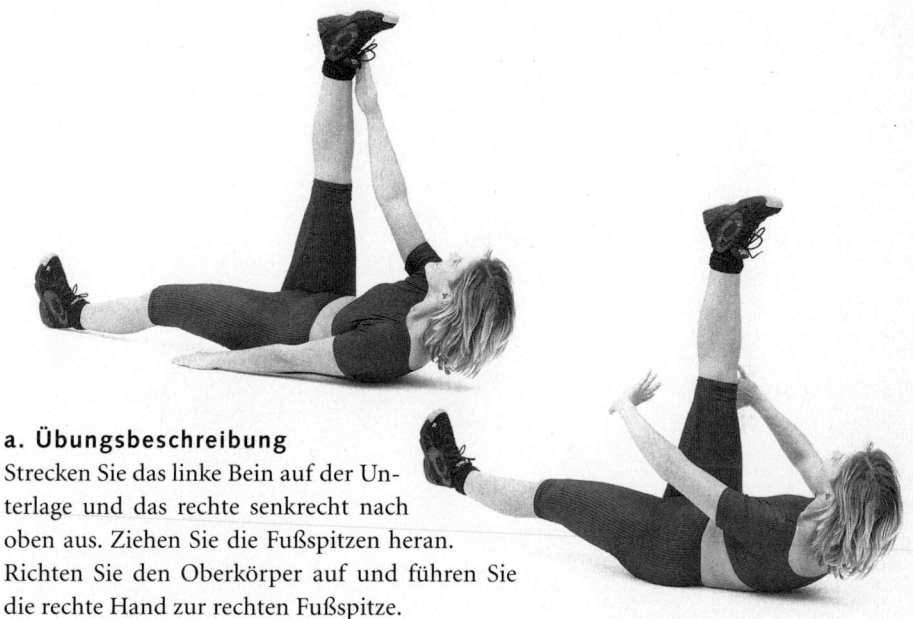

a. Übungsbeschreibung

Strecken Sie das linke Bein auf der Unterlage und das rechte senkrecht nach oben aus. Ziehen Sie die Fußspitzen heran. Richten Sie den Oberkörper auf und führen Sie die rechte Hand zur rechten Fußspitze.

b. Übungsbeschreibung

Ausgangsposition wie 42a. Richten Sie den Oberkörper auf und führen Sie die Hände mit leicht nach innen zeigenden Fingerspitzen rechts und links des rechten Beines nach vorn. Heben Sie das linke Bein gestreckt ein wenig vom Boden ab.

VARIATIONEN

- Führen Sie den linken Arm zur rechten Fußspitze.
- Führen Sie beide Arme zur rechten Fußspitze.
- Führen Sie die Arme mit nach hinten zeigenden Daumen in die Senkrechte.
- Bewegen Sie die nach oben gestreckten Arme in Körperlängsrichtung wechselseitig vor und zurück. Ziehen Sie mit den Fingerspitzen immer Richtung Decke.

HINWEIS

- Das Gesäß auf der Seite des nach oben gestreckten Beines darf sich nicht von der Unterlage lösen.

Wenn Sie einen Arm nach oben strecken, wird der gleichseitige äußere und der gegenseitige innere schräge Bauchmuskel stärker beansprucht.

Gerader Bauchmuskel	**oben**		**unten**	✗✗✗✗
Äußerer schräger Bauchmuskel	**bds**	gls	ggs	✗✗✗✗
Innerer schräger Bauchmuskel	**bds**	gls	ggs	✗✗✗✗
Querer Bauchmuskel				✗✗
Viereckiger Lendenmuskel				

TRAININGSZIEL	**Kräftigung**	Mobilisation	Wahrnehmung	Koordination
EINSATZBEREICHE	Rehabilitation		**Prävention**	**Fitness**
SCHWIERIGKEITSGRAD	leicht		**mittel** ·	schwer

Übungsbeschreibung

Ziehen Sie die Knie heran und strecken Sie dann beide Beine senkrecht nach oben aus. Ziehen Sie die Fußspitzen heran. Strecken Sie beide Arme nach oben aus, so daß die Daumen nach hinten zeigen und richten Sie nun betont langsam den Oberkörper auf, so daß sich die Fingerspitzen in Richtung der Fußspitzen bewegen.

VARIATIONEN

- Führen Sie beide Hände zur rechten oder linken Fußspitze.
- Drehen Sie die Fußspitzen nach rechts und führen Sie die Fingerspitzen zur linken Ferse. Führen Sie die Übung auch abwechselnd zu beiden Seiten durch.
- Unterstützen Sie den Kopf mit einer Hand und führen Sie einen gestreckten Arm zur gleichseitigen oder gegenseitigen Fußspitze.
- Verschränken Sie die Beine und drücken Sie die Fußaußenränder gegeneinander.

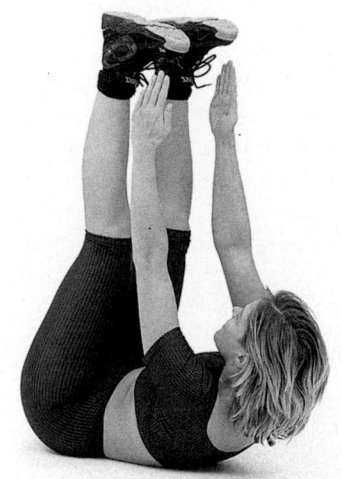

Gerader Bauchmuskel		**oben**		**unten**	✗✗✗✗
Äußerer schräger Bauchmuskel	**bds**	gls	ggs		✗✗✗✗
Innerer schräger Bauchmuskel	**bds**	gls	ggs		✗✗✗✗
Querer Bauchmuskel				✗✗	
Viereckiger Lendenmuskel					

Bei einarmiger Ausführung wird der gleichseitige äußere und der gegenseitige innere schräge Bauchmuskel, bei Drehung zusätzlich der viereckige Lendenmuskel stärker beansprucht.

Kräftigung	Mobilisation	Wahrnehmung	Koordination	TRAININGSZIEL
Rehabilitation		**Prävention**	**Fitness**	EINSATZBEREICHE
leicht		mittel	schwer	SCHWIERIGKEITSGRAD

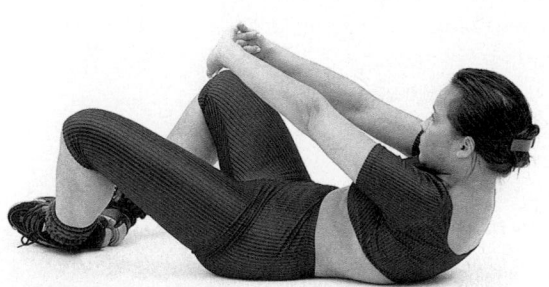

Übungsbeschreibung

Legen Sie die Fußsohlen aneinander und lassen Sie die Knie nach außen fallen. Drehen Sie die gefalteten Hände mit den Handflächen in Fußrichtung, drücken Sie den unteren Rücken durch Anspannung der Bauchmuskulatur zum Boden und richten Sie den Oberkörper langsam bis zum höchstmöglichen Punkt auf.

VARIATION

- Legen Sie die Handflächen aneinander und führen Sie die Hände seitlich in Richtung des linken Knies oder ziehen Sie mit den gestreckten Armen seitlich nach schräg links oben.

HINWEISE

- Wenn Sie die Knie nach außen fallen lassen, tendiert die Lendenwirbelsäule dazu, ins Hohlkreuz auszuweichen. Richten Sie sich erst auf, wenn Sie durch Anspannung der Bauchmuskulatur den unteren Rücken zum Boden gedrückt haben.
- Achten Sie darauf, daß Ihre Füße in Verlängerung der Wirbelsäule liegen. Wenn eine Seitendifferenz in der Dehnfähigkeit Ihrer Adduktoren besteht oder Sie einen Beckenschiefstand haben und dadurch das Becken auf der höheren Seite dazu tendiert abzuheben, trainieren Sie vorwiegend zur Gegenseite.
- Dehnen Sie in den Pausen Ihre Adduktoren, indem Sie die Knie mit der Schwerkraft entspannt nach außen fallen lassen.

Gerader Bauchmuskel	**oben**		**unten**	✗✗✗✗
Äußerer schräger Bauchmuskel	**bds**	gls	ggs	✗✗✗
Innerer schräger Bauchmuskel	**bds**	gls	ggs	✗✗✗
Querer Bauchmuskel				✗
Viereckiger Lendenmuskel				

TRAININGSZIEL	**Kräftigung**	Mobilisation	Wahrnehmung	**Koordination**
EINSATZBEREICHE	Rehabilitation		**Prävention**	**Fitness**
SCHWIERIGKEITSGRAD	leicht		mittel	**schwer**

a. Übungsbeschreibung

Ziehen Sie die Knie heran und strecken
Sie die Beine senkrecht nach oben aus.
Ziehen Sie die Fußspitzen heran
und spreizen Sie die Beine nach
außen. Richten Sie den Oberkörper auf und schieben Sie die Arme mit
nach oben und nach außen zeigenden
Daumen zwischen den Beinen nach vorn.

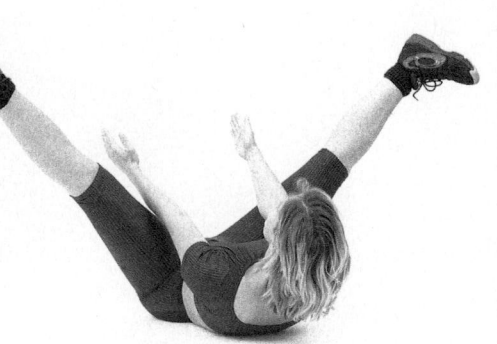

b. Übungsbeschreibung

Ausgangsposition wie 45a. Richten Sie
den Oberkörper auf und drehen Sie die
rechte Schulter zur Gegenseite. Schieben
Sie die gestreckten Arme in Verlaufsrichtung des linken Beins nach schräg oben.

VARIATIONEN

- Wenn Sie verkürzte Beinbeugemuskulatur oder Adduktoren haben, lehnen
  Sie die Füße mit den Fersen gegen
  eine Wand oder spreizen Sie die Beine
  mit gebeugtem Kniegelenk ab.
- Tasten Sie sich von links nach rechts
  mit den Fingerspitzen oder bei
  guter Beweglichkeit mit den Handflächen an der Wand entlang.

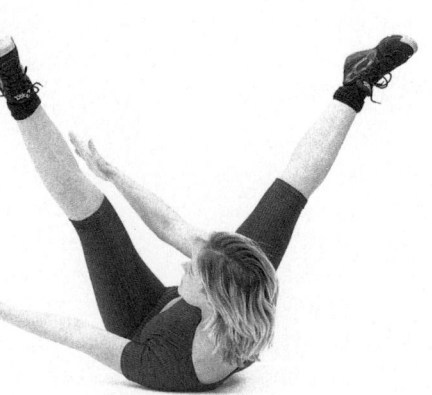

HINWEISE

- Halten Sie die Arme immer gestreckt.
- Wenn Sie sich wechselseitig aufrichten,
  rollen Sie sich nicht mit Schwung zur Gegenseite.

Gerader Bauchmuskel	**oben**		**unten**	✗✗✗✗
Äußerer schräger Bauchmuskel	**bds**	gls	ggs	✗✗✗✗
Innerer schräger Bauchmuskel	**bds**	gls	ggs	✗✗✗✗
Querer Bauchmuskel			✗✗	
Viereckiger Lendenmuskel				

Kräftigung	Mobilisation	Wahrnehmung	Koordination	TRAININGSZIEL
Rehabilitation		**Prävention**	**Fitness**	EINSATZBEREICHE
leicht		**mittel**	schwer	SCHWIERIGKEITSGRAD

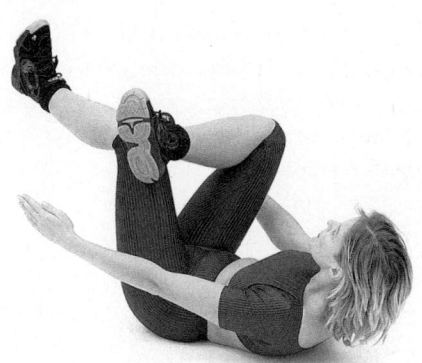

Übungsbeschreibung

Legen Sie den rechten Außenknöchel gegen das linke Knie, so daß das rechte Knie nach außen zeigt. Ziehen Sie das linke Bein so weit heran, daß der untere Rücken vollständig aufliegt und ziehen Sie die Fußspitze heran. Strecken Sie die Arme mit nach außen zeigenden Daumen neben den Oberschenkeln aus und richten Sie den Oberkörper auf.

VARIATIONEN

- Nehmen Sie die rechte Hand hinter den Kopf, so daß der Ellenbogen nach außen zeigt und legen Sie den linken Arm schulterparallel seitlich auf der Unterlage ab oder legen Sie die linke Hand auf den Bauch. Richten Sie den Oberkörper ein wenig auf und drehen Sie die rechte Schulter in Richtung des linken Knies. Führen Sie nicht den Ellenbogen nach innen.
- Heben Sie in der Aufrichtung das aufgestellte Bein ein wenig an und stellen Sie es mit der Abwärtsbewegung des Oberkörpers wieder auf.
- Strecken Sie das gebeugte Bein senkrecht nach oben aus.

HINWEISE

- Wenn Sie im Hüftgelenk nicht beweglich genug sind, stellen Sie das linke Bein auf.
- Beide Gesäßhälften müssen Kontakt zur Unterlage behalten.
- Bei eingeschränkter Hüftbeweglichkeit darf das Knie zum Körper oder schräg nach außen zeigen.

Gerader Bauchmuskel	**oben**		**unten**	✗✗✗✗
Äußerer schräger Bauchmuskel	**bds**	gls	ggs	✗✗✗
Innerer schräger Bauchmuskel	**bds**	gls	ggs	✗✗✗
Querer Bauchmuskel				✗
Viereckiger Lendenmuskel				

TRAININGSZIEL	**Kräftigung**	Mobilisation	Wahrnehmung	Koordination
EINSATZBEREICHE	Rehabilitation		**Prävention**	**Fitness**
SCHWIERIGKEITSGRAD	leicht		**mittel**	schwer

Übungsbeschreibung

Legen Sie den rechten Innenknöchel von hinten dicht unterhalb der Kniekehle des linken nach oben gestreckten Beines, so daß das rechte Knie nach außen zeigt. Halten Sie die rechte Fußsohle mit dem linken Arm fest und nehmen Sie die rechte Hand hinter den Kopf. Richten Sie den Oberkörper auf und halten Sie den rechten Ellenbogen schulterparallel nach außen zeigend.

VARIATION

- Drehen Sie die rechte Schulter in Richtung des linken Knies, ohne den Ellenbogen nach innen zu nehmen.

HINWEISE

- Beide Gesäßhälften müssen Kontakt zur Unterlage behalten.
- Bei eingeschränkter Hüftbeweglichkeit darf das rechte Knie nach schräg außen zeigen.
- Bei verkürzter Beinbeugemuskulatur strecken Sie das Bein nur so weit aus, daß das Knie auf Höhe des Bauchnabels verbleibt und der untere Rücken vollständig auf der Unterlage aufliegt.

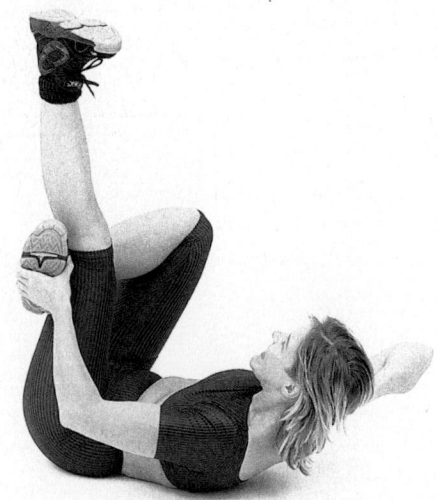

Gerader Bauchmuskel	**oben**		unten	✗✗✗✗
Äußerer schräger Bauchmuskel	**bds**	gls	ggs	✗✗✗
Innerer schräger Bauchmuskel	**bds**	gls	ggs	✗✗✗
Querer Bauchmuskel				✗
Viereckiger Lendenmuskel				

Kräftigung	Mobilisation	Wahrnehmung	Koordination	TRAININGSZIEL
Rehabilitation		**Prävention**	**Fitness**	EINSATZBEREICHE
leicht		**mittel**	schwer	SCHWIERIGKEITSGRAD

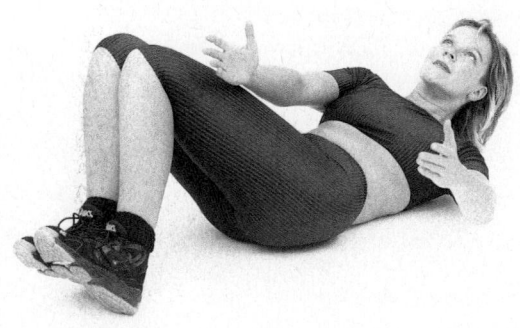

Übungsbeschreibung

Stellen Sie die Fersen auf und drücken Sie sie leicht zum Boden. Neigen Sie die geschlossenen Beine leicht nach rechts und richten Sie den Oberkörper mit nach vorn gestreckten Armen und nach oben zeigenden Daumen auf.

HINWEISE

- Durch die Seitneigung der Beine wird eine Vordehnung der schrägen Bauchmuskulatur in der Bewegungsrichtung des Oberkörpers erzeugt.
- Beide Gesäßhälften müssen Kontakt zur Unterlage behalten.
- Legen Sie die Beine nicht auf der Unterlage ab.

Gerader Bauchmuskel		**oben**	unten	✗✗✗
Äußerer schräger Bauchmuskel	bds	**gls**	ggs	✗✗✗✗
Innerer schräger Bauchmuskel	bds	gls	**ggs**	✗✗✗✗
Querer Bauchmuskel				✗
Viereckiger Lendenmuskel				

TRAININGSZIEL	**Kräftigung**	**Mobilisation**	Wahrnehmung	Koordination
EINSATZBEREICHE	Rehabilitation		**Prävention**	**Fitness**
SCHWIERIGKEITSGRAD	leicht		**mittel**	schwer

a. Übungsbeschreibung

Stellen Sie die Beine auf und verlagern Sie
Ihr Becken um eine halbe Breite nach
rechts. Neigen Sie die geschlossenen Beine
nach links und legen Sie sie seitlich auf der
Unterlage ab. Richten Sie den Oberkörper
in gerader Richtung mit nach vorn gestreckten Armen und nach oben zeigenden
Daumen auf.

b. Übungsbeschreibung

Ausgangsposition wie Übung 49a.
Strecken Sie das obere Bein schräg nach
links aus und ziehen Sie die Fußspitze
heran. Schieben Sie die Arme mit leicht
nach innen gedrehten Fingerspitzen
nach vorn.

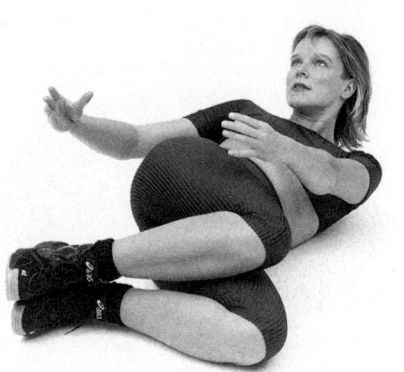

VARIATION

• Strecken Sie die abgelegten Beine aus
  und ziehen Sie die Fußspitzen heran.

HINWEISE

• Wenn Sie verkürzte seitliche Gesäßmuskeln haben, legen Sie nur das untere
  Bein ab. Dehnen Sie die seitliche Gesäßmuskulatur, indem Sie die linke Hand
  auf das rechte Knie legen und dosiert
  den Oberschenkel zum Boden drücken.
• Da die Lendenwirbelsäule nicht mehr
  fest auf dem Boden aufliegt, seien Sie bei
  Vorschädigungen vor allem in den
  kleinen Wirbelgelenken besonders
  vorsichtig.

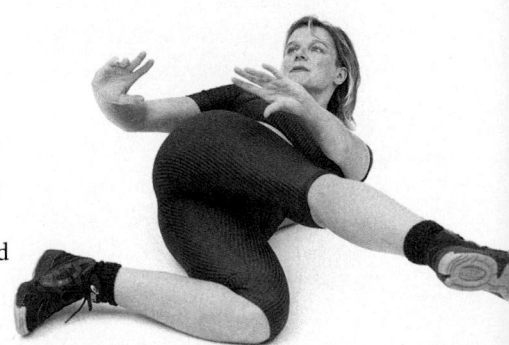

Gerader Bauchmuskel	**oben**		unten	✗✗✗
Äußerer schräger Bauchmuskel	**bds**	gls	ggs	✗✗✗✗
Innerer schräger Bauchmuskel	bds	**gls**	ggs	✗✗✗✗
Querer Bauchmuskel				✗
Viereckiger Lendenmuskel				✗

Kräftigung	Mobilisation	Wahrnehmung	Koordination	TRAININGSZIEL
Rehabilitation		**Prävention**	**Fitness**	EINSATZBEREICHE
leicht		**mittel**	schwer	SCHWIERIGKEITSGRAD

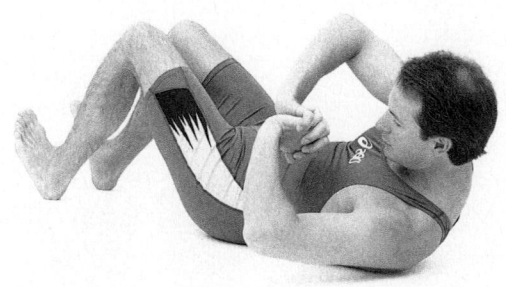

Übungsbeschreibung

Stellen Sie die Fersen auf und drücken Sie sie leicht in die Unterlage. Falten Sie die Hände auf Kinnhöhe, so daß die Handknöchel zum Kopf und die Ellenbogen nach außen zeigen. Richten Sie den Oberkörper zur Seite oder gerade auf und drücken Sie gleichzeitig die Handballen zusammen.

VARIATION

• Ziehen Sie die Arme in entgegengesetzter Richtung gegen den Widerstand der gefalteten Hände auseinander.

HINWEISE

• Atmen Sie in der Aufrichtung und mit zunehmendem Druck oder Zug der Arme aus, und führen Sie den Oberkörper mit der Einatmung und sich lösender Anspannung der Arme zurück.

• Rollen Sie den Oberkörper nicht mit Schwung der Arme zur Seite.

Gerader Bauchmuskel	**oben**		unten	✗✗✗✗
Äußerer schräger Bauchmuskel	bds	**gls**	ggs	✗✗✗✗
Innerer schräger Bauchmuskel	bds	gls	**ggs**	✗✗✗✗
Querer Bauchmuskel				✗✗
Viereckiger Lendenmuskel				

TRAININGSZIEL	**Kräftigung**	Mobilisation	Wahrnehmung	**Koordination**
EINSATZBEREICHE	**Rehabilitation**		**Prävention**	**Fitness**
SCHWIERIGKEITSGRAD	**leicht**		mittel	schwer

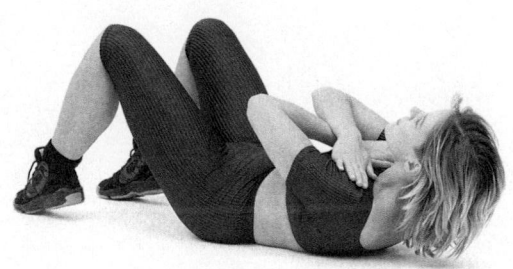

Übungsbeschreibung

Stellen Sie die Füße auf. Verschränken Sie die Arme vor der Brust, so daß die Hände auf den Schultern liegen. Wenn Sie den Oberkörper aufrichten, lösen Sie gleichzeitig die Fersen vom Boden und gehen auf die Zehenspitzen. Sie spüren eine starke Anspannung der Wadenmuskulatur.

VARIATION

• Schieben Sie abwechselnd den rechten und linken Ellenbogen vor und lösen Sie gleichzeitig die gegenseitige Ferse vom Boden.

HINWEIS

• Heben Sie das Gesäß nicht vom Boden ab.

Gerader Bauchmuskel	**oben**		**unten**	✗✗✗✗
Äußerer schräger Bauchmuskel	**bds**	gls	ggs	✗✗✗
Innerer schräger Bauchmuskel	**bds**	gls	ggs	✗✗✗
Querer Bauchmuskel				✗
Viereckiger Lendenmuskel				

Kräftigung	Mobilisation	Wahrnehmung	Koordination	TRAININGSZIEL
Rehabilitation		**Prävention**	Fitness	EINSATZBEREICHE
leicht		**mittel**	schwer	SCHWIERIGKEITSGRAD

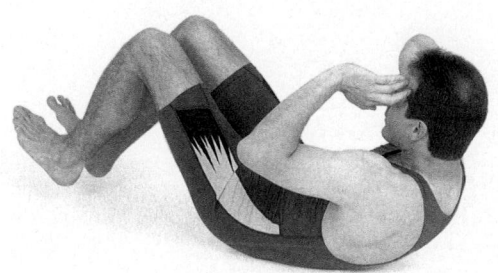

Übungsbeschreibung

Stellen Sie die Füße auf und nehmen Sie die Hände an den Hinterkopf. Richten Sie den Oberkörper auf und lösen Sie gleichzeitig beide Füße ein wenig von der Unterlage. Setzen Sie bei dynamischer Ausführungsweise die Füße in der Abwärtsbewegung des Oberkörpers wieder ab oder bewegen Sie sie synchron zur Oberkörperbewegung mit kleinem Bewegungsausschlag auf und ab.

HINWEISE

- Heben Sie die Füße nicht ruckartig oder mit Schwung.
- Achten Sie auf synchrone Bewegung von Oberkörper und Beinen.
- Halten Sie bei dynamischer Ausführungsweise die Bauchmuskelspannung, wenn Sie die Füße in der Abwärtsbewegung des Oberkörpers absetzen.

Gerader Bauchmuskel	**oben**		**unten**	✗✗✗✗
Äußerer schräger Bauchmuskel	**bds**	gls	ggs	✗✗✗
Innerer schräger Bauchmuskel	**bds**	gls	ggs	✗✗✗
Querer Bauchmuskel				✗
Viereckiger Lendenmuskel				

TRAININGSZIEL	**Kräftigung**	Mobilisation	**Wahrnehmung**	**Koordination**
EINSATZBEREICHE	**Rehabilitation**		**Prävention**	**Fitness**
SCHWIERIGKEITSGRAD	leicht		**mittel**	schwer

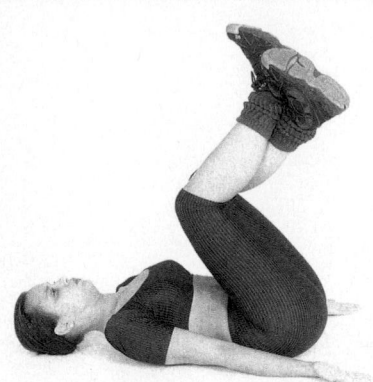
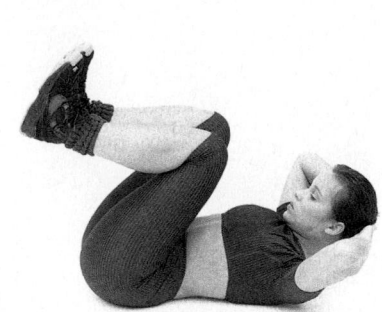

a. Übungsbeschreibung

Ziehen Sie Ihre Knie so weit zur Brust wie möglich. Verschränken Sie die Füße, so daß Ihre Beine völlig entspannt sind. Legen Sie die Hände mit den Handrücken zum Boden neben dem Körper ab. Richten Sie durch Anspannung der Bauchmuskeln mit der Ausatmung das Becken in Richtung des Brustkorbs auf. Dabei bewegen sich die Knie automatisch weiter zur Brust, das Becken hebt leicht ab und der Oberkörper bleibt am Boden.

b. Übungsbeschreibung

Ausgangsposition wie 53a. Nehmen Sie die Hände hinter den Kopf und legen Sie die Ellenbogen am Boden ab. Bewegen Sie mit der Ausatmung Oberkörper und Knie aufeinander zu.

VARIATION

- Nehmen Sie einen Gymnastikball zwischen die Knie oder die Füße und drücken Sie ihn zusammen.

HINWEISE

- Achten Sie darauf, daß die Lendenwirbelsäule in der Ausgangsstellung vollständig auf der Unterlage aufliegt.
- Vermeiden Sie jede ruckartige oder schwunghafte Bewegung.
- **Denken Sie daran, daß nur die Bauchmuskeln das Becken und den Brustkorb aufeinander zu bewegen.**

Gerader Bauchmuskel	**oben**		**unten**	✗✗✗✗
Äußerer schräger Bauchmuskel	**bds**	gls	ggs	✗✗✗
Innerer schräger Bauchmuskel	**bds**	gls	ggs	✗✗✗
Querer Bauchmuskel				✗
Viereckiger Lendenmuskel				

Kräftigung	Mobilisation	Wahrnehmung	Koordination	TRAININGSZIEL
Rehabilitation		**Prävention**	**Fitness**	EINSATZBEREICHE
leicht		**mittel**	schwer	SCHWIERIGKEITSGRAD

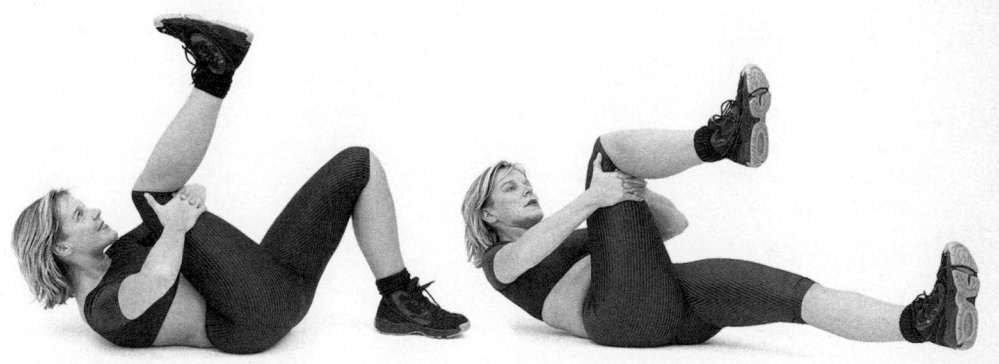

a. Übungsbeschreibung

Ziehen Sie das rechte Bein weit zur Brust heran. Umfassen Sie den rechten Oberschenkel unterhalb der Kniekehle und richten Sie den Oberkörper auf, indem Sie die Ellenbogen nach außen führen. Bewegen Sie mit kleinem Bewegungsausschlag Oberkörper und Knie aufeinander zu.

b. Übungsbeschreibung

Ausgangsposition wie 54a. Strecken Sie das linke Bein flach über den Boden aus und ziehen Sie die Fußspitzen heran. Bewegen Sie mit kleinem Bewegungsausschlag Oberkörper und Knie aufeinander zu.

VARIATION

- Strecken Sie das rechte Bein senkrecht nach oben aus.

HINWEISE

- Nähern Sie mit der Ausatmung Knie und Oberkörper ein wenig an und entfernen Sie sie mit der Einatmung wieder ein wenig voneinander.
- Versuchen Sie, die Arme so wenig wie möglich einzusetzen.
- Wenn Sie sehr beweglich sind, ziehen Sie das Knie nur so weit zur Brust, daß Sie den Oberkörper noch aufrichten können.
- Ziehen Sie nicht die Schultern nach oben. Bestehende Verspannungen im Schulter-Nacken-Bereich könnten sonst verstärkt werden.

Gerader Bauchmuskel	**oben**		**unten**	✗✗✗✗
Äußerer schräger Bauchmuskel	**bds**	gls	ggs	✗✗✗
Innerer schräger Bauchmuskel	**bds**	gls	ggs	✗✗✗
Querer Bauchmuskel				✗
Viereckiger Lendenmuskel				

TRAININGSZIEL	**Kräftigung**	Mobilisation	**Wahrnehmung**	Koordination
EINSATZBEREICHE	**Rehabilitation**		**Prävention**	Fitness
SCHWIERIGKEITSGRAD	**leicht**		mittel	schwer

Übungsbeschreibung

Spannen Sie Bauch- und Beckenbodenmuskulatur an. Legen Sie den rechten Arm auf den linken Oberschenkel. Dann heben Sie gleichzeitig langsam das gestreckte linke Bein, den Kopf und die rechte Schulterseite an, wobei der rechte Arm auf dem linken Oberschenkel nach vorn geschoben wird. Drücken Sie mit dem linken Arm zur Unterstützung mit der Handfläche auf die Unterlage.

VARIATION

- Ziehen Sie beide Fersen so weit wie möglich an das Gesäß heran. Die Arme liegen mit den Handflächen nach unten neben dem Körper. Ziehen Sie die Zehenspitzen aktiv heran und drücken Sie die Fersen leicht zur Unterlage. Spannen Sie Bauch- und Gesäßmuskulatur an, drücken Sie den unteren Rücken zur Unterlage und ziehen Sie den Beckenboden nach innen oben. Heben Sie den Kopf und die rechte Schulterseite an.
- Ziehen Sie die Fußspitze des linken Beines und die linke Hüfte heran. Legen Sie den rechten Arm auf den rechten Oberschenkel, spannen Sie Bauch- und Beckenbodenmuskulatur an und heben Sie den Kopf und die rechte Schulterseite an.
- Ziehen Sie das rechte Bein weiter zur Brust heran, heben Sie das gestreckte linke Bein ein wenig vom Boden ab und drehen Sie die Fußspitze nach innen.

HINWEISE

- Schwangere dürfen diese Übung erst ab der dritten Woche nach der Geburt ausführen. Aufgrund der Gefahr einer Rektusdiastase, eines Auseinanderweichens der beiden Stränge der geraden Bauchmuskulatur, sollten Sie in der Rückbildung ausschließlich die schräge Bauchmuskulatur anspannen.
- Beckenbodenübungen können Inkontinenzprobleme in den Wechseljahren positiv beeinflussen.

Kräftigung	Mobilisation	**Wahrnehmung**	Koordination	TRAININGSZIEL
Rehabilitation		**Prävention**	Fitness	EINSATZBEREICHE
leicht		mittel	schwer	SCHWIERIGKEITSGRAD

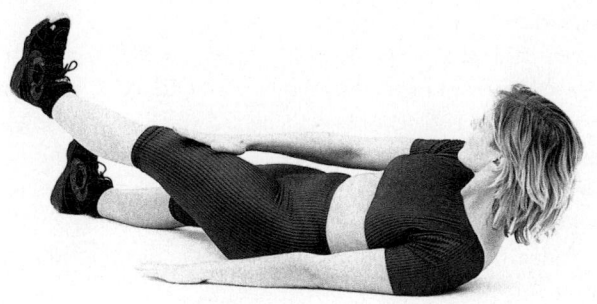

Gerader Bauchmuskel	**oben**		**unten**	✗✗
Äußerer schräger Bauchmuskel	bds	**gls**	ggs	✗✗✗
Innerer schräger Bauchmuskel	bds	gls	**ggs**	✗✗✗
Querer Bauchmuskel				✗
Viereckiger Lendenmuskel				

TRAININGSZIEL	**Kräftigung**	Mobilisation	Wahrnehmung	Koordination
EINSATZBEREICHE	**Rehabilitation**		**Prävention**	**Fitness**
SCHWIERIGKEITSGRAD	leicht		**mittel**	schwer

Übungsbeschreibung

Ziehen Sie das rechte Bein weit zur Brust heran. Legen Sie die Hände mit den Handflächen nach unten neben den Körper. Richten Sie den Oberkörper auf, indem Sie die Hände auf der Unterlage in Fußrichtung schieben. Ziehen Sie die Fußspitzen heran und heben Sie das gestreckte linke Bein ein wenig vom Boden ab. Dann drehen Sie die Daumen nach oben und heben Sie betont langsam beide Arme in die Senkrechte. Ziehen Sie in der Endposition mit den Fingerspitzen zur Decke. Führen Sie die Arme langsam wieder zum Boden zurück. Setzen Sie das gestreckte Bein ab und lösen Sie erst dann die Bauchmuskelspannung.

VARIATIONEN

- Strecken Sie das rechte Bein senkrecht nach oben aus und ziehen Sie die Fußspitze heran.
- Bewegen Sie die Arme aus der Senkrechten schulterparallel zur Seite und zurück.

HINWEISE

- Wenn Sie sehr beweglich sind, ziehen Sie das Knie nur so weit zur Brust, daß Sie den Oberkörper noch aufrichten können.
- Halten Sie das gestreckte Bein möglichst dicht über dem Boden. Je höher Sie das Bein heben, desto weniger muß die Bauchmuskulatur anspannen.
- Ziehen Sie mit den Fingerspitzen nicht betont zur Seite, um ein seitliches Kippen des Oberkörpers zu verhindern.

Kräftigung	Mobilisation	**Wahrnehmung**	Koordination	TRAININGSZIEL
Rehabilitation		**Prävention**	**Fitness**	EINSATZBEREICHE
leicht		**mittel**	schwer	SCHWIERIGKEITSGRAD

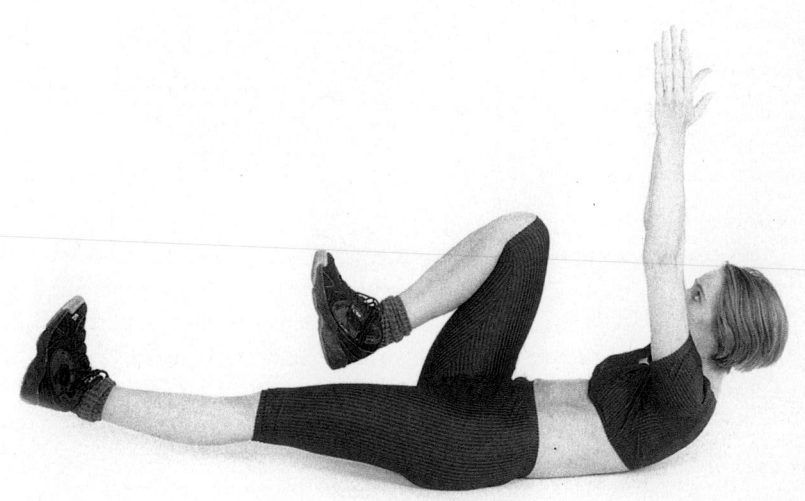

Gerader Bauchmuskel		**oben**		**unten**	✗✗✗✗
Äußerer schräger Bauchmuskel	**bds**		gls	ggs	✗✗✗✗
Innerer schräger Bauchmuskel	**bds**		gls	ggs	✗✗✗✗
Querer Bauchmuskel					✗
Viereckiger Lendenmuskel					

TRAININGSZIEL	**Kräftigung**	Mobilisation	**Wahrnehmung**	Koordination

EINSATZBEREICHE	**Rehabilitation**	**Prävention**	**Fitness**

SCHWIERIGKEITSGRAD	leicht	**mittel**	schwer

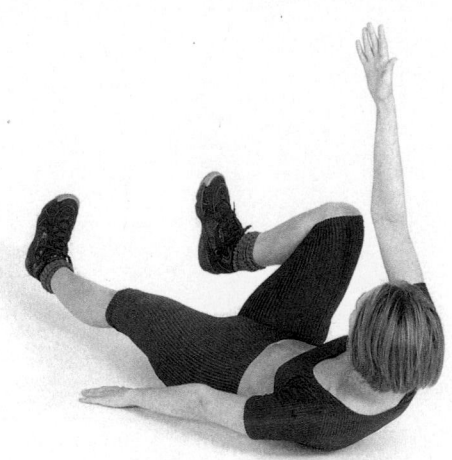

Übungsbeschreibung

Ziehen Sie das rechte Bein weit zur Brust heran. Legen Sie die Hände mit den Handflächen nach unten neben den Körper. Richten Sie den Oberkörper auf, indem Sie die Hände auf der Unterlage in Fußrichtung schieben. Ziehen Sie die Fußspitzen heran und heben Sie das gestreckte linke Bein ein wenig vom Boden ab. Drehen Sie die linke Fußspitze nach innen und heben Sie betont langsam den rechten Arm zur Senkrechte. Ziehen Sie in der Endposition mit den Fingerspitzen zur Decke und die rechte Schulter nach oben. Führen Sie den Arm langsam wieder zum Boden zurück. Setzen Sie das gestreckte Bein ab und lösen Sie erst dann die Bauchmuskelspannung.

VARIATION

- Führen Sie auch den linken Arm langsam zur Senkrechte und legen Sie beide Handflächen aneinander. Ziehen Sie mit den Fingerspitzen zur Decke und drehen Sie die Daumen nach links.
- Strecken Sie das rechte Bein senkrecht nach oben aus und ziehen Sie die Fußspitze heran.

HINWEISE

- siehe Übung 56.

Gerader Bauchmuskel	**oben**		**unten**	✗✗✗✗
Äußerer schräger Bauchmuskel	**bds**	gls	ggs	✗✗✗✗
Innerer schräger Bauchmuskel	**bds**	gls	ggs	✗✗✗✗
Querer Bauchmuskel				✗
Viereckiger Lendenmuskel				✗

Kräftigung	Mobilisation	Wahrnehmung	Koordination	TRAININGSZIEL
Rehabilitation		**Prävention**	**Fitness**	EINSATZBEREICHE
leicht		**mittel**	schwer	SCHWIERIGKEITSGRAD

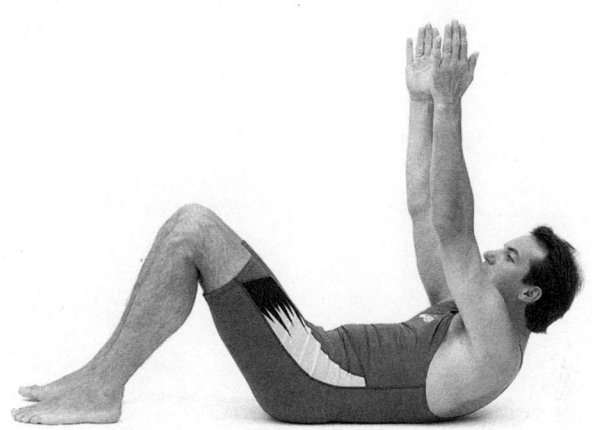

Übungsbeschreibung

Strecken Sie die Arme mit nach oben zeigenden Daumen neben den Knien aus und richten Sie den Oberkörper langsam bis zum höchstmöglichen Punkt auf. Führen Sie die Arme langsam zur Senkrechten und ziehen Sie mit den Fingerspitzen zur Decke.

VARIATIONEN

- Ziehen Sie abwechselnd die Fingerspitzen der rechten und der linken Hand zur Decke.
- Greifen Sie abwechselnd zur Decke, als wenn Sie etwas abpflücken wollen.
- Greifen oder ziehen Sie mit den Armen abwechselnd schräg nach oben zur Gegenseite.

HINWEISE

- Schauen Sie nicht zur Decke.
- Halten Sie die Arme immer gestreckt und ziehen Sie sie nicht hinter den Kopf.
- Rollen Sie den Oberkörper nicht zur Seite, um einen Arm besonders hoch ziehen zu können.

Gerader Bauchmuskel	**oben**		unten	✗✗✗✗
Äußerer schräger Bauchmuskel	**bds**	gls	ggs	✗✗✗
Innerer schräger Bauchmuskel	**bds**	gls	ggs	✗✗✗
Querer Bauchmuskel				✗
Viereckiger Lendenmuskel				

TRAININGSZIEL	**Kräftigung**	Mobilisation	Wahrnehmung	**Koordination**
EINSATZBEREICHE	Rehabilitation		**Prävention**	**Fitness**
SCHWIERIGKEITSGRAD	leicht		mittel	**schwer**

GERÄT Ein Thera-Band

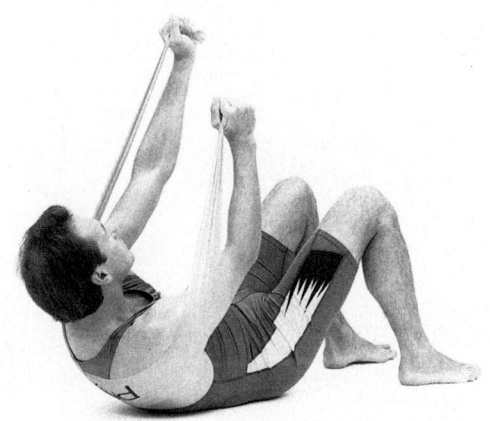

Übungsbeschreibung

Legen Sie das Thera-Band unter die Schulterblätter und umfassen Sie die Enden. Richten Sie den Oberkörper bis zum höchstmöglichen Punkt auf und führen Sie die Arme gegen den Widerstand des Thera-Bandes abwechselnd senkrecht zur Decke.

HINWEISE

- Je enger Sie das Band fassen, desto schwerer wird die Übung.
- Mit zunehmender Stärke des Thera-Bandes wird die Übung schwerer. Empfohlene Farben in ansteigender Schwierigkeit: gelb, rot, grün und blau.

Gerader Bauchmuskel	**oben**		unten	✗✗✗✗
Äußerer schräger Bauchmuskel	**bds**	gls	ggs	✗✗✗✗
Innerer schräger Bauchmuskel	**bds**	gls	ggs	✗✗✗✗
Querer Bauchmuskel				✗✗
Viereckiger Lendenmuskel				

Kräftigung	Mobilisation	Wahrnehmung	Koordination	TRAININGSZIEL
Rehabilitation		Prävention	Fitness	EINSATZBEREICHE
leicht		mittel	schwer	SCHWIERIGKEITSGRAD

GERÄT Ein großer Ball
(Fitness- oder Pezziball)

a. Übungsbeschreibung
Legen Sie sich rücklings auf den Ball und
stellen Sie die Füße auf, so daß sich
ein rechter Winkel im Kniegelenk ergibt.
Verschränken Sie die Hände vor der Brust und
richten Sie den Oberkörper auf.

b. Übungsbeschreibung
Wie Übung 60a. Nehmen Sie die linke Hand hinter den Kopf und strecken Sie den
rechten Arm senkrecht nach oben aus. Führen Sie die Übung auch wechselseitig aus.

VARIATIONEN
- Strecken Sie die Arme senkrecht nach oben aus. Die Daumen zeigen nach hinten.
  Richten Sie den Oberkörper auf, indem Sie die Fingerspitzen zur Decke ziehen.
- Strecken Sie die Arme schräg zu einer Seite senkrecht nach oben aus und ziehen Sie
  mit den Fingerspitzen zur Decke.

HINWEISE
- Achten Sie darauf, daß die Lendenwirbelsäule immer Kontakt zum Ball behält.
- Achten Sie auf Ihr Gleichgewicht.

Gerader Bauchmuskel	**oben**		unten	✗✗✗
Äußerer schräger Bauchmuskel	**bds**	gls	ggs	✗✗
Innerer schräger Bauchmuskel	**bds**	gls	ggs	✗✗
Querer Bauchmuskel				✗
Viereckiger Lendenmuskel				

TRAININGSZIEL	**Kräftigung**	Mobilisation	Wahrnehmung	Koordination
EINSATZBEREICHE	Rehabilitation		**Prävention**	**Fitness**
SCHWIERIGKEITSGRAD	leicht		**mittel**	schwer

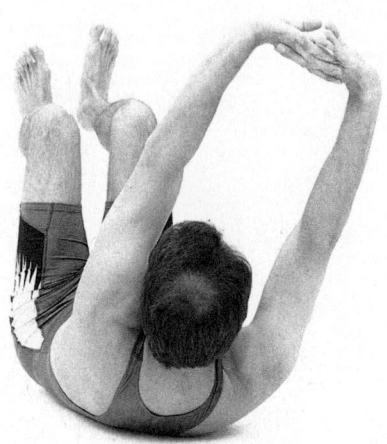

Übungsbeschreibung

Richten Sie den Oberkörper bis zum höchstmöglichen Punkt auf und drücken Sie die gefalteten Hände mit zur Decke zeigenden Handflächen senkrecht nach oben. Bewegen Sie die gefalteten Hände schulterparallel abwechselnd nach links und rechts und schieben Sie jeweils den Handballen auf der Seite der stärker abgehobenen Schulter aktiv nach oben.

VARIATIONEN

- Drücken Sie die gefalteten Hände mit zur Decke zeigenden Handflächen senkrecht nach oben, und schieben Sie abwechselnd den linken und rechten Handballen etwas höher.
- Drehen Sie die gefalteten Hände abwechselnd im Uhrzeigersinn und gegen den Uhrzeigersinn.

HINWEISE

- Schauen Sie nicht zur Decke.
- Halten Sie die Arme immer gestreckt und ziehen Sie sie nicht hinter den Kopf.
- Rollen Sie den Oberkörper nicht zur Seite, sondern heben Sie erst den Oberkörper an und schieben erst dann eine Seite nach oben.

Gerader Bauchmuskel	**oben**		unten	✗✗✗✗
Äußerer schräger Bauchmuskel	**bds**	gls	ggs	✗✗✗✗
Innerer schräger Bauchmuskel	**bds**	gls	ggs	✗✗✗✗
Querer Bauchmuskel			✗	
Viereckiger Lendenmuskel				

Kräftigung	Mobilisation	Wahrnehmung	Koordination	TRAININGSZIEL
Rehabilitation		**Prävention**	**Fitness**	EINSATZBEREICHE
leicht		**mittel**	schwer	SCHWIERIGKEITSGRAD

GERÄT   Eine Hantel

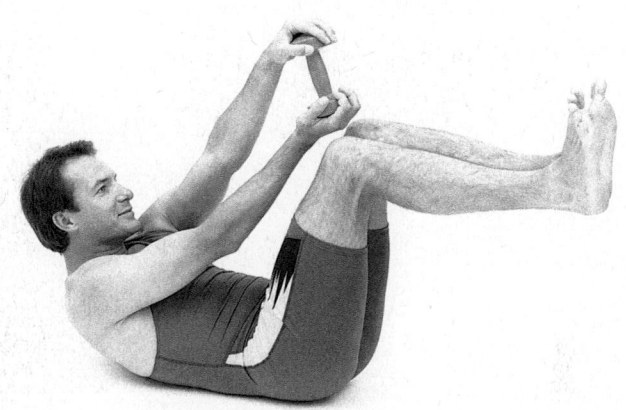

Übungsbeschreibung

Halten Sie die Hantel zwischen den Handflächen und strecken Sie die Arme über die Knie aus. Richten Sie den Oberkörper auf und drehen Sie die Hantel wie eine Sanduhr wechselseitig aufrecht.

VARIATIONEN

- Führen Sie die Arme mit der Hantel in die Senkrechte und zurück.
- Führen Sie die gestreckten Arme in der Senkrechten schulterparallel nach rechts und links.
- Halten Sie jeweils eine Hantel in jeder Hand.

HINWEIS

- Halten Sie die Arme immer gestreckt und ziehen Sie sie nicht hinter den Kopf.

Gerader Bauchmuskel		**oben**		unten	✗✗✗✗
Äußerer schräger Bauchmuskel	**bds**	gls	ggs		✗✗✗✗
Innerer schräger Bauchmuskel	**bds**	gls	ggs		✗✗✗✗
Querer Bauchmuskel					✗
Viereckiger Lendenmuskel					

TRAININGSZIEL	**Kräftigung**	Mobilisation	Wahrnehmung	**Koordination**
EINSATZBEREICHE	Rehabilitation		**Prävention**	**Fitness**
SCHWIERIGKEITSGRAD	leicht		**mittel**	schwer

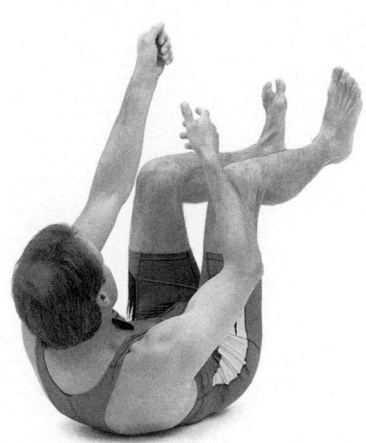

Übungsbeschreibung

Stellen Sie sich vor, Sie müßten sich an einem Tau nach oben ziehen. Halten Sie die Hände oberhalb der Knie und greifen Sie das imaginäre Tau, indem Sie abwechselnd die Hände übereinander führen.

VARIATIONEN

- Stellen Sie sich vor, Sie würden sich an einem senkrecht über dem Kopf hängenden Tau nach oben ziehen, indem Sie senkrecht nach oben mit einer Hand über die andere greifen.
- Stellen Sie sich vor, Sie müßten sich an zwei Barrenholmen emporziehen. Strecken Sie die Arme mit nach hinten zeigenden Daumen senkrecht zur Decke und greifen Sie mit beiden Händen, ausschließlich mit einer Hand oder abwechselnd mit der linken und rechten Hand nach oben.
- Stellen Sie sich vor, Sie würden ein Orchester dirigieren. Strecken Sie die Arme mit nach hinten zeigenden Daumen senkrecht zur Decke und kreisen Sie mit beiden Handgelenken, ausschließlich mit einem oder abwechselnd mit dem linken und rechten Handgelenk, indem Sie sich vorstellen, mit jeder Kreisbewegung den Oberkörper ein wenig höher aufzurichten.

HINWEIS

- Eine genaue Vorstellung des Taues oder der Holme hilft Ihnen, höher zu klettern.

Gerader Bauchmuskel	**oben**		unten	✗✗✗✗
Äußerer schräger Bauchmuskel	**bds**	gls	ggs	✗✗✗✗
Innerer schräger Bauchmuskel	**bds**	gls	ggs	✗✗✗✗
Querer Bauchmuskel				✗
Viereckiger Lendenmuskel				

Kräftigung	Mobilisation	Wahrnehmung	Koordination	TRAININGSZIEL
Rehabilitation	**Prävention**		**Fitness**	EINSATZBEREICHE
leicht	**mittel**		schwer	SCHWIERIGKEITSGRAD

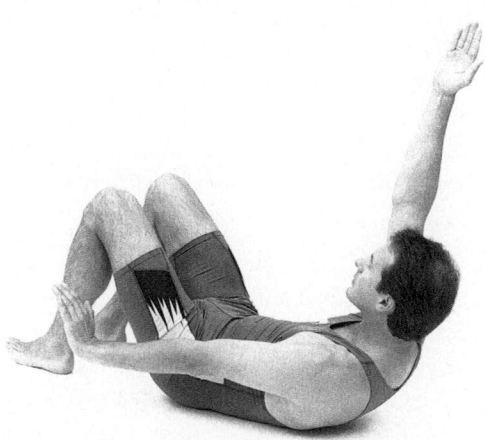

Übungsbeschreibung

Richten Sie den Oberkörper bis zum höchstmöglichen Punkt auf. Strecken Sie den linken Arm flach über den Boden aus und führen Sie den rechten Arm mit nach hinten zeigendem Daumen senkrecht nach oben. Bewegen Sie gleichzeitig den rechten Arm neben den Körper und den linken Arm in die Senkrechte und wieder zurück.

VARIATION

- Strecken Sie den rechten Arm mit nach hinten zeigendem Daumen hinter den Kopf aus. Bewegen Sie gleichzeitig den gestreckten rechten Arm neben den Körper und den linken hinter den Kopf und wieder zurück.

HINWEISE

- Bewegen Sie die Arme mit der Ausatmung und richten Sie dabei den Oberkörper ein wenig höher auf. Halten Sie die Position in der Einatmung und bewegen Sie die Arme mit der nächsten Ausatmung wieder zurück.
- Schauen Sie den Armen nicht nach.

Gerader Bauchmuskel	**oben**		unten	✗✗✗✗
Äußerer schräger Bauchmuskel	**bds**	gls	ggs	✗✗✗✗
Innerer schräger Bauchmuskel	**bds**	gls	ggs	✗✗✗✗
Querer Bauchmuskel				✗
Viereckiger Lendenmuskel				✗

TRAININGSZIEL	**Kräftigung**	Mobilisation	Wahrnehmung	**Koordination**
EINSATZBEREICHE	Rehabilitation		**Prävention**	**Fitness**
SCHWIERIGKEITSGRAD	leicht		**mittel**	schwer

Übungsbeschreibung

Richten Sie den Oberkörper bis zum höchstmöglichen Punkt auf und strecken Sie die Arme mit nach oben zeigenden Daumen in Richtung der Knie aus. Führen Sie die Arme nach außen bis auf Höhe der Schultern. Ziehen Sie mit den Fingerspitzen jeweils nach außen, als wollten Sie den Oberkörper auseinanderreißen.

VARIATIONEN

- Drehen Sie die Arme abwechselnd ein- und auswärts.
- Beschreiben Sie kleine Kreise mit den Armen.
- Heben Sie abwechselnd eine Schulter mit dem gestreckten Arm etwas höher, wie die Tragflächen eines Flugzeugs im Kurvenflug.
- Bewegen Sie die gestreckten Arme mit kleinen Flügelschlägen auf und ab.
- Schließen Sie die Hände zur Faust und öffnen Sie sie wieder.
- Kreisen Sie mit den Handgelenken.
- Beugen und strecken Sie beidseitig oder gegengleich die Handgelenke.

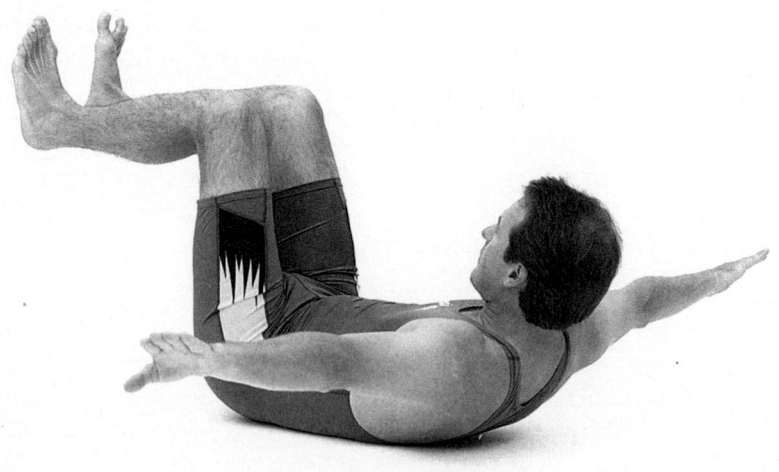

Kräftigung	Mobilisation	Wahrnehmung	**Koordination**	TRAININGSZIEL
Rehabilitation		**Prävention**	**Fitness**	EINSATZBEREICHE
leicht		**mittel**	schwer	SCHWIERIGKEITSGRAD

HINWEISE

- Führen Sie die Arme nicht hinter den Kopf und ziehen Sie die Schultern nicht hoch.
- Koordinieren Sie die Armbewegungen mit der Atmung, indem Sie mit jeder Ausatmung den Oberkörper ein wenig höher aufrichten und mit der Einatmung ein wenig absenken.
- Verzichten Sie auf diese Übungen, wenn Sie stark verspannte Schulter-Nackenmuskulatur haben.

Gerader Bauchmuskel	**oben**		unten	✗✗✗✗
Äußerer schräger Bauchmuskel	**bds**	gls	ggs	✗✗✗
Innerer schräger Bauchmuskel	**bds**	gls	ggs	✗✗✗
Querer Bauchmuskel				✗
Viereckiger Lendenmuskel				✗

TRAININGSZIEL	**Kräftigung**	Mobilisation	Wahrnehmung	**Koordination**
EINSATZBEREICHE	Rehabilitation		Prävention	**Fitness**
SCHWIERIGKEITSGRAD	leicht		mittel	**schwer**

GERÄTE Zwei Hanteln

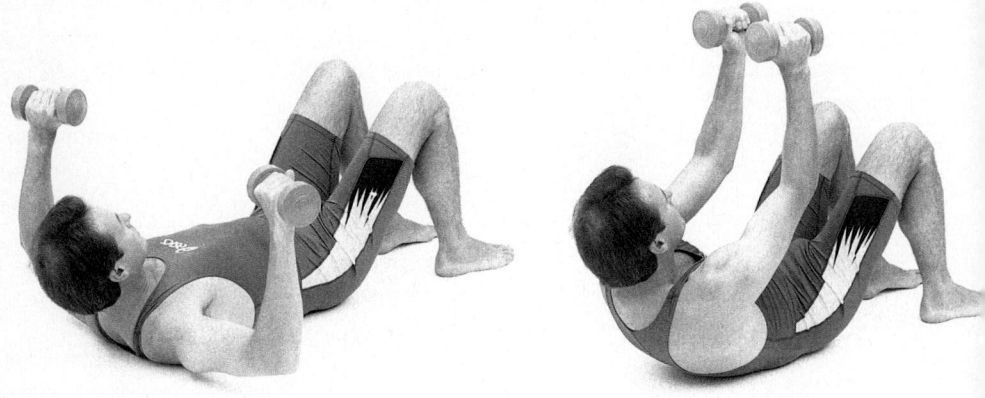

Übungsbeschreibung

Legen Sie die Oberarme seitlich auf Höhe der Schultern auf der Unterlage ab, so daß die Ellenbogen nach außen zeigen und die Unterarme senkrecht über den Ellenbogen stehen. Richten Sie den Oberkörper ein wenig auf und lösen Sie die Ellenbogen vom Boden. Führen Sie die Ellenbogen mit zunehmender Aufrichtung des Oberkörpers vor dem Körper zusammen und führen Sie dabei die Handflächen zueinander.

HINWEISE

- Ziehen Sie die Schultern insbesondere in der Rückbewegung nicht hoch.
- Halten Sie die Unterarme grundsätzlich senkrecht und über den Ellenbogen. Lassen Sie die Ellenbogen nicht nach innen oder außen ausweichen.

Gerader Bauchmuskel	**oben**		unten	✗✗✗✗
Äußerer schräger Bauchmuskel	**bds**	gls	ggs	✗✗✗✗
Innerer schräger Bauchmuskel	**bds**	gls	ggs	✗✗✗✗
Querer Bauchmuskel			✗✗	
Viereckiger Lendenmuskel				

Kräftigung	Mobilisation	Wahrnehmung	Koordination	TRAININGSZIEL
Rehabilitation		**Prävention**	**Fitness**	EINSATZBEREICHE
leicht		mittel	**schwer**	SCHWIERIGKEITSGRAD

GERÄT Ein Thera-Band

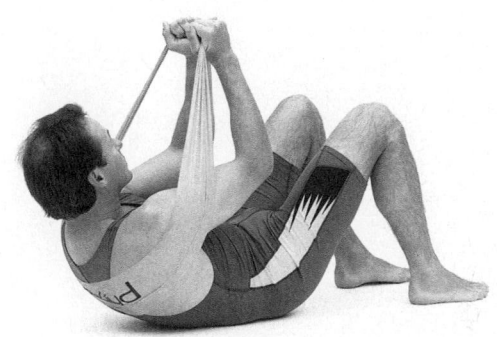

Übungsbeschreibung

Legen Sie das Thera-Band unter die Schulterblätter und umfassen Sie die Enden. Legen Sie die Oberarme seitlich auf Höhe der Schultern auf der Unterlage ab, so daß die Ellenbogen nach außen zeigen und die Unterarme senkrecht über den Ellenbogen stehen. Richten Sie den Oberkörper ein wenig auf und lösen Sie die Ellenbogen vom Boden. Führen Sie die Ellenbogen mit zunehmender Aufrichtung gegen den Widerstand des Thera-Bandes vor dem Körper zusammen.

HINWEISE

• siehe Übung 66.
• Je enger Sie das Band fassen, desto schwerer wird die Übung.
• Mit zunehmender Stärke des Thera-Bandes wird die Übung schwerer. Empfohlene Farben in ansteigender Schwierigkeit: rot, grün, blau und schwarz.

Gerader Bauchmuskel	**oben**		unten	✗✗✗✗
Äußerer schräger Bauchmuskel	**bds**	gls	ggs	✗✗✗✗
Innerer schräger Bauchmuskel	**bds**	gls	ggs	✗✗✗✗
Querer Bauchmuskel				✗✗
Viereckiger Lendenmuskel				

TRAININGSZIEL	**Kräftigung**	Mobilisation	Wahrnehmung	**Koordination**
EINSATZBEREICHE	Rehabilitation		**Prävention**	**Fitness**
SCHWIERIGKEITSGRAD	leicht		mittel	**schwer**

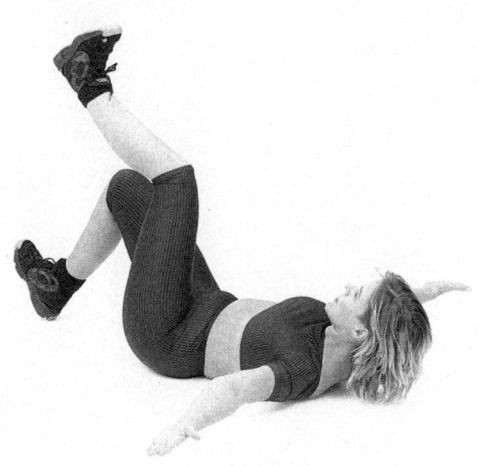

Übungsbeschreibung

Strecken Sie die Arme senkrecht nach oben aus, so daß die Daumen nach hinten zeigen. Richten Sie den Oberkörper ein kleines Stück auf. Bewegen Sie die Arme schulterparallel nach außen und richten Sie den Oberkörper beim erneuten Zusammenführen der Hände zum Unterschenkel oder in der Senkrechten weiter auf. Versuchen Sie, bei der nächsten Abwärtsbewegung den Oberkörper nur ein kleines Stück absinken zu lassen und in der Aufwärtsbewegung wieder bis zum höchstmöglichen Punkt aufzurichten.

VARIATION

- Bewegen Sie abwechselnd den linken und den rechten Arm nach außen. Versuchen Sie mit jeder Aufwärtsbewegung die Fingerspitzen des sich nach oben bewegenden Arms höher als die des weiterhin gestreckt nach oben gehaltenen Armes zu schieben.

HINWEISE

- Führen Sie die Arme in der Bewegung nach außen nicht hinter den Kopf bzw. über Schulterhöhe.
- Atmen Sie in der Aufwärtsbewegung der Arme und des Oberkörpers aus und in der Abwärtsbewegung ein.

Gerader Bauchmuskel	**oben**		unten	✗✗✗✗
Äußerer schräger Bauchmuskel	**bds**	gls	ggs	✗✗✗✗
Innerer schräger Bauchmuskel	**bds**	gls	ggs	✗✗✗✗
Querer Bauchmuskel				✗✗
Viereckiger Lendenmuskel				

Bei der wechselseitigen Übung werden der gleichseitige äußere und der gegenseitige innere schräge Bauchmuskel stärker beansprucht.

Kräftigung	Mobilisation	Wahrnehmung	Koordination	TRAININGSZIEL
Rehabilitation		Prävention	Fitness	EINSATZBEREICHE
leicht		mittel	schwer	SCHWIERIGKEITSGRAD

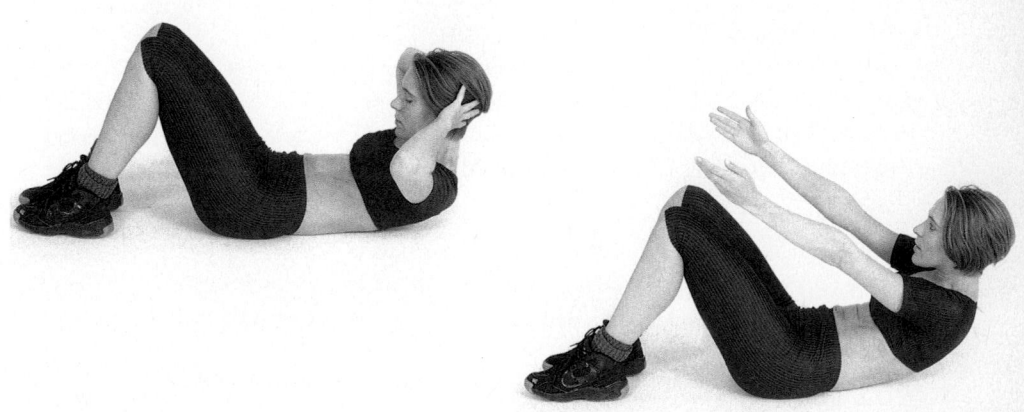

Übungsbeschreibung

Nehmen Sie die Hände an den Hinterkopf und richten Sie den Oberkörper mit einer Ausatmung auf. Lösen Sie langsam die Arme und strecken Sie sie mit dem Daumen nach oben über die Knie aus. Mit der nächsten Ausatmung spannen Sie den Bauch kräftig an und führen die Arme zurück an den Hinterkopf. Widerstehen Sie dem Absinken und versuchen Sie, Ihren höchsten Punkt zu halten. Dann senken Sie den Oberkörper und beginnen die Bewegung erneut mit einer Ausatmung.

VARIATION

- Wechseln Sie zwischen verschiedenen Armhaltungen oder richten Sie den Oberkörper seitlich auf.

HINWEISE

- Achten Sie auf die richtige Atmung und die Koordination der Bewegungen mit der Atmung.
- Sinken Sie nicht mit den Schultern zur Unterlage, wenn Sie die Arme zurück an den Hinterkopf führen.

Gerader Bauchmuskel	oben		unten	✗✗✗✗
Äußerer schräger Bauchmuskel	bds	gls	ggs	✗✗✗✗
Innerer schräger Bauchmuskel	bds	gls	ggs	✗✗✗✗
Querer Bauchmuskel				✗✗
Viereckiger Lendenmuskel				

TRAININGSZIEL	**Kräftigung**	Mobilisation	Wahrnehmung	Koordination
EINSATZBEREICHE	Rehabilitation		Prävention	**Fitness**
SCHWIERIGKEITSGRAD	leicht		mittel	**schwer**

a. Übungsbeschreibung

Stellen Sie die Fersen auf und drücken Sie sie fest zur Unterlage. Strecken Sie die Arme hinter dem Kopf aus, überkreuzen Sie die Handgelenke und halten Sie die Finger gestreckt. Halten Sie die Arme möglichst dicht neben den Ohren, so daß der Kopf bei der Aufrichtung abgestützt wird. Richten Sie den Oberkörper langsam auf.

b. Übungsbeschreibung

Strecken Sie ein Bein flach über dem Boden aus und ziehen Sie die Fußspitze heran. Richten Sie den Oberkörper langsam auf und heben Sie das gestreckte Bein ein wenig an. Achten Sie unbedingt darauf, daß die Lendenwirbelsäule ständig Kontakt zur Unterlage behält.

VARIATIONEN

- Drehen Sie abwechselnd die linke oder die rechte Schulter zur Gegenseite.
- Ziehen Sie die Knie zum Körper heran, stützen Sie die Füße im rechten Winkel gegen eine Wand oder legen Sie die Fersen auf einen Stuhl.
- Ziehen Sie die Knie bis zum Bauchnabel heran und strecken Sie die Beine leicht gebeugt im Kniegelenk nach oben aus.

HINWEISE

- Machen Sie die Wirbelsäule lang und bewegen Sie sich im größtmöglichen Radius nach oben.
- Atmen Sie unbedingt in der Aufwärtsbewegung aus und machen Sie den Bauch flach.
- Halten Sie die Arme immer gestreckt.
- Bei eingeschränkter Schulterbeweglichkeit verzichten Sie auf diese Übung.

Kräftigung	Mobilisation	Wahrnehmung	Koordination	TRAININGSZIEL
Rehabilitation		Prävention	**Fitness**	EINSATZBEREICHE
leicht		mittel	**schwer**	SCHWIERIGKEITSGRAD

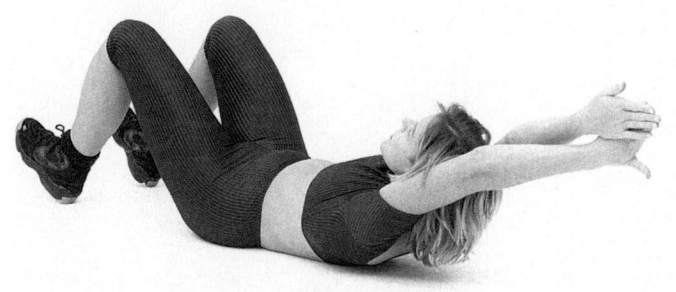

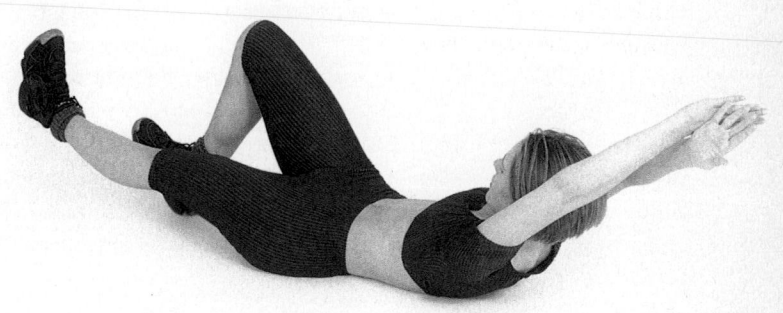

Gerader Bauchmuskel	**oben**		**unten**	✗✗✗✗✗
Äußerer schräger Bauchmuskel	**bds**	gls	ggs	✗✗✗✗✗
Innerer schräger Bauchmuskel	**bds**	gls	ggs	✗✗✗✗✗
Querer Bauchmuskel				✗✗
Viereckiger Lendenmuskel				

TRAININGSZIEL	**Kräftigung**	Mobilisation	Wahrnehmung	**Koordination**
EINSATZBEREICHE	Rehabilitation		**Prävention**	**Fitness**
SCHWIERIGKEITSGRAD	leicht		mittel	**schwer**

GERÄT Ein Thera-Band

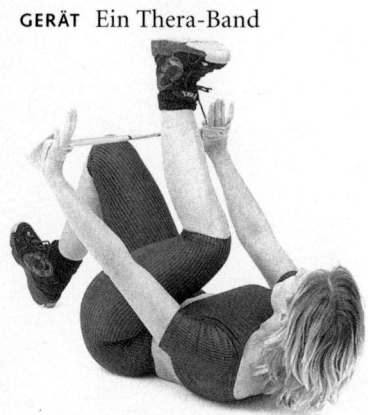 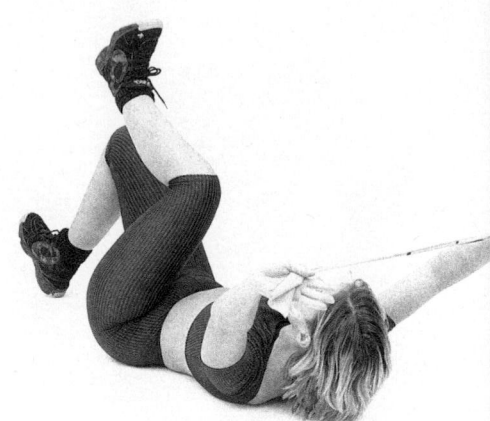

Übungsbeschreibung

Umfassen Sie das Thera-Band in Schulterbreite. Stellen Sie das rechte Bein auf und drücken Sie die Ferse leicht zum Boden. Ziehen Sie das linke Bein zur Brust und die Fußspitzen heran. Richten Sie den Oberkörper mit einer Ausatmung auf und führen Sie das Thera-Band über den linken Fuß hinter den Unterschenkel. Lassen Sie den Oberkörper mit der Einatmung nicht absinken. Mit der nächsten Ausatmung spannen Sie den Bauch kräftig an und führen die Arme mit dem Thera-Band hinter den Kopf. Lassen Sie den Oberkörper auch mit der folgenden Einatmung nicht absinken, und beginnen Sie die Übung erneut mit der nächsten Ausatmung. Halten Sie das Band immer unter Spannung oder verstärken Sie den Zug auf das Band an den Umkehrpunkten der Bewegung.

VARIATIONEN

- Strecken Sie das herangezogene Bein und beugen Sie es erst, wenn Sie das Thera-Band nach vorn bzw. nach hinten nehmen.
- Halten Sie das Thera-Band hinter dem herangezogenen Bein und bewegen Sie abwechselnd gegen den Widerstand des Bandes einen Arm stärker nach oben. Sie beanspruchen damit die schräge Bauchmuskulatur stärker.

HINWEIS

- Empfohlene Farbe des Thera-Bandes: grün und blau.

Gerader Bauchmuskel	**oben**		unten	✗✗✗✗
Äußerer schräger Bauchmuskel	**bds**	gls	ggs	✗✗✗✗
Innerer schräger Bauchmuskel	**bds**	gls	ggs	✗✗✗✗
Querer Bauchmuskel			✗✗	
Viereckiger Lendenmuskel				

Kräftigung	Mobilisation	Wahrnehmung	**Koordination**	TRAININGSZIEL
Rehabilitation		**Prävention**	**Fitness**	EINSATZBEREICHE
leicht		**mittel**	schwer	SCHWIERIGKEITSGRAD

GERÄT   Ein Gymnastikball o. ä.

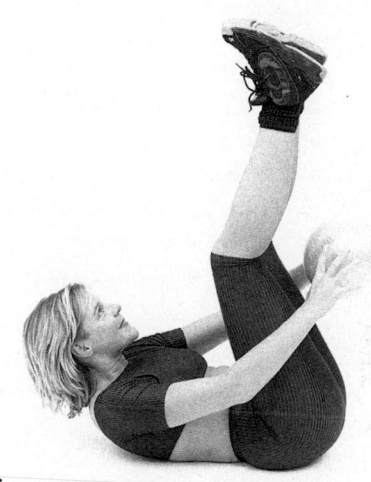

Übungsbeschreibung

Strecken Sie beide Beine leicht
angewinkelt senkrecht nach oben aus.
Richten Sie den Oberkörper auf und übergeben Sie den Ball hinter der Kniekehle von
der rechten in die linke Hand und umgekehrt.

HINWEISE

- Vermeiden Sie ruckartige Bewegungen. Wenn Ihre Aufrichtefähigkeit nicht ausreicht, winkeln Sie die Knie stärker an.
- Bei dynamischer Bewegungsausführung übergeben Sie den Ball in der Ausatmung
  mit jeder Aufrichtebewegung.

Gerader Bauchmuskel	**oben**		unten	✗✗✗✗
Äußerer schräger Bauchmuskel	**bds**	gls	ggs	✗✗✗
Innerer schräger Bauchmuskel	**bds**	gls	ggs	✗✗✗
Querer Bauchmuskel				✗
Viereckiger Lendenmuskel				

TRAININGSZIEL	**Kräftigung**	**Mobilisation**	**Wahrnehmung**	Koordination
EINSATZBEREICHE	**Rehabilitation**		**Prävention**	**Fitness**
SCHWIERIGKEITSGRAD	**leicht**		mittel	schwer

Übungsbeschreibung

Ziehen Sie die Knie so weit heran, so daß sich ein rechter Winkel im Knie- und Hüftgelenk ergibt. Legen Sie die Arme mit nach oben zeigenden Handflächen neben den Körper. Ziehen Sie mit der Einatmung die Arme flach über den Boden hinter den Kopf, nehmen Sie die Hände zur gemeinsamen Faust und strecken Sie sich so lang wie möglich. Mit der Ausatmung führen Sie die gebeugten Arme über den Kopf vor die Brust und richten dabei den Oberkörper auf. Atmen Sie so lange aus, bis Sie das Gefühl haben, daß die Lungen völlig leer sind, und drücken Sie die Handflächen gleichzeitig fest zusammen. Dann lassen Sie den Oberkörper sinken, legen Sie die Hände neben den Körper und wiederholen Sie die Übung mit der nächsten Einatmung.

VARIATION

- Stellen Sie die Füße auf und ziehen Sie die Arme mit der Einatmung flach über den Boden hinter den Kopf. Führen Sie die Hände mit der Ausatmung mit den Handrücken zueinander zwischen die Knie und richten Sie den Oberkörper bis zum höchstmöglichen Punkt auf. Atmen Sie so lange aus, bis Sie das Gefühl haben, daß die Lungen völlig leer sind und sinken Sie dann wieder zurück.

HINWEISE

- Richten Sie sich nach Ihrem eigenen Atemrhythmus, und beginnen Sie die Bewegung erst dann, wenn Einatmung oder Ausatmung von selbst kommen. Versuchen Sie Ihren Atem nicht zu beeinflussen.
- Die Übung hat eine entspannende Wirkung und eignet sich gut als Atem- und Herz-Kreislauf aktivierende Übung vor einem Entspannungstraining.

Kräftigung	**Mobilisation**	**Wahrnehmung**	Koordination	TRAININGSZIEL
Rehabilitation		**Prävention**	**Fitness**	EINSATZBEREICHE
leicht		mittel	schwer	SCHWIERIGKEITSGRAD

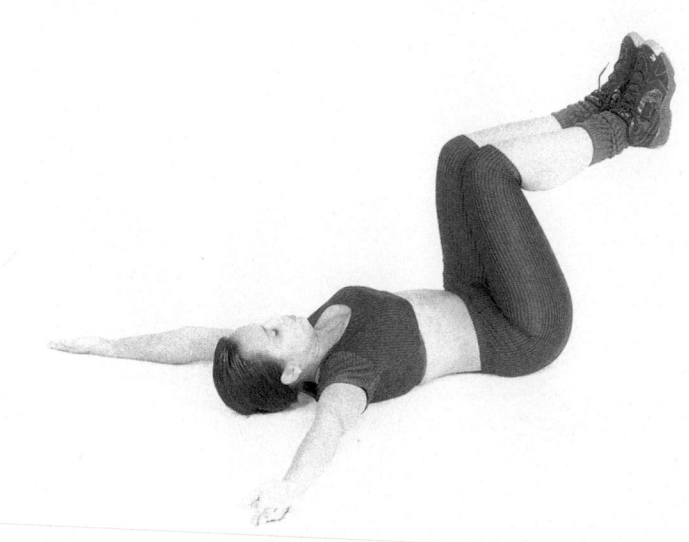

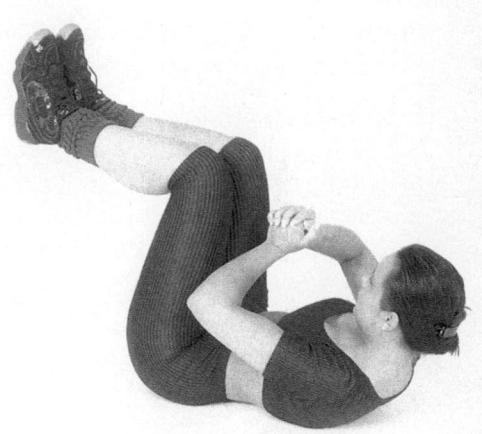

Gerader Bauchmuskel	**oben**		unten	✗✗✗
Äußerer schräger Bauchmuskel	**bds**	gls	ggs	✗✗
Innerer schräger Bauchmuskel	**bds**	gls	ggs	✗✗
Querer Bauchmuskel				✗
Viereckiger Lendenmuskel				

TRAININGSZIEL	**Kräftigung**	Mobilisation	Wahrnehmung	**Koordination**
EINSATZBEREICHE	Rehabilitation		**Prävention**	**Fitness**
SCHWIERIGKEITSGRAD	leicht		**mittel**	schwer

GERÄT Ein Gymnastikball o. ä.

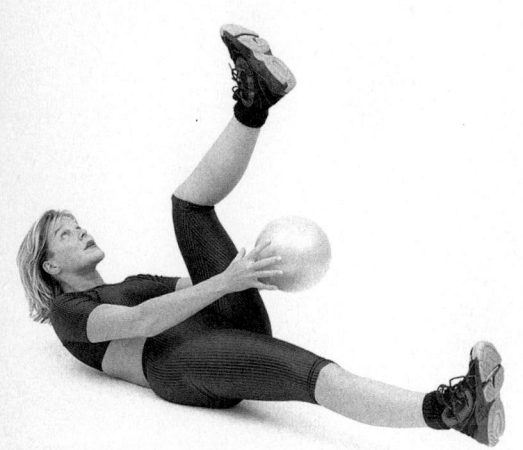
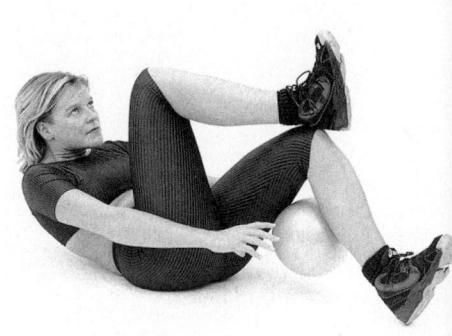

a. Übungsbeschreibung

Strecken Sie das rechte Bein leicht angewinkelt senkrecht nach oben und das linke Bein flach über der Unterlage aus. Ziehen Sie beide Fußspitzen heran. Richten Sie den Oberkörper auf und übergeben Sie den Ball hinter dem rechten Bein von der rechten in die linke Hand und umgekehrt.

b. Übungsbeschreibung

Stellen Sie das linke Bein mit der Ferse auf und legen Sie die rechte Ferse auf das linke Knie. Richten Sie den Oberkörper auf und übergeben Sie den Gymnastikball o. ä. unter dem linken Knie von der rechten in die linke Hand und umgekehrt. Reicht Ihre Aufrichtefähigkeit nicht aus, lösen Sie die linke Ferse vom Boden und ziehen dadurch beide Knie zum Oberkörper heran.

VARIATION

• Stellen Sie das linke Bein mit der Ferse auf und drücken Sie es leicht zur Unterlage.

HINWEISE

• Vermeiden Sie ruckartige Bewegungen.
• Bei dynamischer Bewegungsausführung übergeben Sie den Ball in der Ausatmung mit jeder Aufrichtebewegung.

Gerader Bauchmuskel	**oben**		unten	✗✗✗✗
Äußerer schräger Bauchmuskel	**bds**	gls	ggs	✗✗✗✗
Innerer schräger Bauchmuskel	**bds**	gls	ggs	✗✗✗✗
Querer Bauchmuskel				✗
Viereckiger Lendenmuskel				

Kräftigung	Mobilisation	Wahrnehmung	**Koordination**	TRAININGSZIEL
Rehabilitation		**Prävention**	**Fitness**	EINSATZBEREICHE
leicht		**mittel**	schwer	SCHWIERIGKEITSGRAD

GERÄT Ein Gymnastikball o. ä.

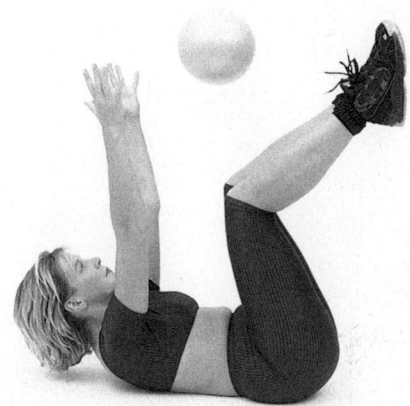

Übungsbeschreibung

Nehmen Sie den Ball zwischen die Füße und richten Sie den Oberkörper auf. Strecken Sie die Knie und werfen Sie den Ball in Richtung der nach oben ausgestreckten Arme. Führen Sie dann die Knie langsam zur Brust und legen Sie den Ball zurück zwischen die Füße, ohne mit dem Oberkörper abzusinken.

VARIATIONEN

- Richten Sie den Oberkörper auf und werfen Sie den Gymnastikball mit beiden Händen senkrecht nach oben. Fangen Sie den Ball wieder auf, ohne mit dem Oberkörper zur Unterlage abzusinken.
- Strecken Sie die Arme seitlich aus und werfen Sie den Ball in einem Bogen von der einen zur anderen Seite.

HINWEISE

- Achten Sie darauf, daß Sie den Kopf nicht in die Überstreckung nehmen.
- Führen Sie die Würfe kontrolliert aus und vermeiden Sie zu ruckartige und schwunghafte Bewegungen.

Gerader Bauchmuskel		**oben**		unten	✗✗✗✗
Äußerer schräger Bauchmuskel		**bds**	gls	ggs	✗✗✗✗
Innerer schräger Bauchmuskel		**bds**	gls	ggs	✗✗✗✗
Querer Bauchmuskel					✗✗
Viereckiger Lendenmuskel					

TRAININGSZIEL	**Kräftigung**	Mobilisation	Wahrnehmung	**Koordination**
EINSATZBEREICHE	Rehabilitation		**Prävention**	**Fitness**
SCHWIERIGKEITSGRAD	leicht		mittel	**schwer**

GERÄT Ein Gymnastikstab

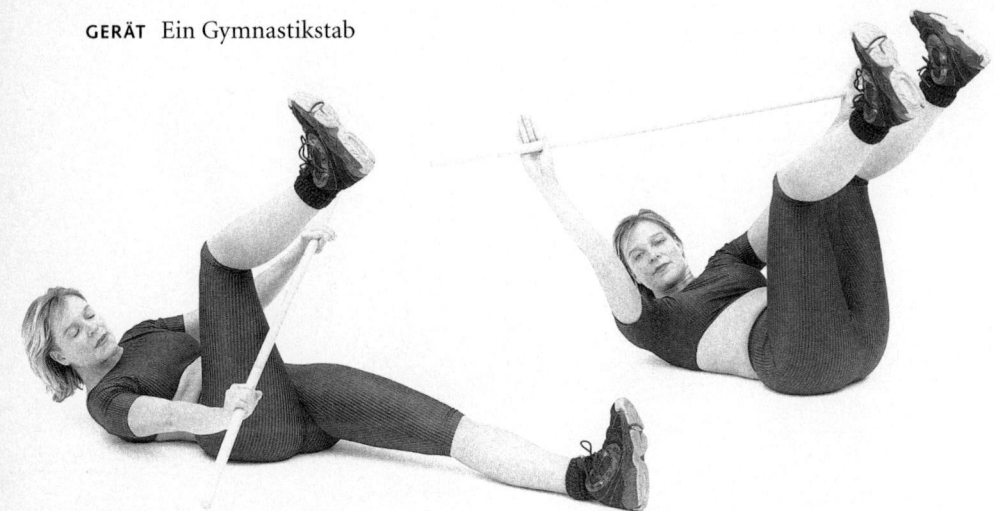

a. Übungsbeschreibung

Ziehen Sie das rechte Bein leicht angewinkelt heran, und legen Sie das linke Bein ausgestreckt auf der Unterlage ab. Ziehen Sie beide Fußspitzen heran. Halten Sie den Gymnastikstab mit gestreckten Armen hinter dem angewinkelten Bein und richten Sie den Oberkörper auf. Heben Sie abwechselnd den rechten und den linken Arm an, so daß Sie die jeweilige Schulter zur Gegenseite drehen.

b. Übungsbeschreibung

Fassen Sie den Gymnastikstab breit und strecken Sie die Arme senkrecht zur Decke aus. Richten Sie den Oberkörper auf und drehen Sie mit gestreckten Armen den Gymnastikstab wechselseitig nach rechts und links.

HINWEIS

• Vermeiden Sie ruckartige und schwunghafte Bewegungen.

Gerader Bauchmuskel	**oben**		**unten**	✗✗✗✗
Äußerer schräger Bauchmuskel	**bds**	gls	ggs	✗✗✗✗
Innerer schräger Bauchmuskel	**bds**	gls	ggs	✗✗✗✗
Querer Bauchmuskel				✗
Viereckiger Lendenmuskel				✗

Kräftigung	Mobilisation	**Wahrnehmung**	Koordination	TRAININGSZIEL
Rehabilitation		**Prävention**	**Fitness**	EINSATZBEREICHE
leicht		**mittel**	schwer	SCHWIERIGKEITSGRAD

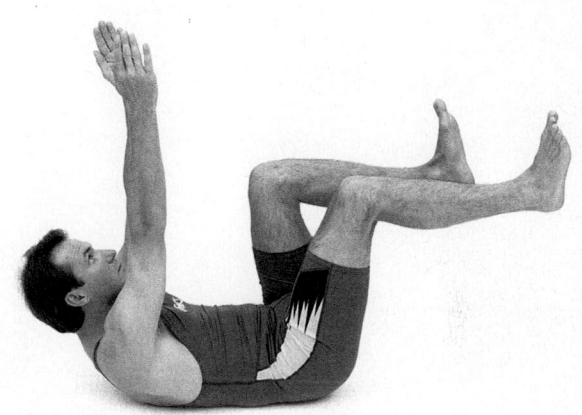

Übungsbeschreibung

Richten Sie den Oberkörper bis zum höchstmöglichen Punkt auf und strecken Sie die Arme mit nach hinten zeigenden Daumen senkrecht nach oben. Bewegen Sie die Knie betont langsam und mit wenig Bewegungsausschlag in Körperlängsrichtung vor und zurück.

VARIATION

- Ziehen Sie das rechte Bein maximal zur Brust heran und strecken Sie das linke Bein auf der Unterlage aus. Ziehen Sie die Fußspitzen heran. Richten Sie den Oberkörper auf und heben Sie das linke Bein ein wenig vom Boden an. Ziehen Sie im Wechsel das gestreckte Bein heran und strecken Sie das andere, gebeugte Bein flach über der Unterlage aus.

HINWEISE

- Achten Sie darauf, daß der untere Rücken immer vollständig aufliegt. Wenn Sie damit Schwierigkeiten haben, ziehen Sie immer zuerst das gestreckte Bein heran und strecken dann das gebeugte aus.

Gerader Bauchmuskel	**oben**		**unten**	✗✗✗✗
Äußerer schräger Bauchmuskel	**bds**	gls	ggs	✗✗✗
Innerer schräger Bauchmuskel	**bds**	gls	ggs	✗✗✗
Querer Bauchmuskel				✗
Viereckiger Lendenmuskel				

TRAININGSZIEL	**Kräftigung**	Mobilisation	Wahrnehmung	**Koordination**
EINSATZBEREICHE	Rehabilitation		**Prävention**	**Fitness**
SCHWIERIGKEITSGRAD	leicht		**mittel**	schwer

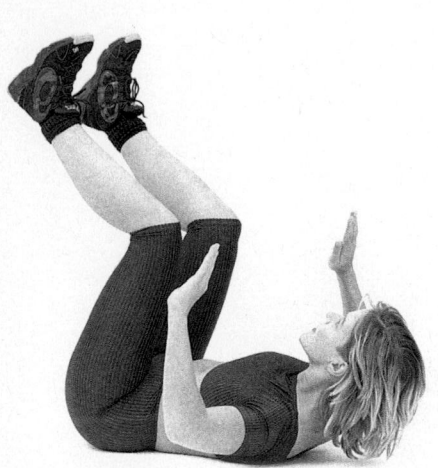 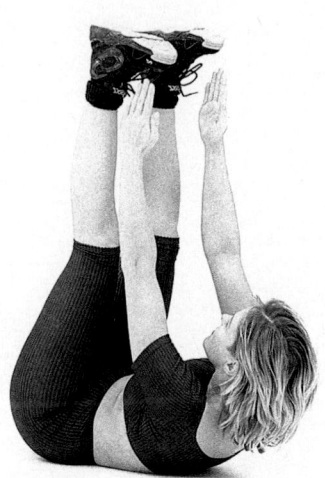

Übungsbeschreibung

Legen Sie die Oberarme schulterparallel ab, so daß die Unterarme senkrecht nach oben und die Daumen nach innen zeigen. Richten Sie den Oberkörper auf und strecken Sie gleichzeitig beide Beine senkrecht nach oben aus. Führen Sie beide Arme in Richtung der Fußspitzen, wobei Sie die Daumen nach hinten drehen. Ziehen Sie die Fußspitzen heran.

VARIATIONEN

• Führen Sie beide Hände zur rechten oder zur linken Fußspitze. Führen Sie die Übung nur zu einer Seite aus oder wechseln Sie beide Seiten ab.
• Drehen Sie die Fußspitzen nach rechts und führen Sie die Fingerspitzen zur linken Ferse. Führen Sie die Übung nur zu einer Seite aus oder wechseln Sie beide Seiten ab.
• Verschränken Sie die Arme in der Ausgangsstellung vor der Brust.

HINWEISE

• Drücken Sie bei der Streckung der Beine die Fersen zur Decke.
• Ziehen Sie in der Rückbewegung der Arme nicht die Schultern hoch.

Gerader Bauchmuskel	**oben**		**unten**	✗✗✗✗
Äußerer schräger Bauchmuskel	**bds**	gls	ggs	✗✗✗
Innerer schräger Bauchmuskel	**bds**	gls	ggs	✗✗✗
Querer Bauchmuskel				✗
Viereckiger Lendenmuskel				

Kräftigung	Mobilisation	Wahrnehmung	Koordination	TRAININGSZIEL
Rehabilitation		Prävention	Fitness	EINSATZBEREICHE
leicht		mittel	schwer	SCHWIERIGKEITSGRAD

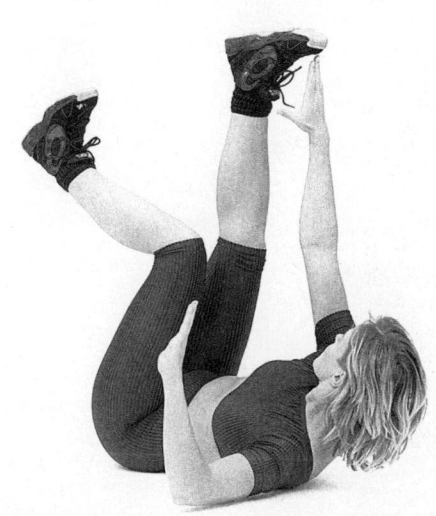

Übungsbeschreibung

Legen Sie die Oberarme schulterparallel ab, so daß die Unterarme senkrecht nach oben und die Daumen nach innen zeigen. Richten Sie den Oberkörper auf und strecken Sie gleichzeitig das rechte Bein aus, ziehen Sie die Fußspitzen heran und führen Sie den rechten Arm in Richtung der rechten Fußspitze.

VARIATION

- Strecken Sie gleichzeitig das linke Bein aus und führen Sie den rechten Arm in Richtung der linken Fußspitze. Führen Sie die Übung nur zu einer Seite aus oder wechseln Sie beide Seiten ab.

HINWEISE

- Drücken Sie bei der Streckung des Beines die Ferse zur Decke.
- Stützen Sie den passiven Arm nicht auf der Unterlage ab.
- Ziehen Sie in der Rückbewegung des Arms nicht die Schulter hoch.

Gerader Bauchmuskel		**oben**	**unten**	✗✗✗✗
Äußerer schräger Bauchmuskel	bds	**gls**	ggs	✗✗✗
Innerer schräger Bauchmuskel	bds	gls	**ggs**	✗✗✗
Querer Bauchmuskel				✗
Viereckiger Lendenmuskel				

TRAININGSZIEL	**Kräftigung**	**Mobilisation**	Wahrnehmung	**Koordination**
EINSATZBEREICHE	**Rehabilitation**		**Prävention**	Fitness
SCHWIERIGKEITSGRAD	**leicht**		mittel	schwer

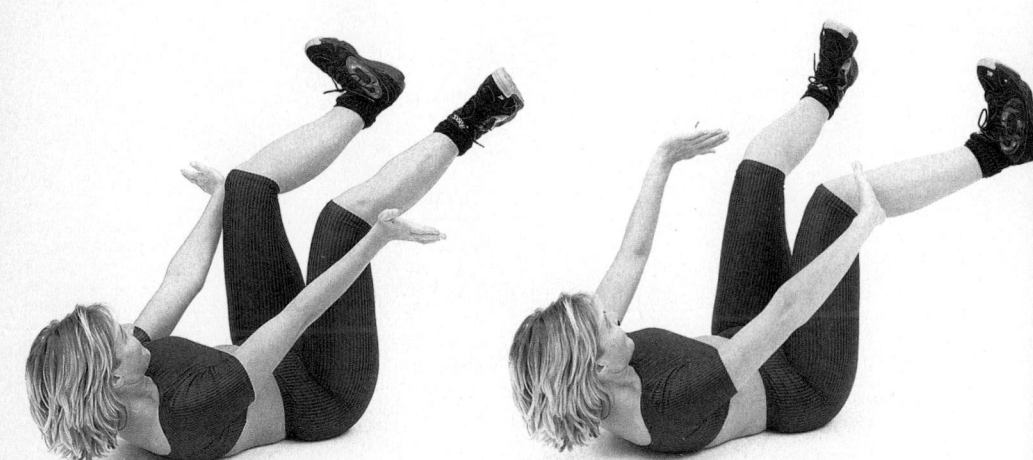

Übungsbeschreibung

Richten Sie den Oberkörper auf und drehen Sie Finger- und Fußspitzen abwechselnd synchron nach innen und nach außen.

VARIATION

• Drehen Sie gleichzeitig die Fußspitzen nach außen und die Fingerspitzen nach innen und umgekehrt.

HINWEIS

• Halten Sie die Arme immer gestreckt.

Gerader Bauchmuskel	**oben**		unten	✗✗✗✗
Äußerer schräger Bauchmuskel	**bds**	gls	ggs	✗✗✗
Innerer schräger Bauchmuskel	**bds**	gls	ggs	✗✗✗
Querer Bauchmuskel				✗
Viereckiger Lendenmuskel				

Kräftigung	Mobilisation	Wahrnehmung	Koordination	TRAININGSZIEL
Rehabilitation		**Prävention**	Fitness	EINSATZBEREICHE
leicht		mittel	schwer	SCHWIERIGKEITSGRAD

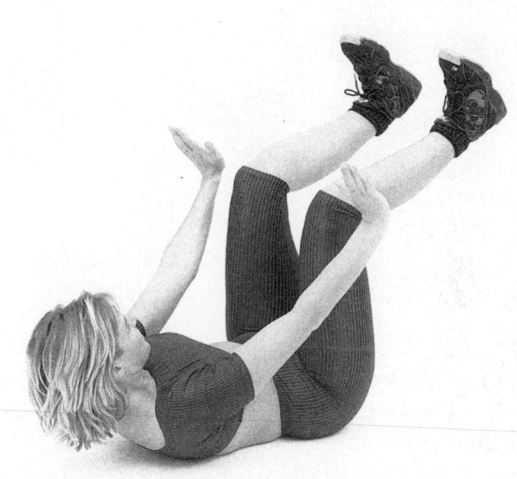

Übungsbeschreibung

Richten Sie den Oberkörper auf. Beugen und strecken Sie abwechselnd synchron beide Hand- und Fußgelenke.

VARIATIONEN

- Beugen Sie beide Fußgelenke und strecken Sie gleichzeitig beide Handgelenke und umgekehrt.
- Beugen Sie das rechte Hand- und Fußgelenk und strecken Sie gleichzeitig das linke Hand- und Fußgelenk.
- Beugen Sie das linke Hand- und rechte Fußgelenk und strecken Sie gleichzeitig das rechte Hand- und linke Fußgelenk und umgekehrt.

HINWEIS

- Halten Sie die Arme immer gestreckt.

Gerader Bauchmuskel		**oben**	unten	✗✗✗✗
Äußerer schräger Bauchmuskel	**bds**	gls	ggs	✗✗✗
Innerer schräger Bauchmuskel	**bds**	gls	ggs	✗✗✗
Querer Bauchmuskel				✗
Viereckiger Lendenmuskel				

TRAININGSZIEL	**Kräftigung**	Mobilisation	**Wahrnehmung**	Koordination
EINSATZBEREICHE	Rehabilitation		**Prävention**	**Fitness**
SCHWIERIGKEITSGRAD	leicht		**mittel**	schwer

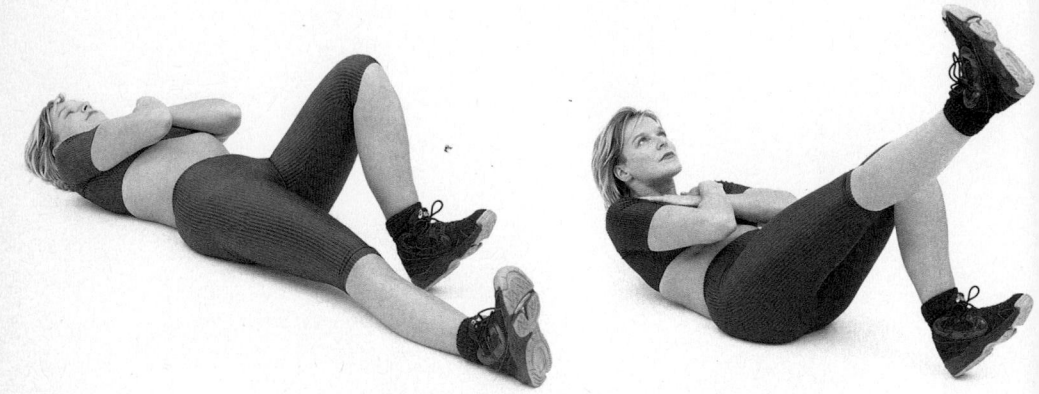

Übungsbeschreibung

Verschränken Sie die Arme vor der Brust, stellen Sie das linke Bein mit der Ferse auf und strecken Sie das rechte Bein auf der Unterlage aus. Ziehen Sie die Fußspitzen heran. Richten Sie nun betont langsam den Oberkörper auf und heben Sie gleichzeitig das rechte Bein bis auf Kniehöhe des linken Beines an. Versuchen Sie, das Bein «lang» zu machen, indem Sie die Ferse vom Körper wegschieben.

VARIATIONEN

- Heben Sie das rechte Bein bis auf Kniehöhe des aufgestellten linken Beines und führen Sie gleichzeitig beide Arme mit nach oben zeigenden Daumen in Richtung der Außenseite des rechten Knies, indem Sie die linke Schulter zur Gegenseite drehen.
- Drehen Sie die Fußspitze nach innen und führen Sie das gestreckte Bein schräg in Richtung der entgegengesetzten Schulter.

HINWEISE

- Spannen Sie immer zuerst die Bauchmuskulatur an, indem Sie den Rücken zur Unterlage drücken, bevor Sie das Bein anheben. Bewegen Sie das Bein niemals schwunghaft nach oben.
- Setzen Sie das Bein bei dynamischer Übungsausführung nicht ab.

Gerader Bauchmuskel	**oben**		**unten**	✗✗✗✗
Äußerer schräger Bauchmuskel	**bds**	gls	ggs	✗✗✗✗
Innerer schräger Bauchmuskel	**bds**	gls	ggs	✗✗✗✗
Querer Bauchmuskel				✗
Viereckiger Lendenmuskel				

Kräftigung	Mobilisation	Wahrnehmung	**Koordination**	TRAININGSZIEL
Rehabilitation		**Prävention**	**Fitness**	EINSATZBEREICHE
leicht		mittel	**schwer**	SCHWIERIGKEITSGRAD

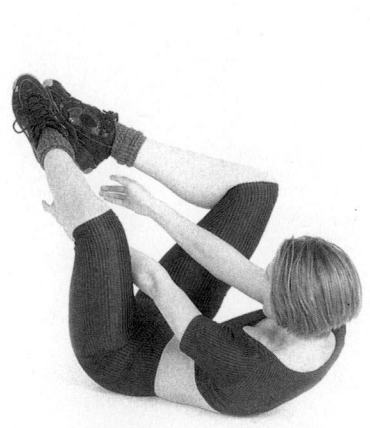 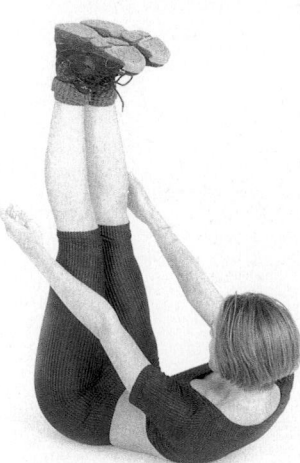

Übungsbeschreibung

Legen Sie die Fußinnenkanten aneinander und spreizen Sie die Knie nach außen ab. Verschränken Sie die Hände vor der Brust und richten Sie den Oberkörper mit einer Ausatmung auf. Führen Sie die Arme langsam mit nach oben zeigenden Daumen gestreckt zwischen die Beine. Mit der nächsten Ausatmung spannen Sie den Bauch kräftig an und führen die Arme zurück an die Brust. Dann senken Sie den Oberkörper mit der Einatmung. Mit der nächsten Ausatmung richten Sie den Oberkörper erneut auf, schließen und strecken die Beine senkrecht nach oben und führen die Arme gestreckt mit nach außen zeigenden Daumen neben die Knie.

VARIATIONEN

- Schließen Sie die Knie, während Sie die Arme vor der Brust verschränken.
- Wechseln Sie zwischen verschiedenen Armhaltungen oder richten Sie den Oberkörper seitlich auf, indem Sie einen Arm zwischen den Beinen und einen an der Außenseite des Knies vorbeiführen.

HINWEISE

- Achten Sie auf die richtige Atmung und die Koordination der Bewegungen mit der Atmung.
- Sinken Sie nicht mit den Schultern zur Unterlage, wenn Sie die Arme zur Brust zurückführen.

Gerader Bauchmuskel	**oben**		**unten**	✗✗✗✗
Äußerer schräger Bauchmuskel	**bds**	gls	ggs	✗✗✗✗
Innerer schräger Bauchmuskel	**bds**	gls	ggs	✗✗✗✗
Querer Bauchmuskel				✗✗
Viereckiger Lendenmuskel				

TRAININGSZIEL	**Kräftigung**	Mobilisation	Wahrnehmung	**Koordination**
EINSATZBEREICHE	Rehabilitation		**Prävention**	**Fitness**
SCHWIERIGKEITSGRAD	leicht		mittel	**schwer**

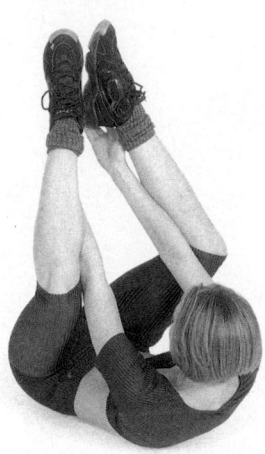

Übungsbeschreibung

Legen Sie die Fußinnenkanten aneinander und spreizen Sie die Knie nach außen ab. Richten Sie den Oberkörper auf und führen Sie die Hände mit nach oben zeigenden Handflächen unter die Fersen. Schieben Sie nun mit den gestreckten Armen die Fersen so weit nach oben wie möglich.

VARIATIONEN

- Halteübung: Drücken Sie mit den Fersen leicht gegen die Handflächen.
- Richten Sie den Oberkörper auf und führen Sie die Hände mit nach außen zeigenden Handflächen an die Fußsohlen. Strecken Sie nun Arme und Beine nach schräg oben aus, ohne daß die Hände die Fußsohlen verlassen.
- Halteübung: Drücken Sie mit den Händen leicht gegen die Fersen.

HINWEISE

- Halten Sie die Arme immer gestreckt.
- Lassen Sie sich nicht wie eine Schaukel nach hinten rollen, sondern strecken Sie die Beine nur so weit, daß der Oberkörper vollständig aufgerichtet bleiben kann. Ziehen Sie die Knie nicht zur Brust heran.

Gerader Bauchmuskel	**oben**		unten	✗✗✗✗
Äußerer schräger Bauchmuskel	**bds**	gls	ggs	✗✗✗✗
Innerer schräger Bauchmuskel	**bds**	gls	ggs	✗✗✗✗
Querer Bauchmuskel				✗
Viereckiger Lendenmuskel				

Kräftigung	Mobilisation	Wahrnehmung	**Koordination**	TRAININGSZIEL
Rehabilitation		**Prävention**	**Fitness**	EINSATZBEREICHE
leicht		mittel	**schwer**	SCHWIERIGKEITSGRAD

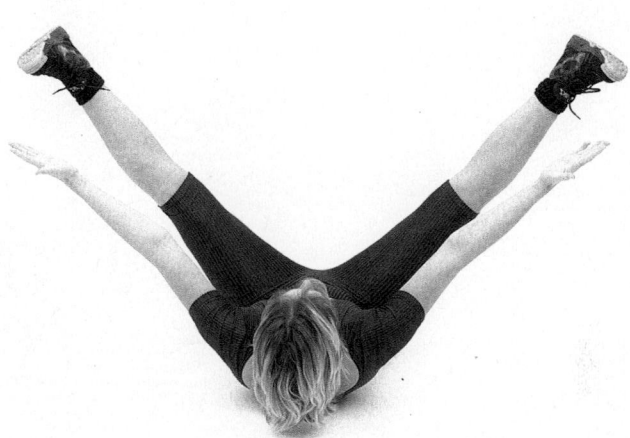

Übungsbeschreibung

Strecken Sie die Beine senkrecht nach oben aus und ziehen Sie die Fußspitzen heran. Richten Sie den Oberkörper auf und führen Sie die Arme mit nach hinten zeigenden Daumen in Richtung der Fußspitzen. Führen Sie die Arme und Beine synchron nach außen und wieder zusammen.

VARIATION

• Strecken Sie die Beine senkrecht nach oben aus und ziehen Sie die Fußspitzen heran. Richten Sie den Oberkörper auf und führen Sie die Arme mit nach hinten zeigenden Daumen in der Senkrechten zusammen und spreizen Sie gleichzeitig die Beine nach außen.

HINWEISE

• Wenn Ihre Beinbeugemuskulatur oder die Adduktoren verkürzt sind, spreizen Sie die im Kniegelenk gebeugten Beine ab.
• Halten Sie die Arme immer gestreckt und ziehen Sie mit den Fingerspitzen stets zur Decke bzw. vom Körper weg.
• Versuchen Sie den Oberkörper mit jedem Zusammenführen der Arme ein bißchen höher aufzurichten.

Gerader Bauchmuskel		**oben**		**unten**	✗✗✗✗
Äußerer schräger Bauchmuskel	**bds**	gls		ggs	✗✗✗✗
Innerer schräger Bauchmuskel	**bds**	gls		ggs	✗✗✗✗
Querer Bauchmuskel					✗
Viereckiger Lendenmuskel					

TRAININGSZIEL	**Kräftigung**	Mobilisation	Wahrnehmung	**Koordination**
EINSATZBEREICHE	Rehabilitation		**Prävention**	Fitness
SCHWIERIGKEITSGRAD	leicht		**mittel**	schwer

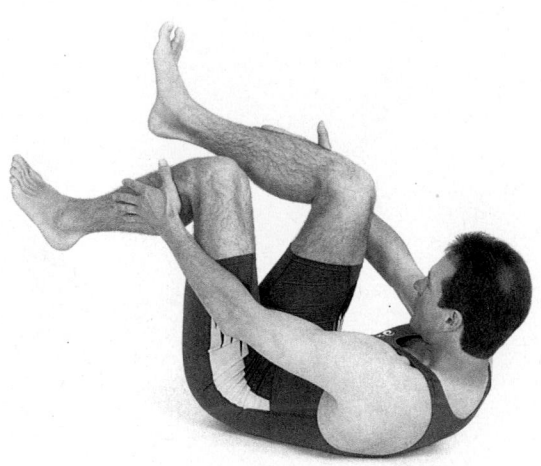

Übungsbeschreibung

Ziehen Sie die Knie heran und strecken Sie die Beine mit leicht gebeugten Kniegelenken senkrecht nach oben. Richten Sie den Oberkörper auf und legen Sie die Hände mit nach oben zeigenden Daumen und zu den Füßen zeigenden Fingerspitzen von außen gegen die Unterschenkel. Bewegen Sie die Beine wie beim Fahrradfahren und rollen Sie gleichzeitig wechselseitig die Schultern vorwärts, so daß die Hände wie bei einer Dampflokomotive die Bewegungen der Unterschenkel mitvollziehen.

HINWEISE

- Vermeiden Sie ruckartige und schwunghafte Bewegungen.
- Stellen Sie sich bei der Schulterrollbewegung vor, Sie würden mit jeder Umdrehung den Oberkörper ein wenig mehr aufrichten und die Fingerspitzen entlang des Unterschenkels zu den Füßen schieben.

Gerader Bauchmuskel	**oben**		**unten**	✗✗✗✗
Äußerer schräger Bauchmuskel	**bds**	gls	ggs	✗✗✗✗
Innerer schräger Bauchmuskel	**bds**	gls	ggs	✗✗✗✗
Querer Bauchmuskel				✗
Viereckiger Lendenmuskel				✗

Kräftigung	Mobilisation	Wahrnehmung	**Koordination**	TRAININGSZIEL
Rehabilitation		**Prävention**	**Fitness**	EINSATZBEREICHE
leicht		**mittel**	schwer	SCHWIERIGKEITSGRAD

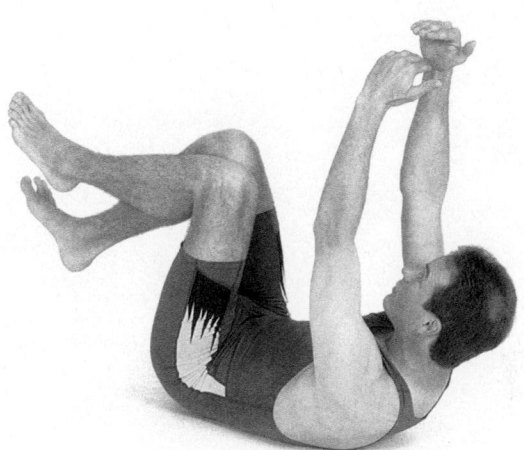

Übungsbeschreibung

Ziehen Sie die Knie heran, richten Sie den Oberkörper auf und strecken Sie die Arme mit nach hinten zeigenden Daumen senkrecht nach oben aus. Legen Sie die Handfläche der einen Hand auf den Handrücken der anderen, so daß die Fingerspitzen jeweils zur Gegenseite zeigen. Kreisen Sie mit einer Hand um die andere und bewegen Sie gleichzeitig die Beine wie beim Fahrradfahren.

VARIATION

- Fahren Sie mit den Beinen «vorwärts» und umkreisen Sie gleichzeitig die Hände rückwärts, d. h. zum Kopf gerichtet. Dies ist koordinativ schwieriger.

HINWEIS

- Halten Sie die Arme immer gestreckt.
- Vermeiden Sie ruckartige und schwunghafte Bewegungen.
- Stellen Sie sich beim Umkreisen der Hände vor, mit jeder Umdrehung würden Sie den Oberkörper ein wenig mehr aufrichten.

Gerader Bauchmuskel	**oben**		**unten**	✗✗✗✗
Äußerer schräger Bauchmuskel	**bds**	gls	ggs	✗✗✗✗
Innerer schräger Bauchmuskel	**bds**	gls	ggs	✗✗✗✗
Querer Bauchmuskel				✗
Viereckiger Lendenmuskel				

TRAININGSZIEL	**Kräftigung**	Mobilisation	Wahrnehmung	**Koordination**
EINSATZBEREICHE	Rehabilitation		**Prävention**	**Fitness**
SCHWIERIGKEITSGRAD	leicht		mittel	**schwer**

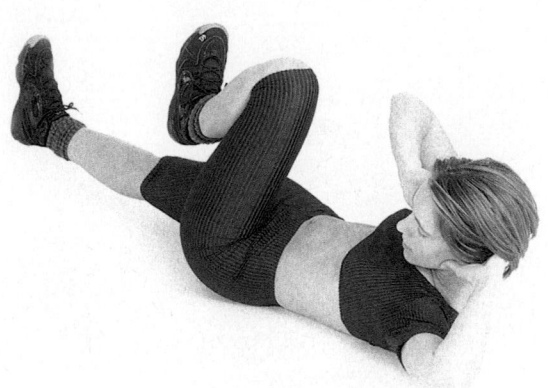

Übungsbeschreibung

Ziehen Sie die Knie heran, so daß sich Hüft- und Kniegelenk im rechten Winkel befinden. Nehmen Sie die Hände an die Schläfen oder hinter den Kopf. Richten Sie den Oberkörper ein wenig auf und drehen Sie die rechte Schulter zur Gegenseite, so daß sich der rechte Ellenbogen und das linke Knie zueinander bewegen. Drehen Sie das herangezogene Knie ein wenig nach außen und strecken Sie das rechte Bein flach über dem Boden aus. Führen Sie die Übung ausschließlich zu einer Seite oder im Wechsel zu beiden Seiten aus.

VARIATIONEN

- Strecken Sie den linken Arm flach über der Unterlage hinter den Kopf aus.
- Stellen Sie beide Beine auf und bewegen Sie gleichzeitig das linke Knie und den rechten Ellenbogen aufeinander zu.

HINWEISE

- Führen Sie alle Bewegungen langsam und kontrolliert aus.
- Halten Sie Ihre Ellenbogen entspannt und führen Sie sie nicht nach innen.
- Ziehen Sie mit den Händen nicht am Hinterkopf.

Gerader Bauchmuskel	**oben**		**unten**	✗✗✗✗
Äußerer schräger Bauchmuskel	bds	**gls**	ggs	✗✗✗✗
Innerer schräger Bauchmuskel	bds	gls	**ggs**	✗✗✗✗
Querer Bauchmuskel			✗	
Viereckiger Lendenmuskel				

Kräftigung	Mobilisation	Wahrnehmung	**Koordination**	TRAININGSZIEL
Rehabilitation		**Prävention**	**Fitness**	EINSATZBEREICHE
leicht		mittel	**schwer**	SCHWIERIGKEITSGRAD

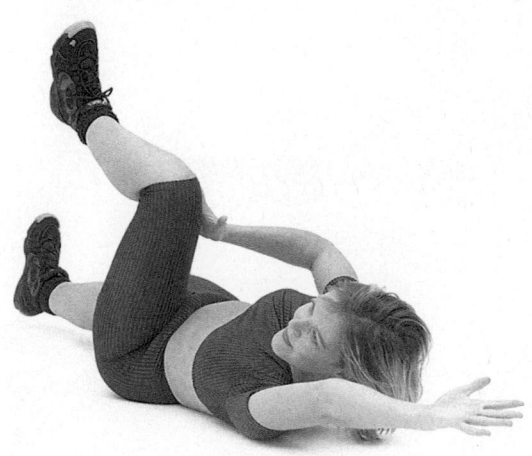

Übungsbeschreibung

Ziehen Sie die Knie so weit heran, daß der untere Rücken vollständig aufliegt. Nehmen Sie die Hände hinter den Kopf. Richten Sie den Oberkörper ein wenig auf und führen Sie den linken Arm gestreckt hinter den Kopf und die rechte Hand gleichzeitig von innen gegen das linke Knie. Drehen Sie das herangezogene Knie ein wenig nach außen und strecken Sie gleichzeitig das rechte Bein flach über dem Boden aus. Führen Sie die Übung ausschließlich zu einer Seite oder im Wechsel zu beiden Seiten aus.

HINWEISE

- Führen Sie alle Bewegungen langsam und kontrolliert aus.
- Halten Sie den Oberkörper stets so weit aufgerichtet, daß die Schulterblätter vom Boden gelöst sind.

Gerader Bauchmuskel	**oben**		**unten**	✗✗✗✗
Äußerer schräger Bauchmuskel	**bds**	gls	ggs	✗✗✗✗
Innerer schräger Bauchmuskel	**bds**	gls	ggs	✗✗✗✗
Querer Bauchmuskel				✗✗
Viereckiger Lendenmuskel				

TRAININGSZIEL	**Kräftigung**	Mobilisation	Wahrnehmung	**Koordination**
EINSATZBEREICHE	Rehabilitation		**Prävention**	**Fitness**
SCHWIERIGKEITSGRAD	leicht		mittel	**schwer**

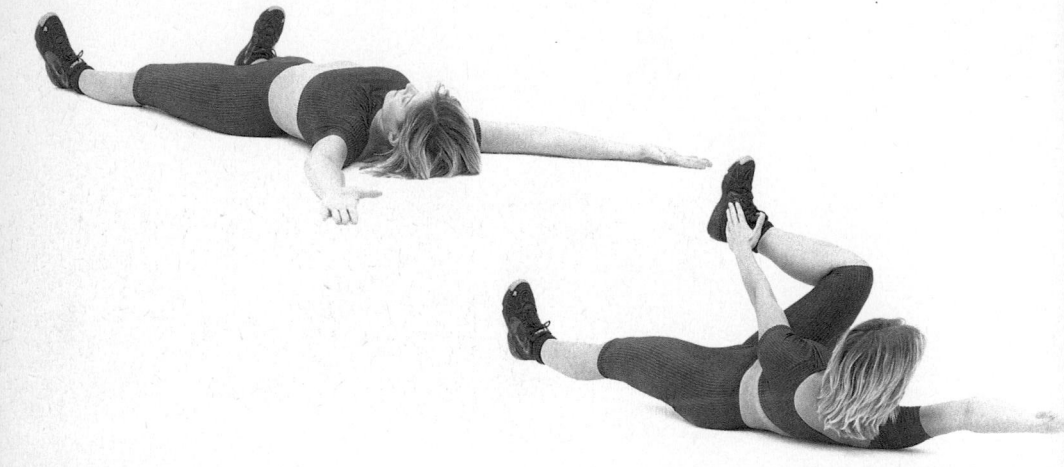

Übungsbeschreibung

Strecken Sie in der Rückenlage Arme und Beine leicht schräg aus. Richten Sie den Oberkörper ein wenig auf, indem Sie die rechte Schulter von der Unterlage lösen und spannen Sie die Bauchmuskulatur kräftig an. Heben Sie das linke Bein an und ziehen Sie das Knie heran. Drehen sie das herangezogene Knie ein wenig nach außen und führen Sie gleichzeitig die rechte Hand zur linken Ferse. Legen Sie in der Rückbewegung das zu streckende Bein und den Arm nicht mehr auf der Unterlage ab. Führen Sie die Übung ausschließlich zu einer Seite oder im Wechsel zu beiden Seiten aus.

HINWEISE

- Führen Sie alle Bewegungen langsam, kontrolliert und in gleichmäßiger Geschwindigkeit aus.
- Ziehen Sie die Fußspitzen immer heran und drücken Sie die Fersen vom Körper weg.
- Halten Sie den Oberkörper stets so weit aufgerichtet, daß die Schulterblätter vom Boden gelöst sind.
- Achten Sie darauf, daß der untere Rücken in jeder Phase der Übung vollständig aufliegt.

Gerader Bauchmuskel	**oben**		**unten**	✗✗✗✗
Äußerer schräger Bauchmuskel	bds	**gls**	ggs	✗✗✗✗
Innerer schräger Bauchmuskel	bds	gls	**ggs**	✗✗✗✗
Querer Bauchmuskel				✗✗
Viereckiger Lendenmuskel				✗

Kräftigung	Mobilisation	Wahrnehmung	**Koordination**	TRAININGSZIEL
Rehabilitation		**Prävention**	**Fitness**	EINSATZBEREICHE
leicht		**mittel**	schwer	SCHWIERIGKEITSGRAD

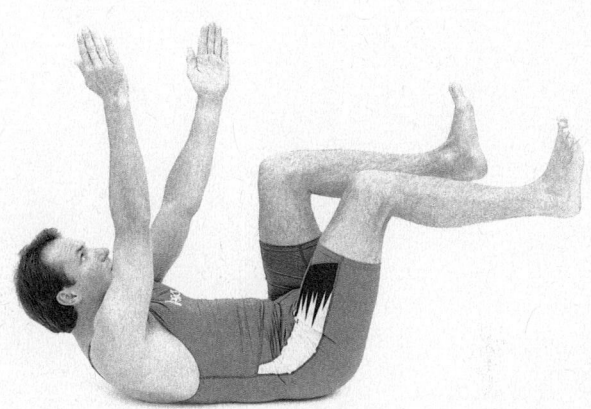

Übungsbeschreibung

Richten Sie den Oberkörper auf und strecken Sie die Arme mit nach hinten zeigenden Daumen senkrecht nach oben aus. Ziehen Sie mit den Fingerspitzen zur Decke. Bewegen Sie die Knie und die Arme betont langsam und mit wenig Bewegungsausschlag in Körperlängsrichtung vor und zurück. Das linke Knie und der linke Arm nähern sich dabei an und umgekehrt.

VARIATION

• Der linke Arm und das rechte Knie nähern sich an und umgekehrt.

HINWEIS

• Schauen Sie nicht zur Decke, um Ihre Halswirbelsäule nicht zu überstrecken.

Gerader Bauchmuskel	**oben**		**unten**	✗✗✗✗✗
Äußerer schräger Bauchmuskel	**bds**	gls	ggs	✗✗✗✗
Innerer schräger Bauchmuskel	**bds**	gls	ggs	✗✗✗✗
Querer Bauchmuskel				✗
Viereckiger Lendenmuskel				

TRAININGSZIEL	**Kräftigung**	Mobilisation	Wahrnehmung	**Koordination**
EINSATZBEREICHE	Rehabilitation		Prävention	**Fitness**
SCHWIERIGKEITSGRAD	leicht		mittel	**schwer**

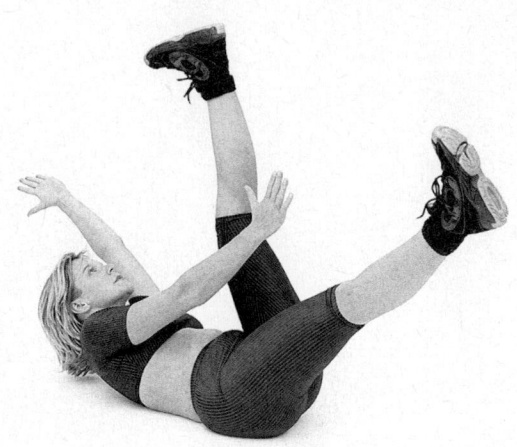

Übungsbeschreibung

Ziehen Sie die Knie heran und strecken Sie die Beine senkrecht nach oben aus. Ziehen Sie die Fußspitzen heran. Richten Sie den Oberkörper auf und strecken Sie die Arme mit nach hinten zeigenden Daumen senkrecht nach oben. Führen Sie den rechten Arm in Körperlängsrichtung nach vorn und den linken Arm hinter den Kopf und ziehen Sie gleichzeitig das linke Bein zur Brust und senken Sie das rechte Bein etwa um 45 Grad ab. Bewegen Sie Arme und Beine diagonal mit großem Bewegungsausschlag in Körperlängsrichtung vor und zurück.

HINWEISE

- Führen Sie alle Bewegungen langsam, kontrolliert und in gleichmäßiger Geschwindigkeit aus.
- Ziehen Sie die Fußspitzen immer heran und drücken Sie die Fersen vom Körper weg.
- Halten Sie den Oberkörper stets so weit aufgerichtet, daß die Schulterblätter vom Boden gelöst sind.
- Versuchen Sie sich mit jeder Vorbewegung des Arms auf der entsprechenden Körperseite ein wenig mehr aufzurichten.
- Achten Sie darauf, daß der untere Rücken in jeder Phase der Übung vollständig aufliegt.

Gerader Bauchmuskel	**oben**		**unten**	✗✗✗✗
Äußerer schräger Bauchmuskel	**bds**	gls	ggs	✗✗✗✗
Innerer schräger Bauchmuskel	**bds**	gls	ggs	✗✗✗✗
Querer Bauchmuskel				✗✗
Viereckiger Lendenmuskel				✗

Kräftigung	Mobilisation	Wahrnehmung	Koordination	TRAININGSZIEL
Rehabilitation		**Prävention**	**Fitness**	EINSATZBEREICHE
leicht		**mittel**	schwer	SCHWIERIGKEITSGRAD

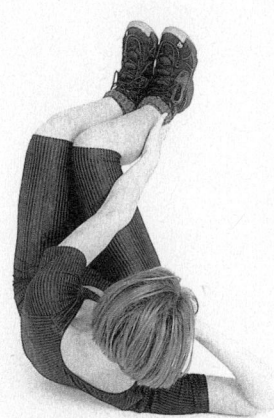

Übungsbeschreibung

Ziehen Sie die Knie zur Brust und die Fußspitzen heran. Nehmen Sie die Hände hinter den Kopf, so daß die Ellenbogen nach außen zeigen. Richten Sie den Oberkörper ein wenig auf und drehen Sie die linke Schulter zur Gegenseite. Lösen Sie die linke Hand vom Hinterkopf und schieben Sie sie mit nach unten zeigendem Daumen an der Außenseite des rechten Unterschenkels entlang. Bewegen Sie gleichzeitig die Unterschenkel nach rechts. Führen Sie die Übung ausschließlich zu einer Seite oder im Wechsel zu beiden Seiten durch.

VARIATION

- Legen Sie den rechten Arm schulterparallel mit der nach oben zeigenden Handfläche gestreckt auf die Unterlage.

HINWEISE

- Neigen Sie die Oberschenkel nicht zur Seite.
- Eine eingeschränkte Hüftbeweglichkeit begrenzt das Bewegungsausmaß der Unterschenkel.

Gerader Bauchmuskel	**oben**			**unten**	✗✗✗✗
Äußerer schräger Bauchmuskel	bds	**gls**		ggs	✗✗✗✗
Innerer schräger Bauchmuskel	bds	gls		**ggs**	✗✗✗✗
Querer Bauchmuskel					✗
Viereckiger Lendenmuskel					✗

TRAININGSZIEL	**Kräftigung**	**Mobilisation**	Wahrnehmung	**Koordination**
EINSATZBEREICHE	Rehabilitation		**Prävention**	**Fitness**
SCHWIERIGKEITSGRAD	leicht		**mittel**	schwer

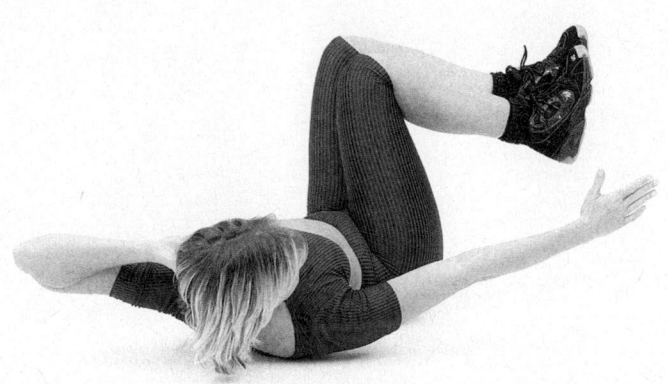

Übungsbeschreibung

Ziehen Sie die Knie zur Brust und die Fußspitzen heran. Nehmen Sie die Hände hinter den Kopf, so daß die Ellenbogen nach außen zeigen. Richten Sie den Oberkörper ein wenig auf und strecken Sie den rechten Arm schulterparallel seitlich mit dem Daumen oder der Handfläche nach oben zeigend aus. Ziehen Sie mit den Fingerspitzen nach außen, neigen Sie den Oberkörper zur rechten Seite und bewegen Sie gleichzeitig die Unterschenkel nach rechts, so daß sich das Becken und die Rippen der rechten Seite einander nähern. Führen Sie die Übung ausschließlich zu einer Seite oder im Wechsel zu beiden Seiten aus.

HINWEISE

- Neigen Sie die Oberschenkel nicht zur Seite.
- Eine eingeschränkte Hüftbeweglichkeit begrenzt das Bewegungsausmaß der Unterschenkel.

Gerader Bauchmuskel	**oben**		unten	✗✗✗
Äußerer schräger Bauchmuskel	bds	**gls**	ggs	✗✗✗
Innerer schräger Bauchmuskel	bds	**gls**	ggs	✗✗✗
Querer Bauchmuskel				✗
Viereckiger Lendenmuskel				✗✗

Kräftigung	Mobilisation	Wahrnehmung	Koordination	TRAININGSZIEL
Rehabilitation		Prävention	**Fitness**	EINSATZBEREICHE
leicht		mittel	**schwer**	SCHWIERIGKEITSGRAD

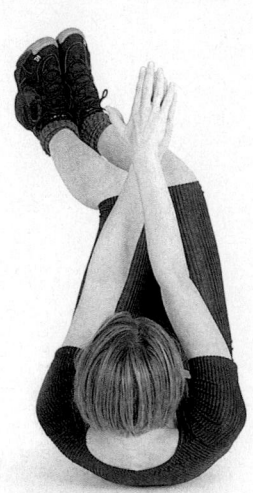

Übungsbeschreibung

Ziehen Sie die Knie zur Brust und die Fußspitzen heran. Legen Sie die Handflächen gegeneinander, richten Sie den Oberkörper auf und strecken Sie die Arme senkrecht nach oben aus. Drehen Sie beide Hände mit den Daumen nach links, als wollten Sie sich nach oben schrauben und bewegen Sie gleichzeitig die Unterschenkel nach links, so daß sich Becken und Rippen der linken Seite einander annähern. Führen Sie die Übung ausschließlich zu einer Seite oder im Wechsel zu beiden Seiten aus.

VARIATION

- Die Übung kann auch ohne Seitbewegung der Unterschenkel ausgeführt werden.
- Führen Sie die Hände mit nach oben zeigenden Daumen überkreuz über die Knie. Schieben Sie abwechselnd die rechte Hand ein Stück weiter über die linke und bewegen Sie gleichzeitig die Unterschenkel nach links.

HINWEISE

- Neigen Sie die Oberschenkel nicht zur Seite.
- Eine eingeschränkte Hüftbeweglichkeit begrenzt das Bewegungsausmaß der Unterschenkel.

Gerader Bauchmuskel	**oben**		**unten**	✗✗✗✗
Äußerer schräger Bauchmuskel	**bds**	gls	ggs	✗✗✗✗
Innerer schräger Bauchmuskel	**bds**	gls	ggs	✗✗✗✗
Querer Bauchmuskel				✗
Viereckiger Lendenmuskel				✗✗

TRAININGSZIEL	**Kräftigung**	Mobilisation	Wahrnehmung	**Koordination**
EINSATZBEREICHE	**Rehabilitation**		**Prävention**	**Fitness**
SCHWIERIGKEITSGRAD	leicht		**mittel**	schwer

GERÄT Ein großer Ball (Fitness- oder Pezziball) für Übung b

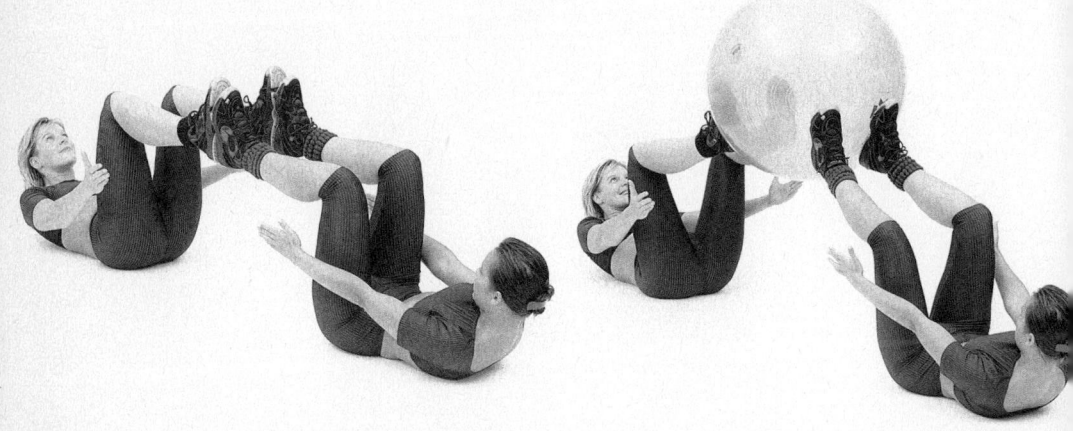

a. Übungsbeschreibung

Legen Sie die Fußsohlen gegen die Ihres Partners, so daß sich ein rechter Winkel im Knie- und Hüftgelenk ergibt. Richten Sie den Oberkörper gerade oder seitlich auf.

VARIATION

• Schieben Sie wechselseitig vorsichtig mit beiden Beinen die Knie Ihres Partners in Richtung der Brust und achten Sie darauf, daß Ihr unterer Rücken beim Wegschieben vollständig auf der Unterlage aufliegt.

b. Übungsbeschreibung

Nehmen Sie einen großen Ball zwischen die Fußsohlen und balancieren Sie ihn mit Ihrem Partner aus. Richten Sie den Oberkörper gerade oder seitlich auf.

HINWEISE

• Heben Sie das Gesäß nicht vom Boden ab.
• Bewegen Sie die Unterschenkel oder neigen Sie die Oberschenkel nicht zur Gegenseite, wenn Sie sich seitlich aufrichten.

Gerader Bauchmuskel	**oben**		**unten**	✗✗✗✗
Äußerer schräger Bauchmuskel	**bds**	gls	ggs	✗✗✗
Innerer schräger Bauchmuskel	**bds**	gls	ggs	✗✗✗
Querer Bauchmuskel			.	✗
Viereckiger Lendenmuskel				

Kräftigung	Mobilisation	Wahrnehmung	Koordination	TRAININGSZIEL
Rehabilitation		Prävention	Fitness	EINSATZBEREICHE
leicht		mittel	schwer	SCHWIERIGKEITSGRAD

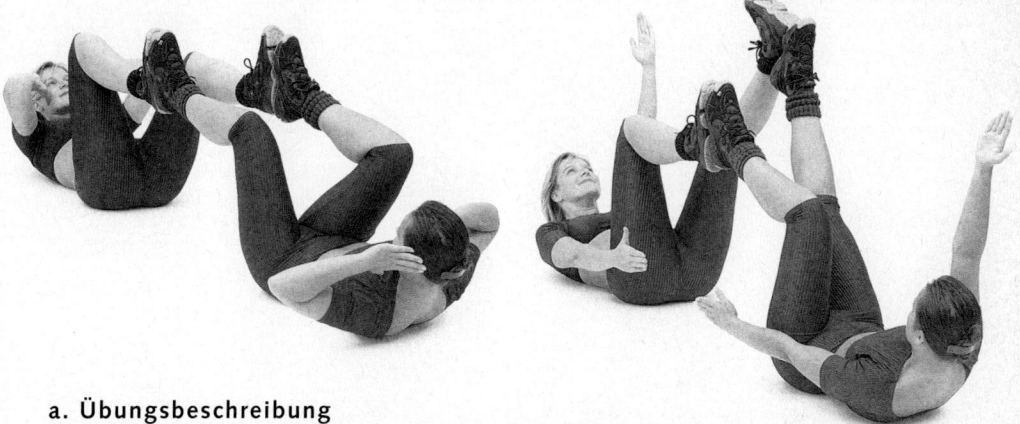

a. Übungsbeschreibung

Nehmen Sie die Hände hinter den Kopf, so daß die Ellenbogen nach außen
zeigen. Legen Sie Ihre Fußsohlen gegen die Ihres Partners, so daß sich ein rechter Winkel im Knie- und Hüftgelenk ergibt und richten Sie den Oberkörper auf. Führen Sie gleichzeitig die Beine gegen den leichten Druck Ihres Partners abwechselnd vor und zurück.

b. Übungsbeschreibung

Ausgangsposition wie 97 a. Strecken Sie abwechselnd ein Bein und den gleichseitigen oder gegenseitigen Arm mit nach hinten zeigendem Daumen senkrecht nach oben aus. Strecken Sie den anderen Arm flach über der Unterlage mit nach oben zeigendem Daumen in Richtung Ihres Partners aus.

VARIATIONEN

• Strecken Sie beide Beine und beide Arme gleichzeitig nach oben aus.
• Strecken Sie beide Beine nach oben aus und führen Sie sie auseinander und wieder zusammen.

HINWEISE

• Heben Sie das Gesäß nicht vom Boden ab.
• Wenn Sie die Knie zur Brust bewegen, weichen Sie mit den Knien nicht nach außen aus.
• Wenn Sie kürzere Beine als Ihr Partner haben, legen Sie Ihre Fußsohle gegen die Ferse Ihres Partners.

Gerader Bauchmuskel	oben		unten	XXXX
Äußerer schräger Bauchmuskel	bds	gls	ggs	XXX
Innerer schräger Bauchmuskel	bds	gls	ggs	XXX
Querer Bauchmuskel				X
Viereckiger Lendenmuskel				

TRAININGSZIEL	**Kräftigung**	**Mobilisation**	Wahrnehmung	**Koordination**
EINSATZBEREICHE	**Rehabilitation**		**Prävention**	Fitness
SCHWIERIGKEITSGRAD	leicht		**mittel**	schwer

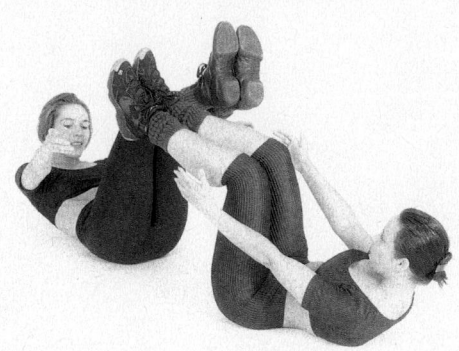

Übungsbeschreibung

Ziehen Sie die Knie heran, so daß sich ein rechter Winkel im Knie und im Hüftgelenk ergibt. Halten Sie beide Füße in Höhe der Ihres Partners. Richten Sie den Oberkörper auf und umkreisen Sie gegenseitig beidbeinig die Füße Ihres Partners.

VARIATION

• Umkreisen Sie gegenseitig jeden Fuß einzeln.

HINWEIS

• Bewegen Sie nur die Unterschenkel und neigen Sie die Oberschenkel nicht zur Seite.

Gerader Bauchmuskel	**oben**		unten	✗✗✗✗
Äußerer schräger Bauchmuskel	**bds**	gls	ggs	✗✗✗
Innerer schräger Bauchmuskel	**bds**	gls	ggs	✗✗✗
Querer Bauchmuskel				✗
Viereckiger Lendenmuskel				✗

Kräftigung	Mobilisation	Wahrnehmung	**Koordination**	TRAININGSZIEL
Rehabilitation		**Prävention**	**Fitness**	EINSATZBEREICHE
leicht		**mittel**	schwer	SCHWIERIGKEITSGRAD

GERÄT Ein Gymnastikball o. ä.

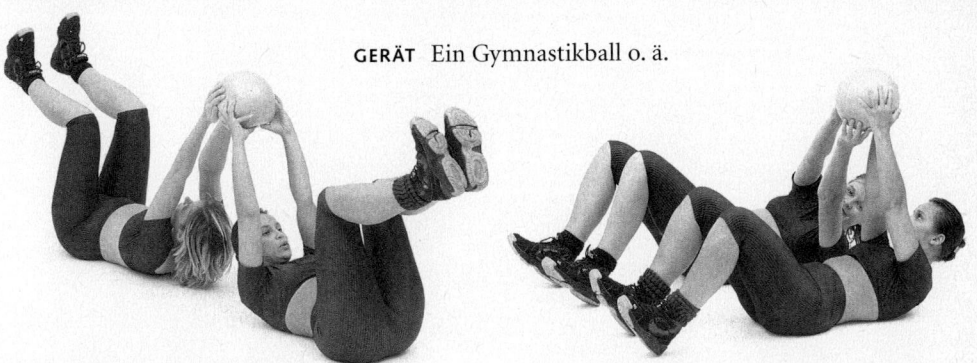

a. Übungsbeschreibung

Legen Sie sich mit den Köpfen zueinander und ziehen Sie die Knie heran. Strecken Sie die Arme mit nach oben zeigenden Daumen über den Knien aus, ein Übender mit, der andere ohne Gymnastikball, und richten Sie den Oberkörper auf. Führen Sie die Arme in die Senkrechte und übergeben Sie den Ball hinter dem Kopf zum Partner. Bewegen Sie die Arme zurück über die Knie, indem Sie den Oberkörper wieder stärker aufrichten. Je weiter Sie mit den Köpfen voneinander entfernt liegen, desto schwerer wird die Übung.

b. Übungsbeschreibung

Legen Sie sich seitlich nebeneinander. Stellen Sie die Fersen auf und drücken Sie damit leicht zur Unterlage. Richten Sie den Oberkörper auf und übergeben Sie den Gymnastikball mit senkrecht erhobenen Armen seitlich zum Partner.

VARIATIONEN

- Legen Sie sich seitlich in etwas größerem Abstand mit aufgestellten Fersen nebeneinander und halten Sie den Ball mit gestreckten Armen in Kniehöhe. Richten Sie den Oberkörper auf und übergeben Sie den Ball seitlich mit einer Drehung des Oberkörpers zum Partner.
- Legen Sie sich seitlich nebeneinander und nehmen Sie den Ball zwischen die Füße. Richten Sie den Oberkörper auf und übergeben Sie den Ball mit herangezogenen Knien oder gestreckten Beinen zum Partner. Achten Sie darauf, daß der untere Rücken immer vollständig aufliegt und sich die gegenseitige Gesäßhälfte nicht vom Boden löst.

Bei der Übergabe des Balles mit den Beinen wird der untere Anteil der geraden Bauchmuskulatur stärker beansprucht.

Gerader Bauchmuskel	**oben**		unten	✗✗✗✗
Äußerer schräger Bauchmuskel	**bds**	gls	ggs	✗✗✗✗
Innerer schräger Bauchmuskel	**bds**	gls	ggs	✗✗✗✗
Querer Bauchmuskel				✗
Viereckiger Lendenmuskel				

TRAININGSZIEL	**Kräftigung**	Mobilisation	Wahrnehmung	**Koordination**
EINSATZBEREICHE	Rehabilitation		Prävention	**Fitness**
SCHWIERIGKEITSGRAD	leicht		**mittel**	schwer

GERÄT Ein Gymnastikball / zwei Gymnastikbälle

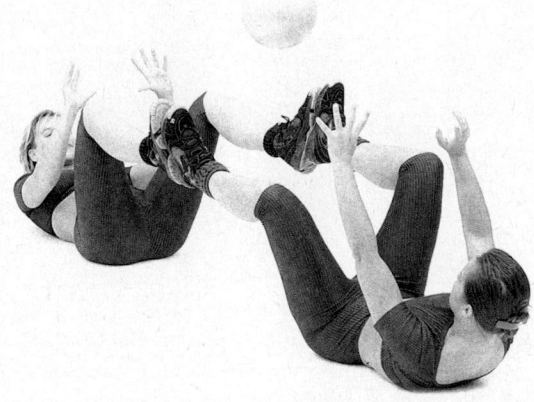

Übungsbeschreibung

Legen Sie die Fußsohlen gegen die Ihres Partners, so daß sich ein rechter Winkel im Knie- und im Hüftgelenk ergibt. Richten Sie beide den Oberkörper auf und werfen Sie sich abwechselnd den Gymnastikball zu, ohne die Schultern abzulegen.

VARIATIONEN

• Legen Sie sich ohne Fußsohlenkontakt in weiterem Abstand voneinander entfernt.
• Werfen Sie gleichzeitig jeder einen Ball.

HINWEISE

• Werfen Sie den Ball kontrolliert und möglichst genau, so daß Ihr Partner ihn gut auffangen kann.
• Lassen Sie den Oberkörper beim Fangen möglichst wenig absinken.
• Richten Sie den Oberkörper nicht mit Schwung auf, um den Ball fester werfen zu können.

Gerader Bauchmuskel	**oben**		unten	✗✗✗✗
Äußerer schräger Bauchmuskel	**bds**	gls	ggs	✗✗✗✗
Innerer schräger Bauchmuskel	**bds**	gls	ggs	✗✗✗✗
Querer Bauchmuskel				✗✗
Viereckiger Lendenmuskel				

Kräftigung	Mobilisation	Wahrnehmung	Koordination	TRAININGSZIEL
Rehabilitation		**Prävention**	**Fitness**	EINSATZBEREICHE
leicht		mittel	**schwer**	SCHWIERIGKEITSGRAD

GERÄT Ein Thera-Band

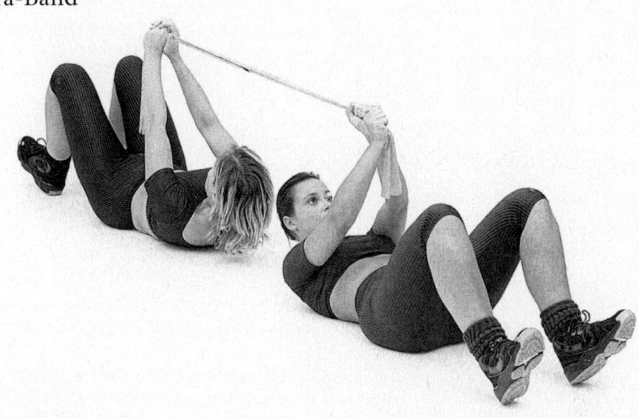

Übungsbeschreibung

Legen Sie sich mit den Köpfen zueinander. Stellen Sie die Fersen auf und drücken Sie damit leicht zur Unterlage. Umfassen Sie beide mit senkrecht nach oben gestreckten Armen das Thera-Band und halten Sie es in einer leichten Grundspannung. Richten Sie den Oberkörper auf und ziehen Sie das Band langsam mit stetig zunehmender Spannung in Richtung der Knie. Halten Sie die Endstellung oder bewegen Sie die Arme synchron mit dem Partner vor und zurück.

VARIATION

- Sie können die Übung auch ohne Aufrichtung des Oberkörpers durchführen. Ziehen Sie das Band langsam mit stetig zunehmender Spannung in Richtung der Knie und führen Sie dabei die Schulterblätter zusammen.

HINWEISE

- Empfohlene Farben des Thera-Bandes in ansteigender Schwierigkeit: rot, grün, blau.
- Ziehen Sie niemals ruckartig.
- Halten Sie den unteren Rücken immer vollständig auf der Unterlage.
- Je weiter Sie mit den Köpfen voneinander entfernt liegen und je stärker Sie das Thera-Band bereits in der Ausgangsstellung gespannt halten, desto schwerer wird die Übung.

Gerader Bauchmuskel	**oben**		unten	✗✗✗✗
Äußerer schräger Bauchmuskel	**bds**	gls	ggs	✗✗✗
Innerer schräger Bauchmuskel	**bds**	gls	ggs	✗✗✗
Querer Bauchmuskel				✗✗
Viereckiger Lendenmuskel				

Beckenheben

Das Beckenheben gehört zu den anspruchsvollsten Übungen und erfordert bereits einen guten Trainingszustand der Bauchmuskulatur. **Bei fixiertem Brustkorb können die unteren Anteile der Bauchmuskulatur das Becken aufrichten** und damit das Gesäß ein wenig vom Boden abheben. Das Gewicht der Beine muß über einen sehr kleinen Hebel gegen die Schwerkraft gehoben werden, was eine sehr starke Anspannung der Bauchmuskulatur erfordert. Die Fixierung des Brustkorbs erfolgt durch das Festhalten mit den nach hinten gestreckten Armen an einem feststehenden Gegenstand oder dem Partner. Liegen die Hände neben dem Körper, kann der Brustkorb nur unter Druck der Handflächen oder des Handrückens zur Unterlage fixiert werden, was die Übung erheblich erschwert. Wenn Ihre Bauchmuskulatur noch nicht stark genug ist und Sie das Gesäß nicht von der Unterlage lösen können, erzielt bereits die entstehende Anspannung einen ausreichenden Trainingseffekt.

Trainingshinweise

- Ziehen Sie die Knie in der Ausgangsstellung so weit heran, daß der untere Rücken vollständig aufliegt.
- Achten Sie darauf, daß Sie das Kinn während der Anspannungsphase nicht nach oben schieben und damit die Halswirbelsäule in die Überstreckung ziehen.
- Vermeiden Sie bei der Übungsausführung ein weiteres Heranziehen der Knie zur Brust und damit ein Lösen der Lendenwirbelsäule von der Unterlage.
- Unternehmen Sie keine ruckartigen oder schwunghaften Versuche, das Gesäß von der Unterlage zu lösen.
- Versuchen Sie die Unterstützung mit den Händen so gering wie möglich zu halten.
- Schieben Sie die Knie nicht vom Körper weg in Fußrichtung. Diese Verlagerung des Körperschwerpunkts erschwert die Ausführung erheblich und soll ausschließlich Hochtrainierten vorbehalten bleiben.
- Gehen Sie mit der Ausatmung in die Anspannung und atmen Sie ruhig und gleichmäßig weiter. Bei dynamischer Bewegungsausführung heben Sie das Becken mit der Ausatmung und senken es mit der Einatmung.
- Sie können die Lendenwirbelsäule mit einem kleinen Polster, einer Rolle oder einem zusammengerollten Handtuch unterlagern, wenn dies beschwerdefrei möglich ist.
- Wenn Sie die Beine nicht senkrecht nach oben strecken können, ist die Beinbeugemuskulatur der Oberschenkelrückseite verkürzt. Verzichten Sie in diesem Fall auf Übungen mit nach oben gestreckten Beinen oder strecken Sie die Beine nur so weit, daß die Knie über dem Bauchnabel gehalten werden können.

Kräftigung	Mobilisation	**Wahrnehmung**	Koordination	TRAININGSZIEL
Rehabilitation		**Prävention**	**Fitness**	EINSATZBEREICHE
leicht		mittel	**schwer**	SCHWIERIGKEITSGRAD

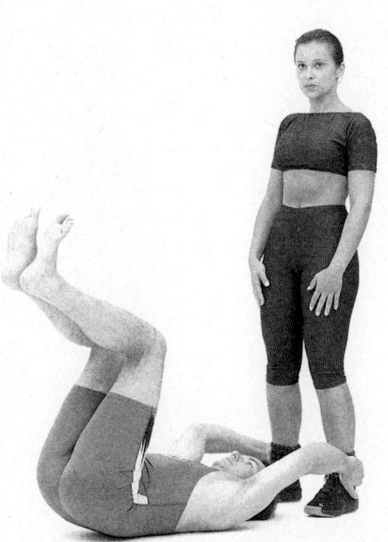 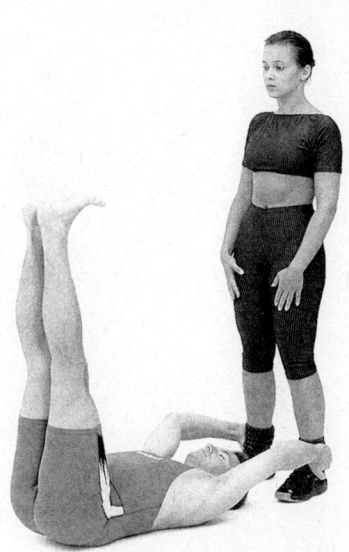

a. Übungsbeschreibung

Ziehen Sie die Knie heran, so daß sich Hüft- und Kniegelenk im rechten Winkel befinden. Halten Sie sich mit den Händen hinter dem Kopf oberhalb der Knöchel Ihres Partners fest und heben Sie das Gesäß ein wenig vom Boden ab, indem Sie die Knie minimal senkrecht zur Decke schieben. Je weiter Sie in der Ausgangsstellung die Knie zur Brust herangezogen halten, desto leichter wird die Übung.

b. Übungsbeschreibung

Ausgangsposition wie 102 a. Strecken Sie die Beine senkrecht nach oben aus und ziehen Sie die Fußspitzen heran. Schieben Sie die Fersen zur Decke und heben Sie das Gesäß ein wenig an. Die Ausführung ist etwas leichter als mit gebeugten Knien.

HINWEISE

- Sie können sich auch an einem feststehenden Gegenstand wie z. B. einem Schrank, einer Heizung oder einer Sprossenwand festhalten.
- Reißen Sie nicht an den Beinen Ihres Partners und achten Sie als Partner auf einen sicheren Stand.

Gerader Bauchmuskel		oben		**unten**	✗✗✗✗
Äußerer schräger Bauchmuskel	**bds**		gls	ggs	✗✗✗✗
Innerer schräger Bauchmuskel	**bds**		gls	ggs	✗✗✗✗
Querer Bauchmuskel					✗✗
Viereckiger Lendenmuskel					

TRAININGSZIEL	**Kräftigung**	Mobilisation	**Wahrnehmung**	**Koordination**
EINSATZBEREICHE	Rehabilitation		**Prävention**	**Fitness**
SCHWIERIGKEITSGRAD	leicht		mittel	**schwer**

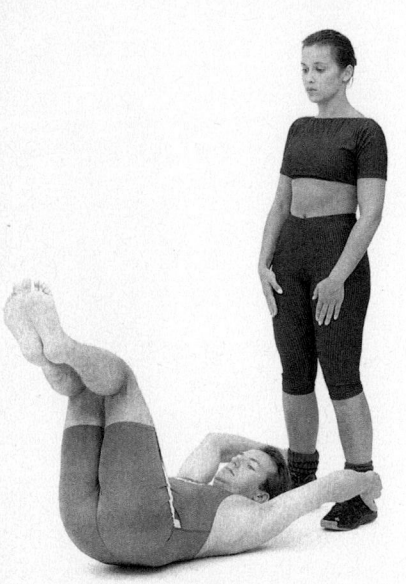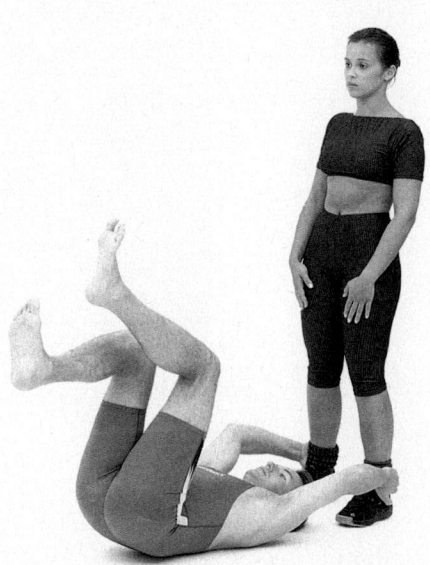

a. Übungsbeschreibung

Ziehen Sie die Knie heran, so daß sich Hüft- und Kniegelenk im rechten Winkel befinden. Halten Sie sich mit den Händen hinter dem Kopf oberhalb der Knöchel Ihres Partners fest. Heben Sie das Gesäß ein wenig vom Boden ab, indem Sie die Knie minimal senkrecht zur Decke schieben. Drehen Sie beide Knie zur Seite und halten Sie die Oberschenkel weiter senkrecht.

b. Übungsbeschreibung

Ausgangsposition wie 103a. Schieben Sie die Beine wechselseitig mit kleinen Bewegungen vor und zurück oder schieben Sie im Wechsel ein Knie höher als das andere.

HINWEISE

- Sie können sich auch an einem feststehenden Gegenstand wie z. B. einem Schrank, einer Heizung oder einer Sprossenwand festhalten.
- Reißen Sie nicht an den Beinen Ihres Partners und achten Sie als Partner auf einen sicheren Stand.

Gerader Bauchmuskel	oben		**unten**	✗✗✗✗
Äußerer schräger Bauchmuskel	**bds**	gls	ggs	✗✗✗✗
Innerer schräger Bauchmuskel	**bds**	gls	ggs	✗✗✗✗
Querer Bauchmuskel				✗✗
Viereckiger Lendenmuskel				✗

Kräftigung	Mobilisation	Wahrnehmung	Koordination	TRAININGSZIEL
Rehabilitation		Prävention	**Fitness**	EINSATZBEREICHE
leicht		mittel	**schwer**	SCHWIERIGKEITSGRAD

GERÄT Ein Thera-Band für Übung b

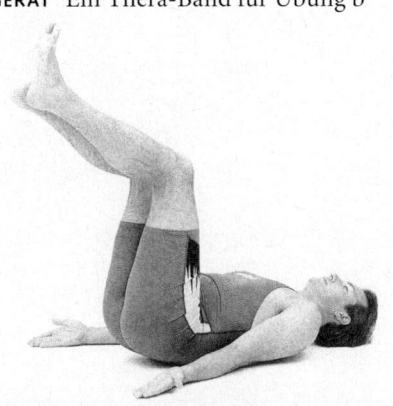 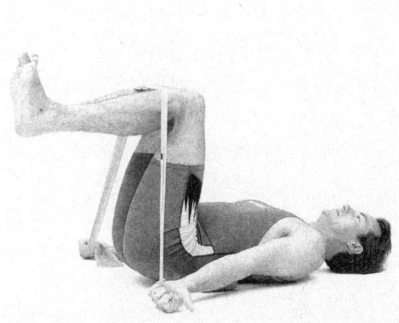

a. Übungsbeschreibung

Ziehen Sie die Knie heran, so daß sich Hüft- und Kniegelenk im rechten Winkel befinden. Legen Sie die Hände mit den Handflächen nach oben neben den Körper auf die Unterlage und heben Sie das Gesäß ein wenig vom Boden ab, indem Sie die Knie minimal senkrecht zur Decke schieben. Heben Sie den Kopf ein wenig an und drücken Sie leicht mit den Handrücken zur Unterlage. Wenn Sie die Handflächen zur Unterlage drehen, erleichtern Sie die Übung.

VARIATION

• Legen Sie das rechte Bein mit dem Außenknöchel gegen den Oberschenkel des linken Beines, so daß das rechte Knie schräg nach außen zeigt und heben Sie das Gesäß ein wenig vom Boden ab, indem Sie das linke Knie minimal senkrecht zur Decke schieben.

b. Übungsbeschreibung

Ausgangsposition wie 104a. Heben Sie das Gesäß gegen den Widerstand des Thera-Bandes ein wenig vom Boden ab, indem Sie die Knie minimal senkrecht zur Decke schieben.

HINWEIS

Empfohlene Farben des Thera-Bandes in ansteigender Schwierigkeit: gelb, rot.

Gerader Bauchmuskel		oben	**unten**	✗✗✗✗
Äußerer schräger Bauchmuskel	**bds**	gls	ggs	✗✗✗✗
Innerer schräger Bauchmuskel	**bds**	gls	ggs	✗✗✗✗
Querer Bauchmuskel				✗✗
Viereckiger Lendenmuskel				

Rumpfaufrichten und Beckenheben aus der Seitenlage

Auch in der Seitlage können Sie durch Druck der Hände gegen die Oberschenkel eine Anspannung in der Bauchmuskulatur erzeugen. Wenn Sie den **Oberkörper aus der Seitlage aufrichten oder das Becken heben**, kräftigen Sie die gesamte seitliche Rumpfmuskulatur. Dazu gehören der Viereckige Lendenmuskel, die gerade und schräge Bauchmuskulatur, die Rückenstreckmuskulatur, der breite Rückenmuskel und die seitliche Gesäßmuskulatur (Abduktoren) der jeweiligen Seite.

Eine Anspannung der rumpfaufrichtenden Muskulatur erreichen Sie, indem Sie gegen Widerstand den nach oben ausgestreckten Arm an den Körper heranführen oder das obere Bein seitlich abspreizen. Wenn Sie das Becken durch eine Beugung des oben liegenden Beins fixieren, können Sie Ihre Schultern von der Unterlage lösen. Die Aufrichtung der gesamten Wirbelsäule kann dagegen nur gelingen, wenn die Beine von einem Partner, unter einem Schrank oder einer Sprossenwand fixiert werden. Durch die Haltung der Arme können Sie den Körperschwerpunkt verlagern und den Schwierigkeitsgrad der Übung verändern. Wenn Sie in der Aufrichtung den Oberkörper drehen, aktivieren Sie zusätzlich auch die gerade und äußere schräge Bauchmuskulatur der Gegenseite. Das Becken kann seitlich angehoben werden, wenn Sie den Oberkörper durch die aufgestützte Hand des oben liegenden Arms fixieren.

Trainingshinweise

- Achten Sie darauf, daß der Körper gerade in einer Linie liegt. Halten Sie den Kopf immer in Verlängerung der Wirbelsäule. Stützen Sie den Kopf, wenn nötig, mit der unteren Hand ab. Schauen Sie nach vorn und nicht zu den Füßen.
- Achten Sie darauf, daß Sie mit dem Gesäß nicht nach vorn oder hinten kippen. Stabilisieren Sie das Becken durch eine dosierte Anspannung der Bauch- und Gesäßmuskulatur.
- Gehen Sie mit der Ausatmung in die Anspannung und atmen Sie ruhig und gleichmäßig weiter. Bei dynamischer Bewegungsausführung heben Sie den Oberkörper oder das Becken mit der Ausatmung und senken ihn mit der Einatmung.

Kräftigung	Mobilisation	Wahrnehmung	Koordination	TRAININGSZIEL
Rehabilitation		**Prävention**	Fitness	EINSATZBEREICHE
leicht		**mittel**	schwer	SCHWIERIGKEITSGRAD

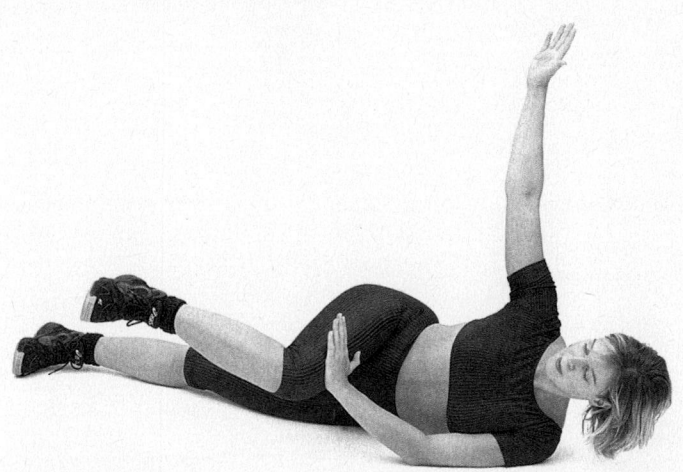

Übungsbeschreibung

Ziehen Sie das obere Bein heran und lassen Sie das untere Bein gestreckt mit herangezogener Fußspitze auf der Unterlage. Drücken Sie mit der Hand des unteren Armes gegen den oberen Oberschenkel und strecken Sie den oberen Arm senkrecht über der Schulter zur Decke aus. Ziehen Sie mit den Fingerspitzen zur Decke, so daß sich Rippen und Becken der oberen Körperseite ein wenig annähern.

HINWEIS

• Kippen Sie mit der oberen Schulter nicht nach hinten.

Gerader Bauchmuskel	**oben**		**unten**	✗✗✗
Äußerer schräger Bauchmuskel	bds	**gls**	ggs	✗✗✗
Innerer schräger Bauchmuskel	**bds**	gls	ggs	✗✗✗
Querer Bauchmuskel				✗
Viereckiger Lendenmuskel				✗✗

TRAININGSZIEL	**Kräftigung**	Mobilisation	Wahrnehmung	**Koordination**
EINSATZBEREICHE	**Rehabilitation**		**Prävention**	Fitness
SCHWIERIGKEITSGRAD	leicht		**mittel**	schwer

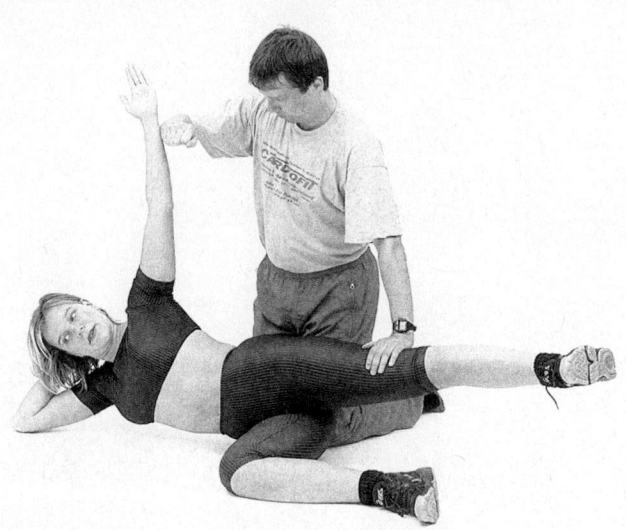

Übungsbeschreibung

Ziehen Sie das untere Bein heran. Das obere Bein ist gestreckt und die Fußspitze herangezogen. Stützen Sie den Kopf mit dem unteren Arm oder legen Sie den Kopf auf dem in Körperlängsrichtung ausgestreckten Arm ab. Strecken Sie den oberen Arm mit nach vorn zeigendem Daumen senkrecht über der Schulter nach oben aus. Heben Sie das gestreckte Bein auf Hüfthöhe an, ziehen Sie die Fußspitze heran und drehen Sie die Ferse leicht höher als die Fußspitze. Drücken Sie gleichzeitig mit dem gestreckten Bein gegen den Widerstand des Partners nach oben. Ziehen Sie mit den Fingerspitzen zur Decke und drücken Sie am höchstmöglichen Punkt gegen den Widerstand des Partners zum Körper hin. Der Partner verhindert ein Kippen des Beckens nach hinten, indem er das Gesäß mit seinem Oberschenkel von hinten abstützt.

HINWEIS

• Ziehen Sie immer mit den Fingerspitzen zur Decke und drücken Sie nur mit der verbleibenden Kraft zur Seite.

Gerader Bauchmuskel	**oben**		**unten**	✗
Äußerer schräger Bauchmuskel	bds	**gls**	ggs	✗✗
Innerer schräger Bauchmuskel	bds	**gls**	ggs	✗✗
Querer Bauchmuskel				✗
Viereckiger Lendenmuskel				✗✗✗

Kräftigung	Mobilisation	Wahrnehmung	Koordination	TRAININGSZIEL
Rehabilitation		**Prävention**	Fitness	EINSATZBEREICHE
leicht		**mittel**	schwer	SCHWIERIGKEITSGRAD

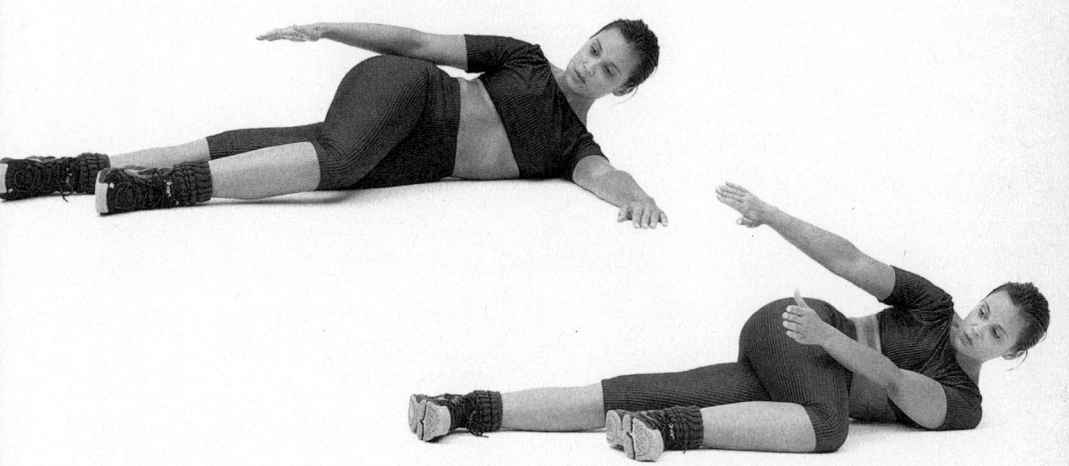

a. Übungsbeschreibung

Ziehen Sie das obere Bein heran und lassen Sie das untere Bein gestreckt mit angezogener Fußspitze am Boden. Legen Sie den unteren Arm in Blickrichtung mit der Handfläche nach unten gestreckt auf der Unterlage ab. Richten Sie den Oberkörper seitlich auf und schieben Sie die Fingerspitzen des gestreckten oberen Armes in Körperlängsrichtung.

b. Übungsbeschreibung

Ausgangsposition wie 107a. Richten Sie den Oberkörper seitlich auf und führen Sie beide Arme mit zum Körper zeigenden Handflächen in Richtung des gestreckten Beines.

VARIATIONEN

- Lösen Sie das untere Bein ein wenig vom Boden. Damit spannen Sie zusätzlich die Adduktoren an.
- Strecken Sie den Unterschenkel des oberen Beines nach vorn aus.

HINWEIS

- Kippen Sie mit der oberen Schulter nicht nach hinten.

Gerader Bauchmuskel		**oben**	unten	✗✗
Äußerer schräger Bauchmuskel	bds	**gls**	ggs	✗✗✗
Innerer schräger Bauchmuskel	bds	**gls**	ggs	✗✗✗
Querer Bauchmuskel				✗
Viereckiger Lendenmuskel				✗✗✗

TRAININGSZIEL	**Kräftigung**	Mobilisation	Wahrnehmung	Koordination
EINSATZBEREICHE	Rehabilitation		**Prävention**	**Fitness**
SCHWIERIGKEITSGRAD	leicht		**mittel**	schwer

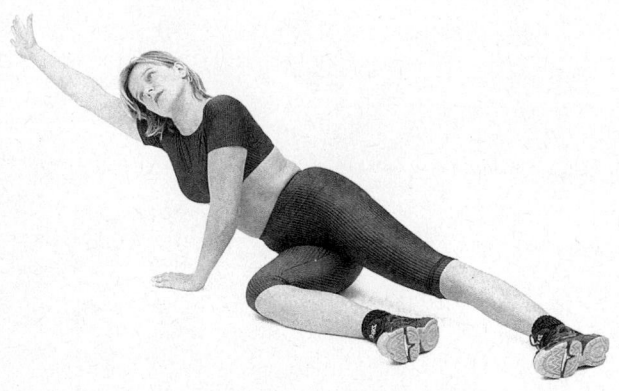

Übungsbeschreibung

Ziehen Sie das untere Bein heran und lassen Sie das obere Bein gestreckt mit angezogener Fußspitze am Boden. Legen Sie den Kopf auf dem in Körperlängsrichtung ausgestreckten unteren Arm ab. Stützen Sie sich mit der Hand des oberen Arms vor der Brust ab. Heben Sie den gestreckten unteren Arm an und richten Sie den Oberkörper seitlich auf.

VARIATION

• Ziehen Sie das obere Bein heran und lassen Sie das untere Bein gestreckt mit angezogener Fußspitze am Boden. Lösen Sie das untere Bein ein wenig vom Boden oder strecken Sie den Unterschenkel des gebeugten Beines nach vorn aus.

HINWEIS

• Heben Sie das gestreckte Bein nicht an, sondern drücken Sie leicht mit der Fußinnenseite zur Unterlage

Gerader Bauchmuskel	**oben**		unten	✗✗
Äußerer schräger Bauchmuskel	bds	**gls**	ggs	✗✗✗
Innerer schräger Bauchmuskel	bds	**gls**	ggs	✗✗✗
Querer Bauchmuskel				✗
Viereckiger Lendenmuskel				✗✗✗✗

Kräftigung	Mobilisation	Wahrnehmung	Koordination	TRAININGSZIEL
Rehabilitation		Prävention	**Fitness**	EINSATZBEREICHE
leicht		mittel	**schwer**	SCHWIERIGKEITSGRAD

a. Übungsbeschreibung

Strecken Sie beide Beine, plazieren Sie den Fuß des oberen Beines hinter der Ferse des unteren Beines und ziehen Sie die Fußspitzen an. Alternativ kann auch der Fuß des oberen Beines hinter der Ferse des unteren Beines plaziert oder das untere Bein im Kniegelenk gebeugt werden. Der Partner stabilisiert durch Griff oberhalb des Knöchels. Verschränken Sie die Arme vor der Brust und richten Sie den Oberkörper seitlich auf.

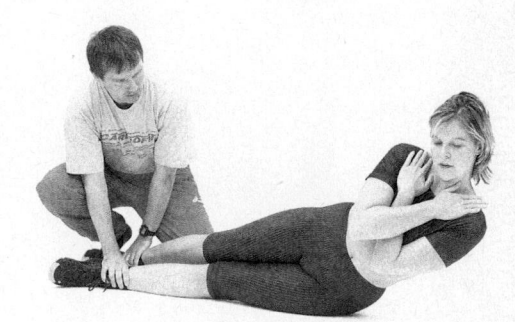

b. Übungsbeschreibung

Ausgangsposition wie 109 a. Nehmen Sie die Hände hinter den Kopf, so daß die Ellenbogen nach außen zeigen. Richten Sie den Oberkörper auf und drehen Sie die untere Schulter nach vorn, so daß Sie in Richtung Ihres Partners schauen.

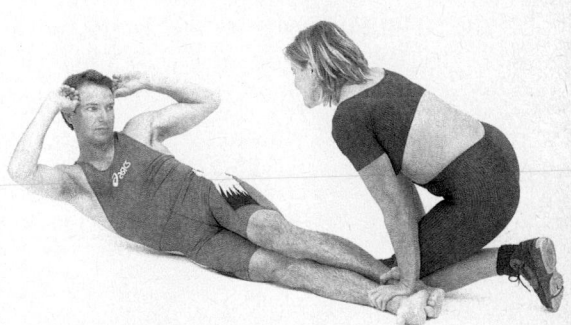

VARIATIONEN MIT ANSTEIGENDEM SCHWIERIGKEITSGRAD

- Strecken Sie beide Arme mit den Handflächen zum Körper in Fußrichtung aus.
- Strecken Sie den oberen Arm auf der Körperseite in Fußrichtung und den unteren in Längsrichtung hinter den Kopf aus.
- Strecken Sie beide Arme in Längsrichtung hinter den Kopf aus.
- Halten Sie einen Gymnastikball zwischen den nach hinten ausgestreckten Händen.

HINWEISE

- Kippen Sie mit dem Becken nicht nach hinten oder nach vorn.
- Sie können die Füße auch unter einem Schrank oder einer Sprossenwand fixieren.

Gerader Bauchmuskel	**oben**		**unten**	✗✗
Äußerer schräger Bauchmuskel	bds	**gls**	ggs	✗✗✗
Innerer schräger Bauchmuskel	bds	**gls**	ggs	✗✗✗
Querer Bauchmuskel				✗
Viereckiger Lendenmuskel				✗✗✗✗✗

TRAININGSZIEL	**Kräftigung**	Mobilisation	Wahrnehmung	Koordination
EINSATZBEREICHE	Rehabilitation	**Prävention**		Fitness
SCHWIERIGKEITSGRAD	leicht	**mittel**		schwer

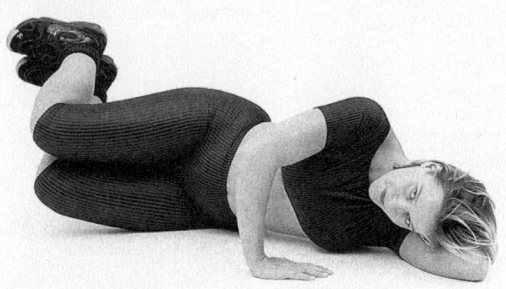

Übungsbeschreibung

Ziehen Sie beide Knie so weit heran, daß sich im Kniegelenk ein rechter Winkel ergibt und Oberkörper, Gesäß und Fersen auf einer Linie liegen. Unterlagern Sie den Kopf mit dem unteren angewinkelten Arm und stützen Sie sich vor der Brust mit der Hand des oberen Armes ab. Heben Sie geschlossen beide Ober- und Unterschenkel an.

VARIATIONEN

• Heben Sie die Ober- und Unterschenkel gegen den Widerstand des Partners an.
• Strecken Sie den Unterschenkel aus, ohne die Stellung der Oberschenkel zu verändern.

HINWEIS

• Heben Sie die Fersen nicht höher als die Knie und umgekehrt.

Gerader Bauchmuskel	**oben**		**unten**	✗✗
Äußerer schräger Bauchmuskel	bds	**gls**	ggs	✗✗
Innerer schräger Bauchmuskel	bds	**gls**	ggs	✗✗✗
Querer Bauchmuskel				✗
Viereckiger Lendenmuskel				✗✗✗✗

Kräftigung	Mobilisation	Wahrnehmung	Koordination	TRAININGSZIEL
Rehabilitation		**Prävention**	**Fitness**	EINSATZBEREICHE
leicht		mittel	**schwer**	SCHWIERIGKEITSGRAD

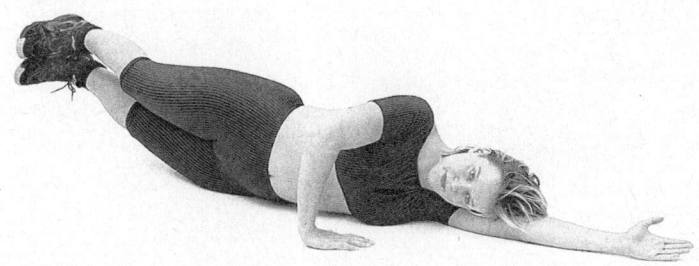

Übungsbeschreibung

Ziehen Sie die Fußspitzen der gestreckten Beine heran. Unterlagern Sie den Kopf mit dem unteren ausgestreckten oder angewinkelten Arm und stützen Sie sich vor der Brust mit der Hand des oberen Armes ab. Heben Sie beide Beine geschlossen an.

VARIATIONEN

* Beugen und strecken Sie beide Beine im Wechsel ohne sie abzulegen.
* Beugen und strecken Sie wechselseitig das obere und das untere Bein.
* Strecken Sie das obere Bein aus und ziehen Sie gleichzeitig das untere zur Brust. Führen Sie die Beine wieder zurück in die Ausgangsstellung, ohne sie abzulegen.

HINWEISE

* Heben Sie die Fersen nicht höher als die Knie und umgekehrt.
* Kippen Sie während der Beinstreckung mit dem Becken nicht nach hinten und drehen Sie die Fußspitzen nicht nach oben.
* Achten Sie darauf, die Beine immer wieder in Körperlängsrichtung auszustrecken.

Gerader Bauchmuskel	**oben**		**unten**	✗✗
Äußerer schräger Bauchmuskel	bds	**gls**	ggs	✗✗
Innerer schräger Bauchmuskel	bds	**gls**	ggs	✗✗✗
Querer Bauchmuskel				✗
Viereckiger Lendenmuskel				✗✗✗✗

Ganzkörperanspannung und -kräftigung

Ganzkörperanspannungs- und -kräftigungsübungen können **im Seitstütz, im Unterarmstütz oder in der Rückenlage** durchgeführt werden. Die Bauchmuskulatur ist ein Teil der gesamten rumpfstabilisierenden Muskulatur. Sie hat die Aufgabe, zusammen mit der Gesäßmuskulatur das Becken aufgerichtet zu halten und die Lendenwirbelsäule in ihrer normalen Krümmung zu stabilisieren. Im Seitstütz werden der Viereckige Lendenmuskel und die unteren Anteile der schrägen Bauchmuskulatur der jeweils unten liegenden Körperseite und im Unterarmstütz und der Rückenlage die gerade und schräge Bauchmuskulatur besonders beansprucht. Werden im Seitstütz der obere Arm oder das obere Bein zusätzlich angehoben, wird die angegebene Muskulatur beidseitig beansprucht. Bei einbeiniger Ausführung wirken im Unterarmstütz die Rotationsmuskeln der Rückenstreckmuskulatur und in der Rückenlage die schräge Bauchmuskulatur einem Abkippen der nicht abgestützten Beckenseite entgegen.

Trainingshinweise

- Gehen Sie mit der Ausatmung in die Anspannung und atmen Sie ruhig und gleichmäßig weiter. Bei dynamischer Bewegungsausführung heben Sie den Oberkörper oder das Becken mit der Ausatmung und senken Sie ihn mit der Einatmung.
- Achten Sie auf eine rutschfeste Unterlage.

Seitstütz
- Becken und Schultergürtel müssen stets gerade in einer Linie liegen. Halten Sie den Kopf immer in Verlängerung der Wirbelsäule. Schauen Sie nach vorn und nicht zu den Füßen.
- Kippen Sie mit dem Gesäß nicht nach vorn oder hinten. Stabilisieren Sie das Becken durch eine dosierte Anspannung der Bauch- und Gesäßmuskulatur.
- Der stützende Oberarm muß sich immer senkrecht unter der Schulter befinden.

Unterarmstütz
- Kippen Sie mit dem Becken nicht zur Seite ab. Halten Sie den Kopf in Verlängerung der Wirbelsäule. Lassen Sie ihn nicht hängen oder nehmen Sie ihn nicht in den Nacken.
- Lassen Sie die Lendenwirbelsäule nicht durchhängen und machen Sie sich in der Brustwirbelsäule nicht rund.
- Die stützenden Oberarme müssen sich stets senkrecht unter den Schultern befinden. Schieben Sie den Rumpf nicht nach vorn.
- Wenn Ihre Schulterblätter nach oben abstehen, ist die Übung für Sie noch zu schwer.

Rückenlage

- Kippen Sie mit dem Becken nicht zur Seite ab.
- Lassen Sie die Lendenwirbelsäule nicht durchhängen oder überstrecken Sie sie nicht.

TRAININGSZIEL	**Kräftigung**	Mobilisation	Wahrnehmung	Koordination
EINSATZBEREICHE	Rehabilitation		**Prävention**	**Fitness**
SCHWIERIGKEITSGRAD	leicht		**mittel**	schwer

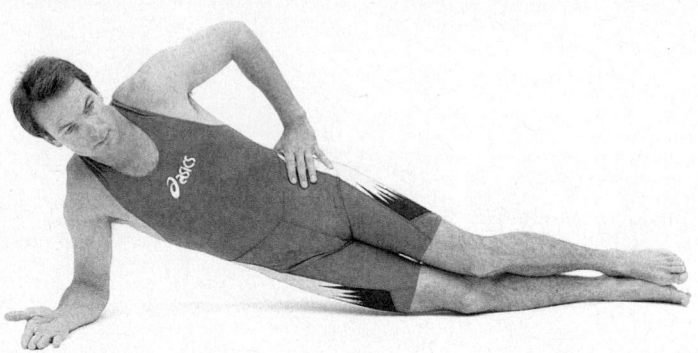

Übungsbeschreibung

Stützen Sie sich auf den Ellenbogen, so daß der Unterarm mit nach oben zeigender Handfläche in Blickrichtung auf der Unterlage liegt und der Ellenbogen sich senkrecht unter dem Schultergelenk befindet. Winkeln Sie beide Beine leicht an und heben Sie das Becken an, bis sich der Körper vom Kopf bis zum Becken in einer Linie befindet. Legen Sie die obere Hand an das Becken oder stützen Sie sich ggf. vor der Brust auf der Unterlage ab.

VARIATION

• Setzen Sie mit gestreckten Beinen den Fuß des oberen Beines vor den des unteren. Heben Sie das Becken an, bis sich die ganze Körperseite vom Kopf bis zu den Füßen in einer Linie befindet.

Gerader Bauchmuskel	**oben**		**unten**	✗
Äußerer schräger Bauchmuskel	bds	**gls**	ggs	✗✗
Innerer schräger Bauchmuskel	bds	**gls**	ggs	✗✗
Querer Bauchmuskel				✗
Viereckiger Lendenmuskel				✗✗✗

Kräftigung	Mobilisation	**Wahrnehmung**	**Koordination**	TRAININGSZIEL
Rehabilitation		Prävention	**Fitness**	EINSATZBEREICHE
leicht		mittel	**schwer**	SCHWIERIGKEITSGRAD

a. Übungsbeschreibung

Stützen Sie sich auf den Ellenbogen, so
daß der Unterarm mit nach oben zeigender Handfläche in Blickrichtung auf der
Unterlage liegt und der Ellenbogen sich
senkrecht unter dem Schultergelenk
befindet. Winkeln Sie beide Beine leicht
an und heben Sie das Becken an, bis sich
der Körper vom Kopf bis zum Becken in
einer Linie befindet. Legen Sie die obere

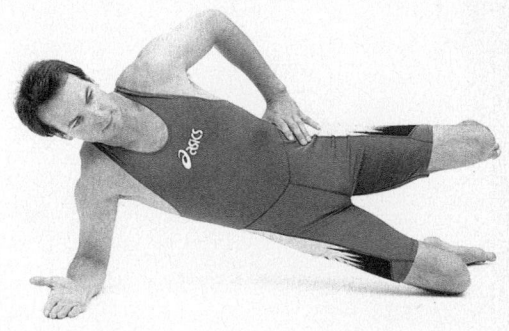

Hand an das Becken oder stützen Sie sich ggf. vor der Brust auf der Unterlage ab.
Heben Sie das gebeugte obere Bein an und halten Sie Fuß, Unterschenkel und Knie
auf einer Höhe.

b. Übungsbeschreibung

Ausgangsposition wie 113 a. Setzen Sie mit gestreckten Beinen den Fuß des oberen Beines vor den des unteren. Heben Sie das Becken an, bis sich die ganze Körperseite vom
Kopf bis zu den Füßen in einer Linie befindet und ziehen Sie das obere Knie heran.

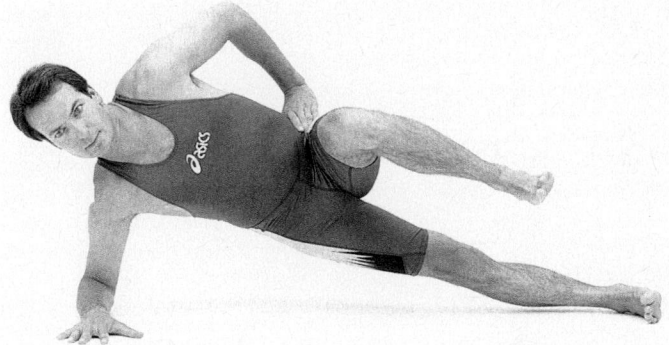

VARIATION
- Beugen und strecken Sie im Wechsel das obere Bein.

Gerader Bauchmuskel	**oben**		unten	✗✗
Äußerer schräger Bauchmuskel	**bds**	gls	ggs	✗✗✗
Innerer schräger Bauchmuskel	**bds**	gls	ggs	✗✗✗
Querer Bauchmuskel				✗
Viereckiger Lendenmuskel				✗✗✗✗

TRAININGSZIEL	**Kräftigung**	Mobilisation	**Wahrnehmung**	**Koordination**
EINSATZBEREICHE	Rehabilitation		Prävention	**Fitness**
SCHWIERIGKEITSGRAD	leicht		mittel	**schwer**

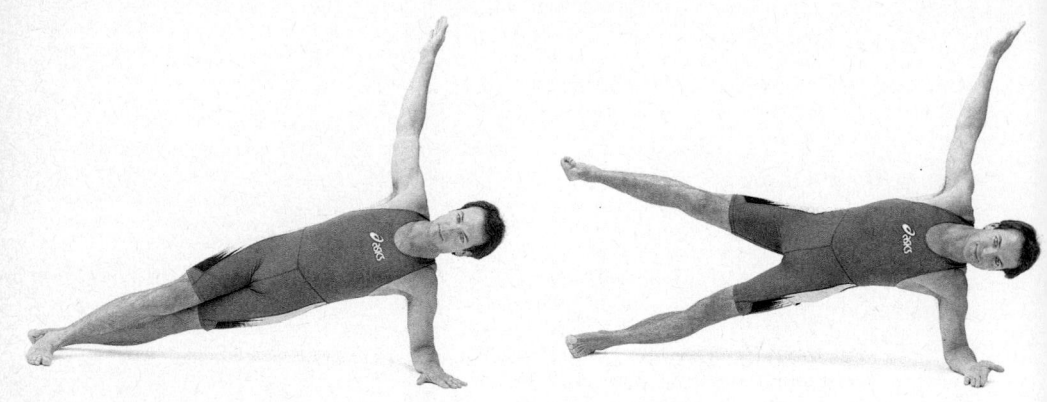

a. Übungsbeschreibung

Stützen Sie sich auf den Ellenbogen, so daß der Unterarm mit nach oben zeigender Handfläche in Blickrichtung auf der Unterlage liegt und der Ellenbogen sich senkrecht unter dem Schultergelenk befindet. Setzen Sie mit gestreckten Beinen den Fuß des oberen Beines vor den des unteren. Heben Sie das Becken an, bis sich die ganze Körperseite vom Kopf bis zu den Füßen in einer Linie befindet. Heben Sie nun den oberen Arm mit nach vorn zeigendem Daumen senkrecht über der Schulter nach oben.

VARIATIONEN

- Beugen und strecken Sie im Wechsel das obere Bein.
- Setzen Sie den Fuß des unteren Beines vor den des oberen und heben Sie das untere Bein an oder bewegen Sie es mit kleinem Bewegungsausschlag auf und ab.
- Legen Sie das obere gestreckte Bein auf eine erhöhte Unterlage (z. B. Hocker oder Step). Heben Sie das Becken und das gebeugte oder gestreckte untere Bein an.

b. Übungsbeschreibung

Ausgangsposition wie 114a. Heben Sie das obere gestreckte Bein zusätzlich bis etwas über Hüfthöhe an. Ziehen Sie die Fußspitze heran und drehen Sie die Ferse ein wenig höher als die Fußspitze.

Gerader Bauchmuskel	**oben**		unten	✗✗
Äußerer schräger Bauchmuskel	**bds**	gls	ggs	✗✗✗
Innerer schräger Bauchmuskel	**bds**	gls	ggs	✗✗✗✗
Querer Bauchmuskel				✗✗
Viereckiger Lendenmuskel				✗✗✗✗✗

Kräftigung	Mobilisation	Wahrnehmung	Koordination	TRAININGSZIEL
Rehabilitation		**Prävention**	**Fitness**	EINSATZBEREICHE
leicht		mittel	**schwer**	SCHWIERIGKEITSGRAD

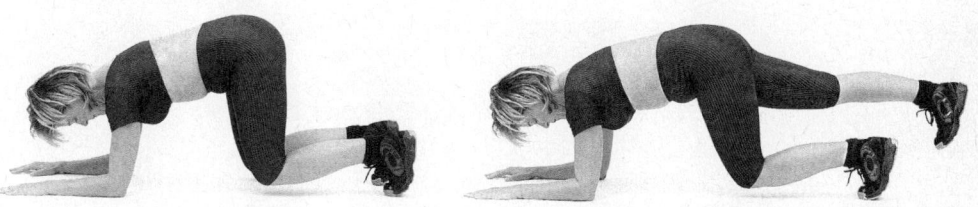

a. Übungsbeschreibung

Gehen Sie in den Unterarmstütz, so daß sich die Oberarme senkrecht unter den Schultergelenken befinden und die Unterarme mit den Handflächen nach unten und den Fingerspitzen nach vorn zeigend aufliegen. Die Knie befinden sich unter den Hüftgelenken, so daß die Oberschenkel senkrecht oder ein wenig hinter den Hüftgelenken stehen. Gehen Sie auf die Fußspitzen, spannen Sie die gesamte Rumpfmuskulatur an und heben Sie die Knie 1 bis 2 cm vom Boden ab. Halten Sie den Rücken gerade und den Kopf in Verlängerung der Wirbelsäule.

b. Übungsbeschreibung

Ausgangsposition wie 115 a. Heben Sie ein Bein an und strecken Sie es mit herangezogener Fußspitze nach hinten aus.

VARIATIONEN MIT ANSTEIGENDEM SCHWIERIGKEITSGRAD

- Heben Sie nur ein Bein an, ohne es nach hinten auszustrecken.
- Vergrößern Sie in der Ausgangsstellung den Abstand zwischen Ellenbogen und Knien, indem Sie die Knie weiter zurücksetzen.
- Lösen Sie zusätzlich den Arm der Gegenseite ein wenig vom Boden oder strecken Sie ihn mit dem Daumen nach oben zeigend nach vorn aus.

Gerader Bauchmuskel	**oben**		unten	✗✗✗
Äußerer schräger Bauchmuskel	**bds**	gls	ggs	✗✗✗
Innerer schräger Bauchmuskel	**bds**	gls	ggs	✗✗✗
Querer Bauchmuskel				✗
Viereckiger Lendenmuskel				✗

TRAININGSZIEL	**Kräftigung**	Mobilisation	**Wahrnehmung**	Koordination
EINSATZBEREICHE	**Rehabilitation**		**Prävention**	Fitness
SCHWIERIGKEITSGRAD	leicht		**mittel**	schwer

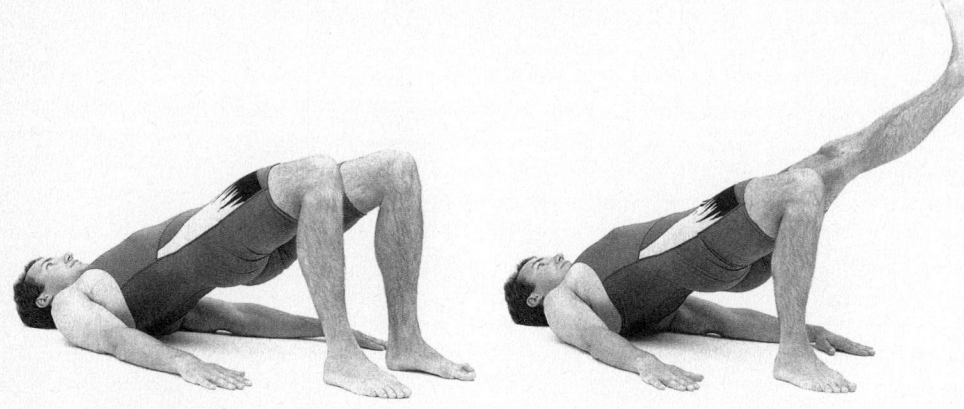

a. Übungsbeschreibung

Stellen Sie die Füße auf und legen Sie die Hände mit den Handflächen nach unten neben dem Körper ab. Spannen Sie die Bauch- und Beckenbodenmuskulatur an und heben Sie das Gesäß, bis sich Schulterachse, Becken und Knie auf einer Linie befinden. Sie erschweren die Übung, indem Sie nur die Fersen aufsetzen und die Füße auf einer erhöhten Fläche (z. B. Hocker oder Step) aufstellen.

b. Übungsbeschreibung

Ausgangsposition wie 116a. Strecken Sie ein Bein auf der Höhe des aufgestellten Oberschenkels aus und ziehen Sie die Fußspitze heran.

VARIATIONEN

- Ziehen Sie mit herangezogener Fußspitze ein Knie zur Brust, ohne mit der Beckenseite abzukippen.
- Strecken Sie das herangezogene Bein senkrecht nach oben aus.
- Führen Sie beide Arme gestreckt zur Senkrechten.

HINWEIS

- Wenn Sie die Fersen aufstellen, entsteht eine höhere Anspannung in der Beinbeugemuskulatur. Seien Sie anfangs vorsichtig, da diese Muskulatur häufig zu Krämpfen neigt.

Gerader Bauchmuskel	**oben**		**unten**	✗✗
Äußerer schräger Bauchmuskel	**bds**	gls	ggs	✗✗
Innerer schräger Bauchmuskel	**bds**	gls	ggs	✗✗
Querer Bauchmuskel				✗
Viereckiger Lendenmuskel				✗

Kräftigung	Mobilisation	Wahrnehmung	Koordination	TRAININGSZIEL
Rehabilitation		**Prävention**	Fitness	EINSATZBEREICHE
leicht		**mittel**	schwer	SCHWIERIGKEITSGRAD

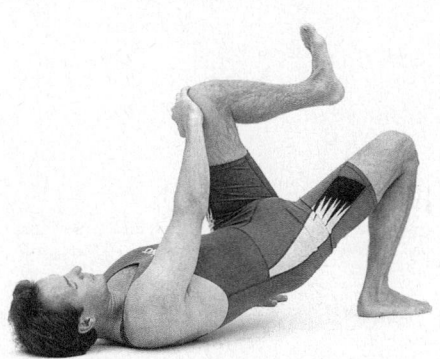

Übungsbeschreibung

Stellen Sie die Füße auf und legen Sie die Hände mit den Handflächen nach unten neben dem Körper ab. Spannen Sie die Bauch- und Beckenbodenmuskulatur an und heben Sie das Gesäß, bis sich Schulterachse, Becken und Knie auf einer Linie befinden.
Ziehen Sie mit herangezogener Fußspitze ein Knie zur Brust, ohne mit der Beckenseite
abzukippen und drücken Sie mit der Hand der Gegenseite gegen die Oberschenkelvorderseite, indem die Fingerspitzen nach innen und der Ellenbogen nach außen zeigen.

VARIATIONEN

- Strecken Sie das herangezogene Bein senkrecht nach oben aus.
- Führen Sie den Gegenarm zur Senkrechten.

Gerader Bauchmuskel	**oben**		**unten**	✗✗✗✗
Äußerer schräger Bauchmuskel	**bds**	gls	ggs	✗✗✗✗
Innerer schräger Bauchmuskel	**bds**	gls	ggs	✗✗✗✗
Querer Bauchmuskel				✗
Viereckiger Lendenmuskel				✗

Übungen mit Trainingsgeräten

Wenn Sie in einem Studio trainieren, wird Ihr Programm weitgehend Übungen an verschiedenen Trainingsgeräten enthalten. Auch für das Heimtraining werden Hilfsmittel angeboten. In diesem Kapitel werden die am häufigsten benutzten Trainingsgeräte und die zugehörigen Übungen vorgestellt und ihr Nutzen bewertet.

✗   Empfehlenswert

✦   Eingeschränkt empfehlenswert

Einige nicht empfehlenswerte Übungen wurden bereits im Kapitel «Übungen, auf die Sie verzichten sollten» (siehe Seite 44 ff.) vorgestellt und werden nicht noch einmal berücksichtigt.

Kräftigung	Mobilisation	Wahrnehmung	Koordination	TRAININGSZIEL
Rehabilitation		**Prävention**	**Fitness**	EINSATZBEREICHE
		variabel		SCHWIERIGKEITSGRAD

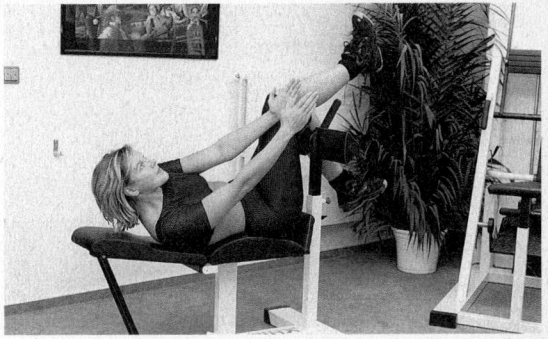

Auf der sogenannten Crunchbank können Sie viele der in diesem Buch vorgestellten Übungen ausführen. Achten Sie bei der Auswahl der Bank darauf, daß in der Ausgangsstellung ein rechter Winkel im Hüftgelenk möglich ist. Die Kniekehle sollte mit einem Polster unterlagert sein, damit die Unterschenkel nach unten hängen oder die Fersen auf einem Polster abgelegt werden können, so daß sich ein rechter Winkel im Kniegelenk ergibt. Benutzen Sie keine Bänke, an denen Sie die Füße unter einem Polster fixieren müssen oder an denen Sie mit dem Kopf schräg nach unten hängen. Bei der im Bild dargestellten Bank ist das Kopfteil nach oben und unten verstellbar, während die Krümmung der Lendenwirbelsäule durch eine halbkreisförmige Polsterung unterstützt wird. Dies kann im Einzelfall unangenehm sein, so daß eine flache Unterlage wie bei den Übungen am Boden sinnvoller ist. Wenn Sie bereits Rückenschmerzen

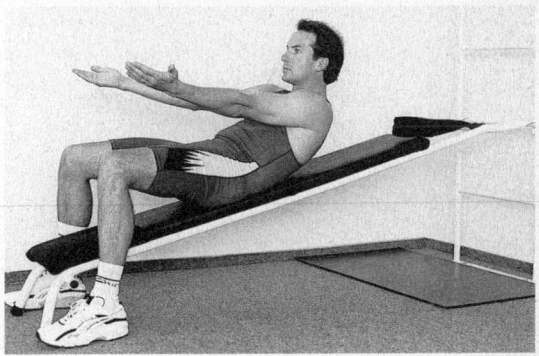

haben, sollten Sie sich nicht aus der Überstreckung mit nach unten verstelltem Kopfteil aufrichten. Aus der Überstreckung arbeiten die Bauchmuskeln in der ersten Phase der Aufrichtung als Rückenstrecker und Kompressoren der Wirbelsäule.

Mit einem Schrägbrett können Sie sich die Aufrichtung des Oberkörpers erleichtern. Wenn es breit genug ist, können Sie die Füße auch auf dem Schrägbrett abstellen.

> Crunchbänke bieten mehr Komfort, weil Sie sich nicht auf den Boden legen müssen und die Beine abgelegt werden können. Eine effektivere Übungsausführung als am Boden ermöglichen sie allerdings nicht.

TRAININGSZIEL	**Kräftigung**	Mobilisation	Wahrnehmung	Koordination
EINSATZBEREICHE	Rehabilitation		**Prävention**	**Fitness**
SCHWIERIGKEITSGRAD		**variabel**		

Der Crunch im Sitzen an der Trainingsmaschine ist nicht unumstritten. Da die Bewegung nur gegen den eingestellten Widerstand und nicht gegen die Schwerkraft ausgeführt wird, müssen das Körpergewicht und der Kopf nicht angehoben werden. Dies ist vor allem für Personen mit hohem Körpergewicht und bei Halswirbelsäulenbeschwerden ein Vorteil. Durch die Belastungseinstellung unterhalb des eigenen Körpergewichts können hohe Wiederholungszahlen absolviert und damit die Kraftausdauer der Bauchmuskulatur verbessert werden. Die schräge Bauchmuskulatur können Sie allerdings nicht akzentuieren. Demgegenüber wird im Sitzen ein hoher Kompressionsdruck auf die Bandscheiben ausgeübt, wie er auch durch die Vorbeugung des Rumpfes beim

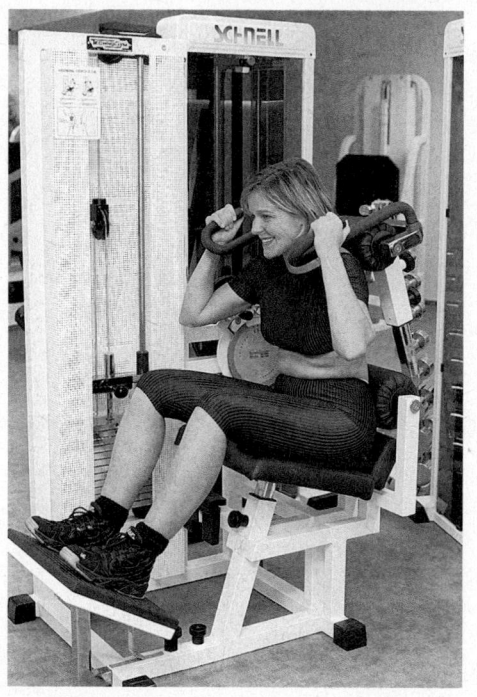

ungünstigen Heben von Lasten entsteht. Für Personen mit Rückenschmerzen oder Vorschädigungen ist die Maschine daher nicht geeignet. In Ausnahmefällen können mit diesem Personenkreis in nur leicht vorgebeugter Sitzhaltung minimale Bewegungsausschläge durchgeführt werden.

Hinweis

- Wenn Sie eine derartige Maschine vorfinden, sollten folgende Einstellmöglichkeiten gewährleistet sein: Es darf in keinem Fall eine Fußfixierung erfolgen. Im Idealfall sollte der Fußaufsatz verstellbar sein, so daß sich im Kniegelenk ein rechter Winkel

---

Durch den Druck auf die Bandscheiben im Sitzen ist selbst eine optimal ausgestattete Trainingsmaschine nur eingeschränkt zu empfehlen und für Personen mit Rückenschmerzen oder Vorschädigungen abzulehnen.

Kräftigung	Mobilisation	Wahrnehmung	Koordination	TRAININGSZIEL
Rehabilitation		**Prävention**	**Fitness**	EINSATZBEREICHE
		variabel		SCHWIERIGKEITSGRAD

ergeben kann. Die Lendenwirbelsäule sollte mit einer Polsterrolle abgestützt werden. Zur individuellen Einstellung muß die Sitzfläche höhenverstellbar sein. Eine
zweite, höhenverstellbare Rolle sollte den oberen Rand der Schulterblätter von hinten abstützen. Die Maschine muß eine Einrollbewegung der Wirbelsäule zulassen.
Wird das Polster vor der Brust fixiert, können Sie aus mechanischen Gründen nicht
einrollen, sondern ausschließlich eine Hüftbeugung ausführen. Achten Sie darauf,
daß die Gewichte Sie in der Rückbewegung nicht in die Überstreckung ziehen. In
diesem Fall würden die Bauchmuskeln in der nächsten Vorbeugung eine Kompression der Lendenwirbelsäule bewirken. Die Maschine sollte eine Gewichtsabstufung
von maximal 2,5 kg aufweisen.

TRAININGSZIEL	**Kräftigung**	Mobilisation	Wahrnehmung	Koordination
EINSATZBEREICHE	Rehabilitation		Prävention	**Fitness**
SCHWIERIGKEITSGRAD	leicht		mittel	**schwer**

Das Beinheben gehört in Sportstudios zu den beliebtesten Übungen, obwohl eine klassische Hüftbeugung durchgeführt und daher in erster Linie die Hüftbeugemuskulatur trainiert wird. Allerdings ist die Übung bei korrekter Ausführung für den Rücken weniger problematisch, da die Wirbelsäule auf Zug beansprucht wird und kein Druck auf den Bandscheiben lastet. Um das Beinheben effektiv ausführen zu können, ist ein gut fixiertes und aufgerichtetes Becken notwendig. Dies gewährleisten insbesondere die unteren Anteile der Bauchmuskulatur, wenn Sie über eine ausreichende Ausgangskraft verfügen. Heben Sie beide Beine gleichzeitig oder wechselseitig ein Bein.

Hinweis

• Achten Sie bei der Auswahl des Trainingsgerätes darauf, daß das Rückenpolster die natürliche Krümmung der Lendenwirbelsäule unterlagert und nicht senkrecht angebracht ist. Unabhängig davon, ob Sie beidbeinig oder einbeinig abwechselnd trainieren, dürfen die Oberschenkel niemals unter die Waagerechte absinken. Führen Sie die Übung immer betont langsam und ohne ruckartiges Heranziehen der Knie aus. Überstrecken Sie niemals die Lendenwirbelsäule, indem Sie die Beine hängen oder durchschwingen lassen und mit Schwung anheben. Wenn Sie keine leistungssportlichen Ambitionen hegen oder über ausgesprochen starke Bauchmuskeln verfügen, versuchen Sie nicht, beide Beine gestreckt zu heben. Das Beinheben ist für Sie grundsätzlich ungeeignet, wenn Ihre Stützkraft in der rumpfstabilisierenden Muskulatur nicht ausreicht und der Oberkörper zwischen den Schultern absackt.

Nur wenn die Hüftbeugemuskulatur ausdrücklich trainiert werden soll und die Bauchmuskulatur einen sehr guten Trainingszustand aufweist, ist das Beinheben eine empfehlenswerte Trainingsübung, für Personen mit Rückenschmerzen oder Vorschädigungen dagegen nicht geeignet.

Kräftigung	Mobilisation	Wahrnehmung	Koordination	TRAININGSZIEL
Rehabilitation		Prävention	**Fitness**	EINSATZBEREICHE
leicht		mittel	**schwer**	SCHWIERIGKEITSGRAD

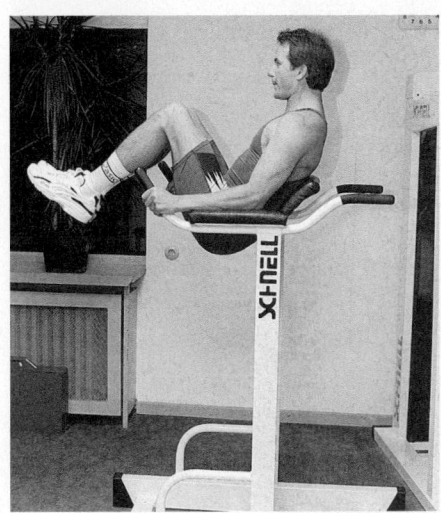 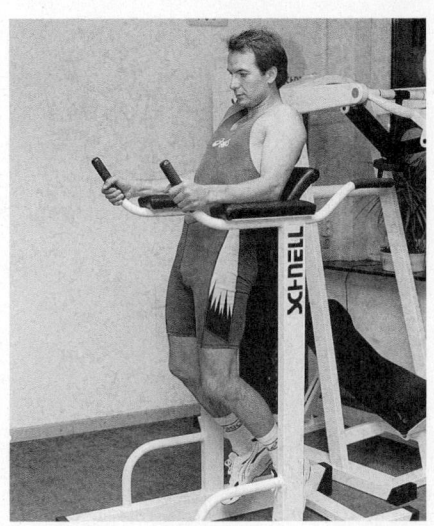

Falsch: Beine hängen

TRAININGSZIEL	**Kräftigung**	**Mobilisation**	**Wahrnehmung**	**Koordination**
EINSATZBEREICHE	Rehabilitation		Prävention	**Fitness**
SCHWIERIGKEITSGRAD	leicht		mittel	**schwer**

Auf der sogenannten Hyperextensionsbank ist eine seitliche Rumpfaufrichtung möglich. Im Gegensatz zur Ausführung in der Seitlage kann die Übung aus der Vordehnung über den gesamten Bewegungsspielraum durchgeführt werden. Die frei hängende Wirbelsäule macht eine deutlich stärkere Bewegungskontrolle erforderlich, damit das Becken nicht nach vorn oder hinten kippt. Aufgrund des zeitweise nach unten hängenden Kopfes sollte Ihr Herz-Kreislauf-System gut reguliert sein.

Hinweis

- Nehmen Sie die Hände hinter den Kopf, um die Brustwirbelsäule aufzurichten, und achten Sie stets auf eine in Längsrichtung gerade gehaltene Wirbelsäule. Schauen Sie immer nach vorn und nicht zu den Füßen. Wenn Sie die Rumpfaufrichtung auf einer 45-Grad-Bank ausführen, sollten Sie das Bewegungsausmaß dem der Seitlage am Boden angleichen, da durch die Vordehnung bereits Druck auf die Bandscheiben entsteht.

Am Schrägbrett können Sie dagegen die seitliche Rumpfaufrichtung gegenüber der Ausführung auf dem Boden erleichtern.

Bei sehr guter Kraft der rumpfstabilisierenden Muskulatur ist die seitliche Aufrichtung auf der Hyperextensionsbank eine empfehlenswerte Trainingsübung, für Personen mit Rückenschmerzen oder Vorschädigungen dagegen nicht geeignet.

Kräftigung	Mobilisation	Wahrnehmung	Koordination	TRAININGSZIEL
Rehabilitation		Prävention	**Fitness**	EINSATZBEREICHE
leicht		mittel	**schwer**	SCHWIERIGKEITSGRAD

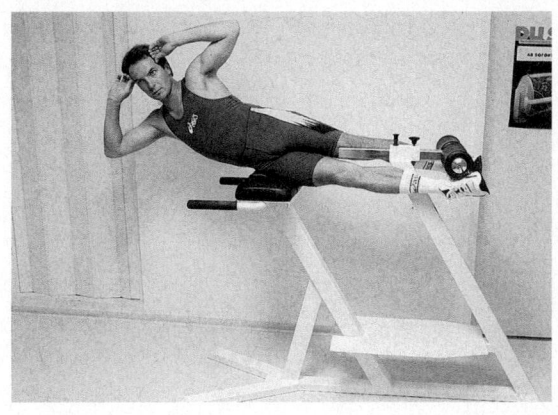

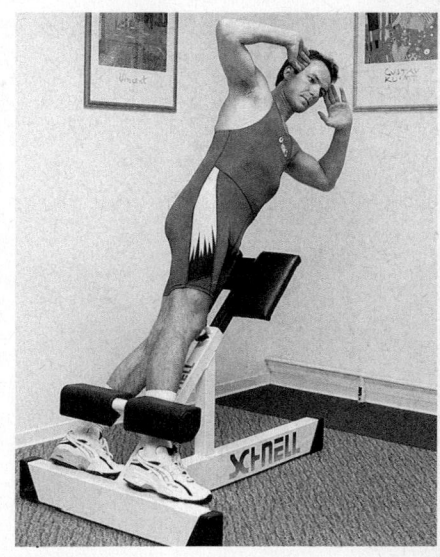

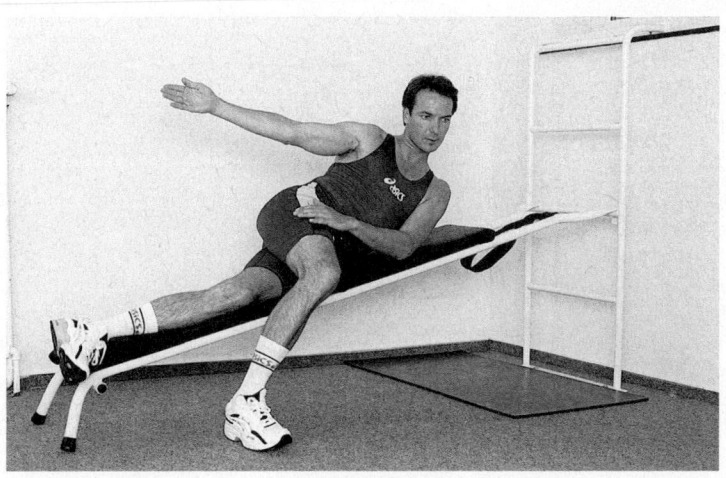

TRAININGSZIEL	**Kräftigung**	Mobilisation	Wahrnehmung	Koordination
EINSATZBEREICHE	**Rehabilitation**		**Prävention**	**Fitness**
SCHWIERIGKEITSGRAD		**variabel**		

Das neuartige Gerät ermöglicht eine geführte Aufrollbewegung der Wirbelsäule. Die Halsmuskulatur wird durch das passive Heben des Kopfes über ein speziell geformtes Kopfpolster entlastet und der Kopf in Verlängerung der Wirbelsäule gehalten. Gerade Anfänger können ihre Bewegungen mit dem Gerät bewußter kontrollieren und sich besser auf die Übung und die arbeitende Muskulatur konzentrieren. Eine effektivere Übungsausführung ermöglicht es bei Fortgeschrittenen nach neuesten Untersuchungen allerdings nicht. Bei der geraden Aufrichtung ist die Wirkung auf die schräge Bauchmuskulatur gegenüber der freien Ausführung eher geringer, da der Oberkörper durch die Bewegungsführung nicht seitlich ausbalanciert werden muß.

a. Übungsbeschreibung
Strecken Sie die Arme senkrecht nach oben und lehnen Sie sie gegen den Bügel. Wenn Sie dazu neigen, Ihre Schultern nach vorn hängen zu lassen, drehen Sie die Daumen nach außen, so daß die Handrücken in Bewegungsrichtung zeigen. Richten Sie den Oberkörper auf und lassen Sie den Kopf passiv auf dem Polster liegen.

b. Übungsbeschreibung
Legen Sie die Ellenbogen auf die seitlichen Polster und fassen Sie den Bügel von außen. Bewegungsausführung wie a.

c. Übungsbeschreibung
Strecken Sie den linken Arm senkrecht nach oben und legen Sie den rechten Arm überkreuz gegen den seitlichen Bügel. Damit beanspruchen Sie stärker die schräge Bauchmuskulatur. Die Belastung wird weiter verstärkt, je mehr Sie die geschlossenen Beine zur Seite neigen. Neigen Sie die Beine wie dargestellt in Richtung des überkreuz gelegten Armes, wird die schräge Bauchmuskulatur der linken Seite, neigen Sie die Beine in die Gegenrichtung, die äußere schräge Bauchmuskulatur der rechten Seite stärker gefordert. Bewegungsausführung wie a.

Kräftigung	Mobilisation	Wahrnehmung	Koordination	TRAININGSZIEL
Rehabilitation		**Prävention**	**Fitness**	EINSATZBEREICHE
		variabel		SCHWIERIGKEITSGRAD

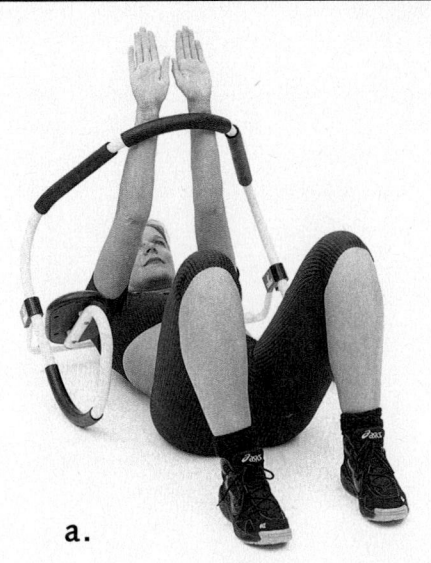

a.

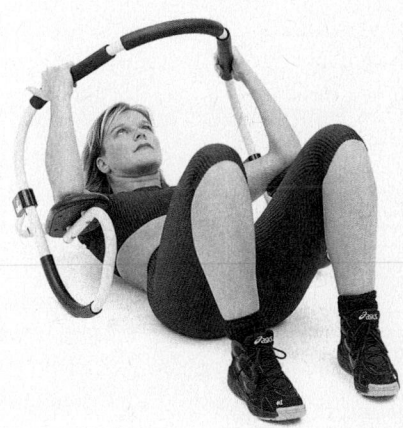

b.

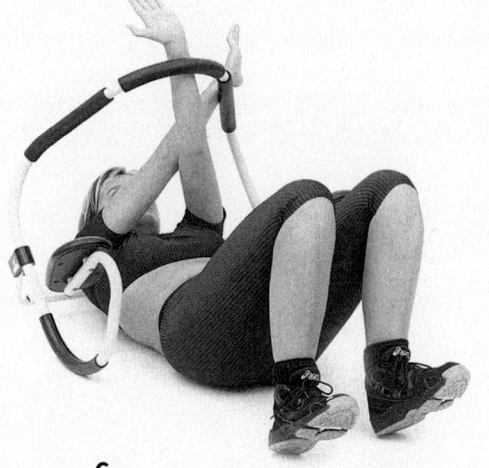

c.

TRAININGSZIEL	**Kräftigung**	Mobilisation	Wahrnehmung	Koordination
EINSATZBEREICHE	**Rehabilitation**		**Prävention**	**Fitness**
SCHWIERIGKEITSGRAD		**variabel**		

d. Übungsbeschreibung

Legen Sie den rechten Außenknöchel gegen den linken Oberschenkel, so daß das rechte Knie nach schräg außen zeigt. Strecken Sie den rechten Arm über das seitliche Polster aus und legen Sie den linken Arm gegen den seitlich rechten Bügel. Sie beanspruchen damit stärker die schräge Bauchmuskulatur. Bewegungsausführung wie a.

e. Übungsbeschreibung

Strecken Sie die Beine mit herangezogenen Fußspitzen senkrecht nach oben aus. Versuchen Sie mit jeder Aufrichtung des Oberkörpers das Becken zusätzlich aufzurichten und die Fersen zur Decke zu schieben. Die Übung kann auch mit gebeugten Knien ausgeführt werden, indem Sie Knie und Oberkörper mit jeder Aufrichtung aufeinander zu bewegen.

f. Übungsbeschreibung

Strecken Sie in der Seitlage den oberen Arm senkrecht nach oben aus und richten Sie den Oberkörper seitlich auf. Halten Sie den Kopf in Verlängerung der Wirbelsäule und schauen Sie nach vorn.

Hinweis

- Vorsicht ist beim Kauf verschiedener Billig-Ausführungen angeraten. Im Gegensatz zur umgekehrt-U-förmigen Ausführung des Originals haben fast alle für den Heimtrainingsbereich angebotenen Modelle eine waagerechte Armauflage. Beim Training für die schräge Bauchmuskulatur können daher die Arme nicht überkreuzt werden. Meist ist das Kopfpolster nicht beweglich und zur Unterlagerung der Halswirbelsäule nicht geeignet. Mitunter weisen die Nachbauten einen für kleine Personen zu großen oder sogar falschen Bewegungsradius auf, so daß das Kinn in der Aufrollbewegung zur Kehle gedrückt wird.
- **Probieren Sie das Gerät unbedingt im Geschäft aus, und testen Sie, ob es für Ihre Körpermaße geeignet ist.**

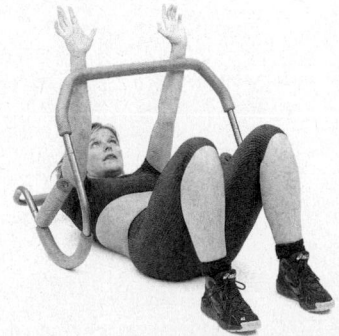

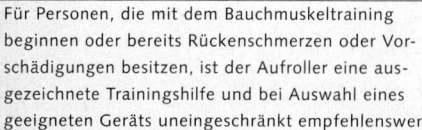

Für Personen, die mit dem Bauchmuskeltraining beginnen oder bereits Rückenschmerzen oder Vorschädigungen besitzen, ist der Aufroller eine ausgezeichnete Trainingshilfe und bei Auswahl eines geeigneten Geräts uneingeschränkt empfehlenswert.

Kräftigung	Mobilisation	Wahrnehmung	Koordination	TRAININGSZIEL
Rehabilitation		**Prävention**	**Fitness**	EINSATZBEREICHE
		variabel		SCHWIERIGKEITSGRAD

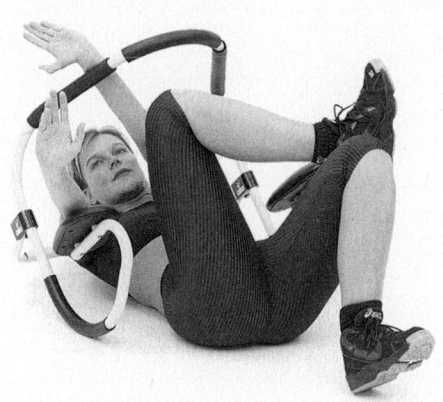

d.

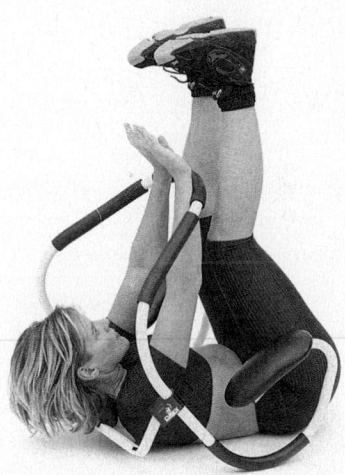

e.

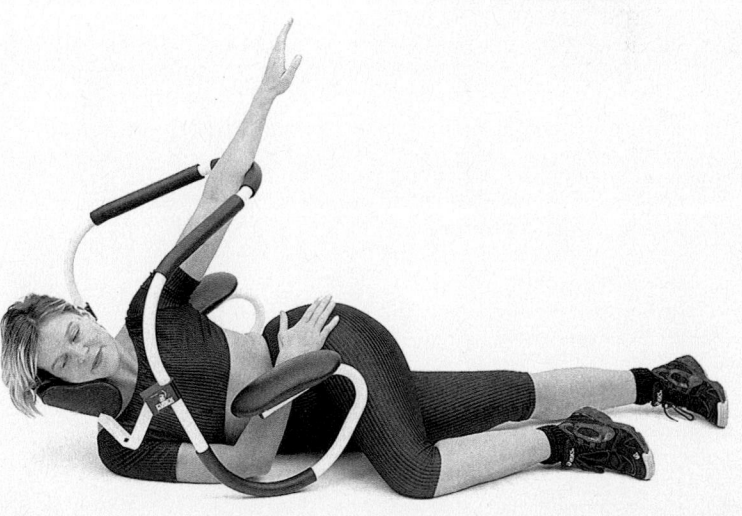

f.

Zugapparat oder Thera-Band

Zugapparat

Mit dem Zugapparat können gegen Widerstand Bauchmuskelübungen in der Rückenlage, im Sitz und in der Seitlage durchgeführt werden. Da es sich meist um komplexe Bewegungsabläufe über mehrere Gelenke handelt, erfordern diese Übungen ein hohes Maß an Bewegungsgefühl und Koordination.

Insbesondere die schräge Bauchmuskulatur kann durch Rotationsbewegungen im Sitzen wie in ihrer natürlichen Funktion im Alltag gekräftigt werden. Beachten Sie, daß normale Kabelzuggeräte im Studio für die gezeigten Übungen meist eine zu grobe Gewichtsabstufung und Übersetzung aufweisen. Zugapparate für medizinische Trainingstherapie oder sogenannte Explosiv-Zugapparate, die über mehrere Rollen im Sinne eines Flaschenzugprinzips eine sehr kleine Abstufung des Widerstands gestatten, sind dafür weitaus besser geeignet.

Beachten Sie bei der Einstellung des Gerätes immer die richtige Höhe des Zugseils. Lassen Sie am Ende der Rückbewegung die Gewichtplatten nicht aufsetzen, da die Muskulatur dann sofort ihre Spannung verliert. Arbeiten Sie niemals mit Schwung und führen Sie die Vor- und Rückbewegung in der gleichen Geschwindigkeit aus. Achten Sie insbesondere im Sitzen stets auf die korrekte Haltung in der Ausgangs- und Endposition und während der Bewegungsausführung.

Mit dem Zugapparat lassen sich eine Vielzahl von effektiven und komplexen Bauchmuskelübungen durchführen. Bei ausreichend feiner Abstufbarkeit des Widerstands ist der Zugapparat im Sportstudio oder in der Trainingstherapie ein uneingeschränkt empfehlenswertes Trainingsgerät.

Thera-Band

Das Thera-Band ist ein hochelastisches, in unterschiedlichen Stärken erhältliches Latexband. Die unterschiedlichen Bandstärken sind durch verschiedene Farben gekennzeichnet. Für die nachfolgenden Übungen können die Farben grün oder blau empfohlen werden. Der Widerstand des Thera-Bandes steigt bei Dehnung nahezu gleichmäßig an. Daher können alle dargestellten Übungen mit dem Zugapparat auch mit dem Thera-Band ausgeführt werden.

Mit dem Thera-Band lassen sich eine Vielzahl von effektiven, aber komplexen Bauchmuskelübungen durchführen und einfache Übungen erschweren. Es ist flexibel einsetzbar, preiswert, leicht zu handhaben und daher als ergänzendes Trainingsmittel uneingeschränkt empfehlenswert.

Kräftigung	Mobilisation	**Wahrnehmung**	**Koordination**	TRAININGSZIEL
Rehabilitation		Prävention	**Fitness**	EINSATZBEREICHE
leicht		mittel	**schwer**	SCHWIERIGKEITSGRAD

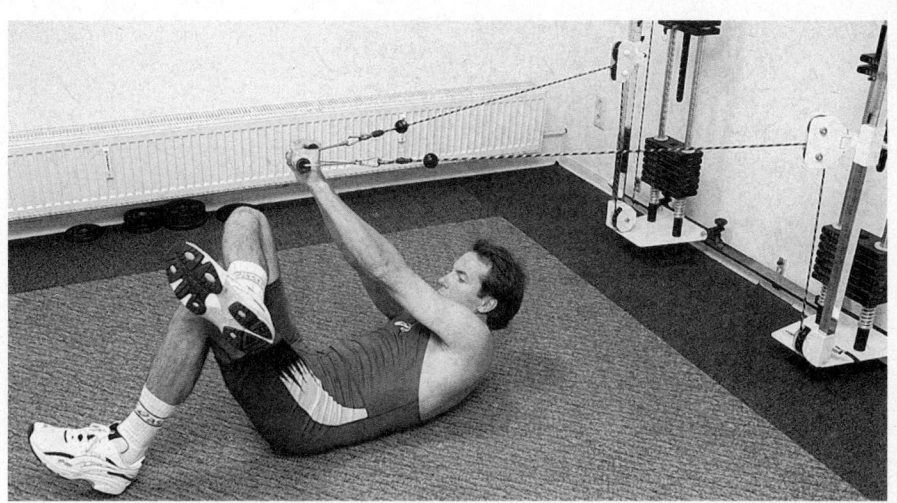

Übungsbeschreibung

Die Höhe des Zugseils sollte etwa eine Armlänge über dem Boden betragen. Legen Sie den Knöchel des rechten Beines gegen den Oberschenkel des aufgestellten linken Beines, so daß das rechte Knie nach schräg außen zeigt. Umfassen Sie mit beiden Händen einen oder beide Griffe des Zugapparates. Wenn Sie die Arme senkrecht nach oben halten, muß das Zugseil unter Spannung stehen. Richten Sie nun den Oberkörper auf und ziehen Sie gleichzeitig das Zugseil zu den Knien. In der Rückwärtsbewegung senken Sie den Oberkörper, ohne die Schultern auf der Unterlage abzulegen und führen die Arme zurück in die Senkrechte. Die Lendenwirbelsäule muß während des gesamten Bewegungsablaufs vollständig auf der Unterlage aufliegen.

VARIATIONEN

- Führen Sie die Arme zum nach außen zeigenden Knie.
- Umfassen Sie mit den Händen jeweils einen Griff des Zugapparates und ziehen Sie die Zugseile gleichzeitig in Schulterbreite zu den Knien.

Gerader Bauchmuskel	**oben**		unten	✗✗✗✗
Äußerer schräger Bauchmuskel	**bds**	gls	ggs	✗✗✗
Innerer schräger Bauchmuskel	**bds**	gls	ggs	✗✗✗
Querer Bauchmuskel				✗✗
Viereckiger Lendenmuskel				

TRAININGSZIEL	**Kräftigung**	Mobilisation	**Wahrnehmung**	**Koordination**
EINSATZBEREICHE	Rehabilitation		Prävention	**Fitness**
SCHWIERIGKEITSGRAD	leicht		mittel	**schwer**

GERÄT Ein großer Ball (Fitness- oder Pezziball)

Übungsbeschreibung

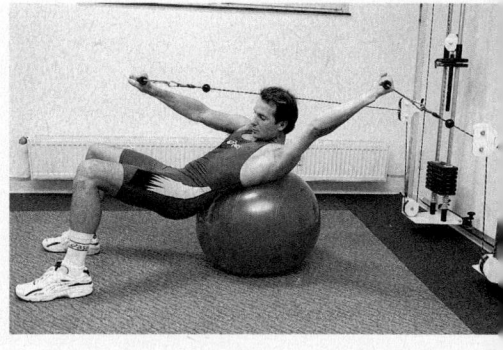

Die Höhe des Zugseils sollte etwa der Höhe des großen Balles entsprechen. Legen Sie sich mit der Lendenwirbelsäule auf den Ball und stellen Sie die Füße auf, so daß sich ein rechter Winkel im Kniegelenk ergibt. Umfassen Sie mit beiden Händen jeweils einen Griff des Zugapparates. Wenn Sie die Arme nach hinten neben den Ohren halten, muß das Zugseil schon unter Spannung stehen. Richten Sie den Oberkörper auf und ziehen Sie wechselseitig das Zugseil in Richtung des gegenüberliegenden Knies. Je weiter Sie die Arme hinter den Kopf bewegen, desto schwieriger wird die Übung. Achten Sie auf Ihr Gleichgewicht.

VARIATION

- Umfassen Sie mit den Händen einen oder beide Griffe des Zugapparates. Führen Sie die gestreckten Arme aus der Senkrechten nach vorn und richten Sie gleichzeitig den Oberkörper ein wenig auf.

Gerader Bauchmuskel	**oben**		unten	✗✗✗✗✗
Äußerer schräger Bauchmuskel	**bds**	gls	ggs	✗✗✗✗✗
Innerer schräger Bauchmuskel	**bds**	gls	ggs	✗✗✗✗✗
Querer Bauchmuskel				✗✗
Viereckiger Lendenmuskel				✗

Kräftigung	Mobilisation	**Wahrnehmung**	**Koordination**	TRAININGSZIEL
Rehabilitation		**Prävention**	**Fitness**	EINSATZBEREICHE
leicht		**mittel**	schwer	SCHWIERIGKEITSGRAD

GERÄT Ein großer Ball (Fitness- oder Pezziball)

Übungsbeschreibung

Das Zugseil sollte auf Brusthöhe eingestellt werden. Setzen Sie sich aufrecht auf
den großen Ball und fixieren Sie Ihr
Becken, indem Sie die Fersen aufsetzen
und die Fußspitzen heranziehen. Umfassen Sie mit beiden Händen einen Griff
des Zugapparates, so daß das Zugseil in
der Ausgangsstellung unter Spannung ist.
Drehen Sie in der aufrechten Haltung den
Oberkörper und führen Sie gleichzeitig
die gestreckten Arme auf Brusthöhe zur
Gegenseite. Schauen Sie der Bewegung
mit den Augen nach.

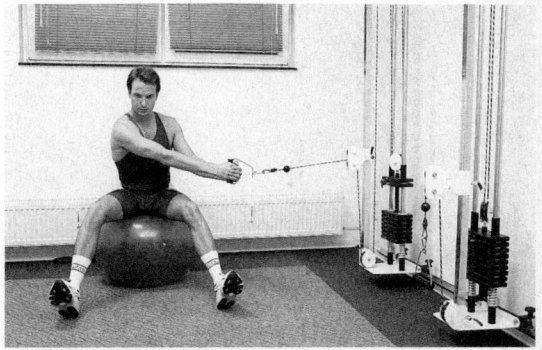

HINWEISE

- Vermeiden Sie ein seitliches Abkippen
  des Oberkörpers sowie ein Mitdrehen
  der Hüfte.
- Ziehen Sie nicht die Schultern hoch
  und halten Sie die Ellenbogen gestreckt.

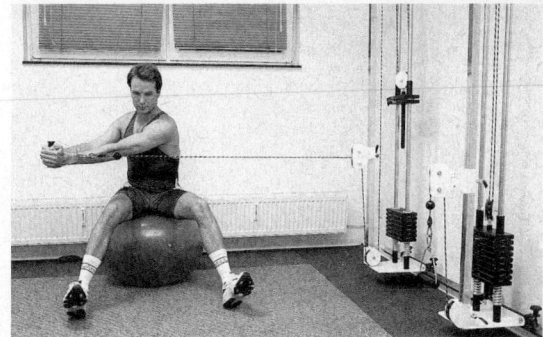

Gerader Bauchmuskel	**oben**		unten	✗✗✗
Äußerer schräger Bauchmuskel	bds	**gls**	ggs	✗✗✗✗
Innerer schräger Bauchmuskel	bds	gls	**ggs**	✗✗✗✗
Querer Bauchmuskel				✗
Viereckiger Lendenmuskel				

TRAININGSZIEL	**Kräftigung**	Mobilisation	**Wahrnehmung**	**Koordination**
EINSATZBEREICHE	Rehabilitation		**Prävention**	**Fitness**
SCHWIERIGKEITSGRAD	leicht		**mittel**	schwer

GERÄT Ein großer Ball (Fitness- oder Pezziball)

Übungsbeschreibung

Das Zugseil sollte auf Kopfhöhe eingestellt werden. Setzen Sie sich aufrecht auf den großen Ball und fixieren Sie Ihr Becken, indem Sie die Fersen aufsetzen und die Fußspitzen heranziehen. Umfassen Sie mit beiden Händen einen Griff des Zugapparates, so daß das Zugseil in der Ausgangsstellung unter Spannung ist. Drehen Sie in der aufrechten Haltung mit dem Oberkörper und führen Sie gleichzeitig die gestreckten Arme von schräg oben nach schräg unten am gegenüberliegenden Knie vorbei. Schauen Sie mit den Augen der Bewegung nach. Der Oberkörper darf in der Endphase leicht nach vorn gebeugt werden, wie es der Aufrichtebewegung der schrägen Bauchmuskulatur aus der Rückenlage entspricht.

HINWEISE

- Vermeiden Sie ein seitliches Abkippen des Oberkörpers sowie ein Mitdrehen der Hüfte.
- Ziehen Sie nicht die Schultern hoch und halten Sie die Ellenbogen gestreckt.

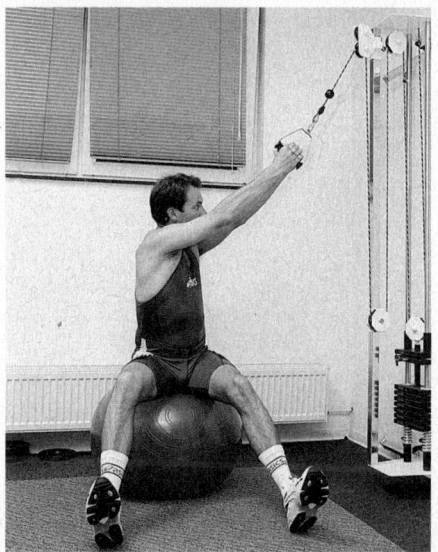

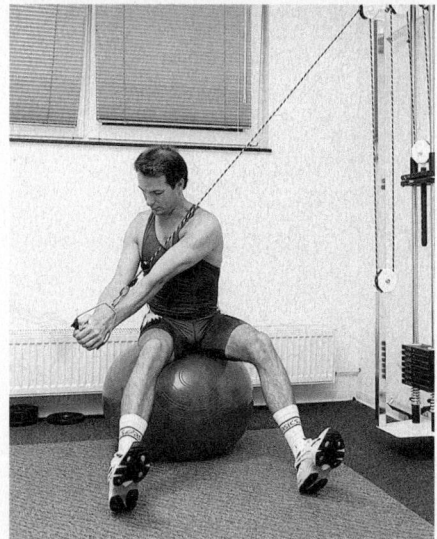

Gerader Bauchmuskel	**oben**		unten	✗✗✗
Äußerer schräger Bauchmuskel	bds	**gls**	ggs	✗✗✗✗
Innerer schräger Bauchmuskel	bds	gls	**ggs**	✗✗✗✗
Querer Bauchmuskel				✗
Viereckiger Lendenmuskel				

Kräftigung	Mobilisation	Wahrnehmung	Koordination	TRAININGSZIEL
Rehabilitation		Prävention	Fitness	EINSATZBEREICHE
leicht		mittel	schwer	SCHWIERIGKEITSGRAD

GERÄT Ein großer Ball (Fitness- oder Pezziball)

Übungsbeschreibung

Das Zugseil sollte auf Kopfhöhe einge-stellt werden. Setzen Sie sich aufrecht auf den großen Ball und fixieren Sie Ihr Becken, indem Sie die Fersen aufsetzen und die Fußspitzen heranziehen. Umfas-sen Sie mit beiden Händen einen Griff des Zugapparates, so daß das Zugseil in der Ausgangsstellung unter Spannung steht. Drehen Sie in der aufrechten Haltung mit dem Oberkörper und führen Sie gleich-zeitig die gestreckten Arme von schräg oben nach schräg unten in Richtung des gegenüberliegenden Knies. Schauen Sie mit den Augen der Bewegung nach. Der Oberkörper darf in der Endphase leicht nach vorn gebeugt werden, wie es der Auf-richtebewegung der schrägen Bauchmus-kulatur aus der Rückenlage entspricht. Stützen Sie sich mit dem freien Arm auf dem gleichseitigen Oberschenkel ab.

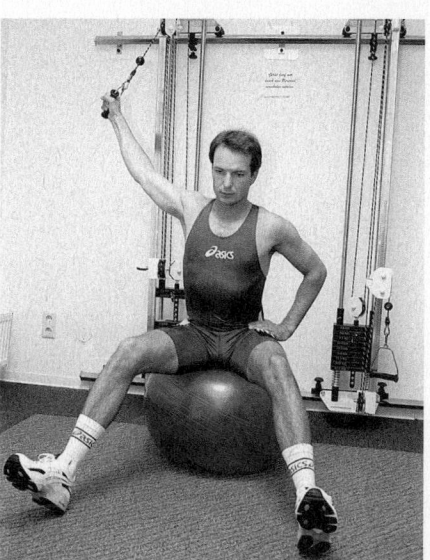

HINWEISE

- Vermeiden Sie ein seitliches Abkippen des Oberkörpers sowie ein Mitdrehen der Hüfte.
- Ziehen Sie nicht die Schultern hoch und halten Sie die Ellenbogen gestreckt.

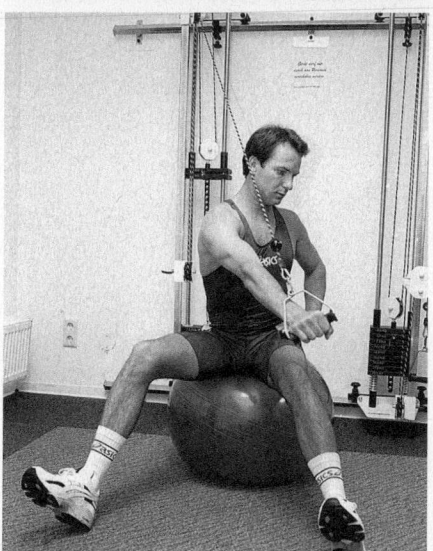

Gerader Bauchmuskel		**oben**	unten	✗✗✗
Äußerer schräger Bauchmuskel	bds	**gls**	ggs	✗✗✗✗
Innerer schräger Bauchmuskel	bds	gls	**ggs**	✗✗✗✗
Querer Bauchmuskel				✗
Viereckiger Lendenmuskel				

TRAININGSZIEL	**Kräftigung**	Mobilisation	Wahrnehmung	**Koordination**
EINSATZBEREICHE	Rehabilitation		**Prävention**	**Fitness**
SCHWIERIGKEITSGRAD	leicht		**mittel**	schwer

GERÄT Ein großer Ball (Fitness- oder Pezziball)

Übungsbeschreibung

Das Zugseil sollte weit oben eingestellt werden. Gehen Sie in den Kniestand und legen Sie sich seitlich auf den Fitball. Strecken Sie das äußere Bein in Längsrichtung aus. Umfassen Sie mit dem unteren angewinkelten Arm den Ball. Führen Sie den gestreckten Arm zur Körperseite nach unten und richten Sie den Oberkörper seitlich auf. Achten Sie auf Ihr Gleichgewicht.

VARIATIONEN

- Heben Sie gleichzeitig das obere Bein mit herangezogener Fußspitze an und drehen Sie dabei die Ferse ein wenig höher als die Fußspitze.
- Beugen Sie in der Seitlage auf dem Boden das untere Bein und strecken Sie das obere Bein aus. Stützen Sie den Kopf mit dem unteren Arm und umfassen Sie mit der Hand des oberen Armes den Griff des Zugapparates, so daß das Zugseil in der Ausgangsstellung unter Spannung ist. Führen Sie den gestreckten Arm mit der Handfläche zur Körperseite zeigend nach unten und richten Sie dabei den Oberkörper seitlich auf. Heben Sie gleichzeitig das obere Bein an.

HINWEISE

- Kippen Sie mit dem Becken nicht nach vorn oder nach hinten.
- Schauen Sie nach vorn und nicht zu den Füßen.

Kräftigung	Mobilisation	Wahrnehmung	Koordination	·	TRAININGSZIEL
Rehabilitation		**Prävention**		**Fitness**	EINSATZBEREICHE
leicht		**mittel**		schwer	SCHWIERIGKEITSGRAD

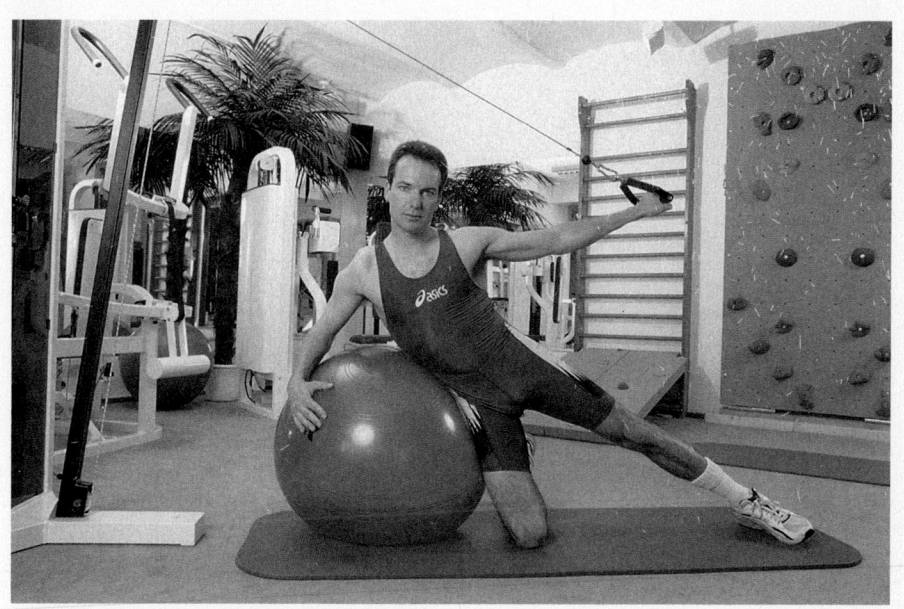

Gerader Bauchmuskel	**oben**		unten	✗
Äußerer schräger Bauchmuskel	bds	**gls**	ggs	✗✗
Innerer schräger Bauchmuskel	bds	**gls**	ggs	✗✗
Querer Bauchmuskel				✗
Viereckiger Lendenmuskel				✗✗✗✗✗

TRAININGSZIEL	**Kräftigung**	Mobilisation	**Wahrnehmung**	**Koordination**
EINSATZBEREICHE	Rehabilitation		**Prävention**	**Fitness**
SCHWIERIGKEITSGRAD	leicht		mittel	**schwer**

GERÄT Ein großer Ball (Fitness- oder Pezziball)

Übungsbeschreibung

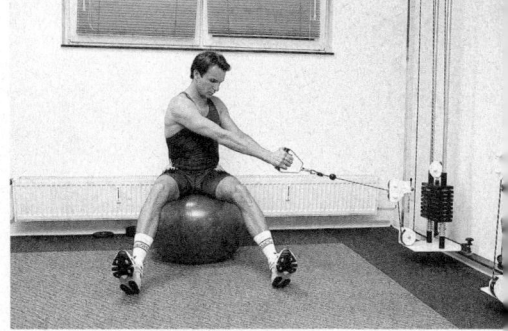

Das Zugseil sollte bodennah eingestellt werden. Setzen Sie sich aufrecht auf den großen Ball und fixieren Sie Ihr Becken, indem Sie die Fersen aufsetzen und die Fußspitzen heranziehen. Umfassen Sie mit beiden Händen einen Griff des Zugapparates, so daß das Zugseil in der Ausgangsstellung unter Spannung ist. Drehen Sie in der aufrechten Haltung mit dem Oberkörper und führen Sie gleichzeitig die gestreckten Arme von schräg unten nach schräg oben in Richtung der gegenüberliegenden Schulter. Schauen Sie der Bewegung mit den Augen nach. Der Oberkörper darf in der Ausgangsstellung leicht nach vorn gebeugt werden, wie es der Aufrichtebewegung der schrägen Bauchmuskulatur aus der Rückenlage entspricht.

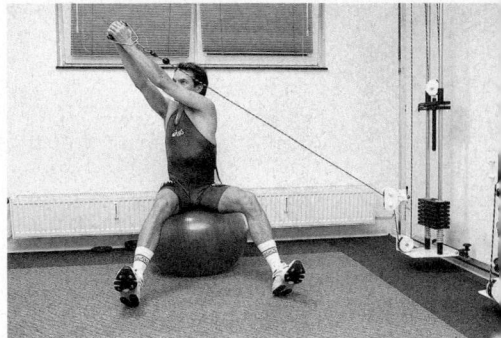

HINWEISE

- Vermeiden Sie ein seitliches Abkippen des Oberkörpers sowie ein Mitdrehen der Hüfte.
- Ziehen Sie nicht die Schultern hoch und halten Sie die Ellenbogen gestreckt.

Gerader Bauchmuskel	**oben**		unten	✗✗✗
Äußerer schräger Bauchmuskel	bds	**gls**	ggs	✗✗✗✗
Innerer schräger Bauchmuskel	bds	gls	**ggs**	✗✗✗✗
Querer Bauchmuskel				✗
Viereckiger Lendenmuskel				✗

Anhang

Variablen des Bauchmuskeltrainings (Übersicht)

Die variable Kombination der Bewegungsmöglichkeiten und Arbeitsweisen der Bauchmuskulatur sowie der Arme und Beine und die möglichen Hilfsmittel können Sie der nachfolgenden Tabelle entnehmen. So sind Sie in der Lage, die Übungsbeispiele aus diesem Buch zu analysieren und nach eigenen Wünschen zu verändern, indem Sie die Variablen kreativ mischen und neu zusammenfügen.

Arbeitsweisen und Bewegungsmöglichkeiten der Bauchmuskulatur		Arbeitsweisen und Bewegungsmöglichkeiten der Extremitäten	
Isometrische Anspannung	Dynamische Bewegung	Isometrische Anspannung	Dynamische Bewegung
ohne Oberkörper- oder Beckenbewegung		A Arm- und Schultermuskulatur	A Arm- und Schultermuskulatur
A mit Oberkörperbewegung	A Oberkörper	einarmig beidarmig	einarmig beidarmig
«Crunch» Rückenlage	«Crunch» Rückenlage		
seitlicher «Crunch» Rückenlage	seitlicher «Crunch» Rückenlage	B Bein- und Hüftmuskulatur	B Bein- und Hüftmuskulatur
Rotation Sitz	Rotation Sitz	einbeinig beidbeinig	einbeinig beidbeinig
seitliches Heben Seitlage	seitliches Heben Seitlage		
	Abrollen Sitz		
B mit Beckenbewegung	B Becken		
Beckenheben Rückenlage	Beckenheben Rückenlage	C Arm- / Schulter- und Bein- / Hüftmuskulatur	C Arm- / Schulter und Bein- / Hüftmuskulatur
seitliches Beckenheben Seitlage	seitliches Beckenheben Seitlage	einseitig parallel einseitig diagonal	einseitig parallel einseitig diagonal
C Ganzkörperanspannung	C Ganzkörperstabilisation	einarmig / beidbeinig beidarmig / einbeinig	einarmig / beidbeinig beidarmig / einbeinig
Rückenlage, Seitlage, Vierfüßerstand	Rückenlage, Seitlage, Vierfüßerstand	beidseitig	beidseitig

Körperschwerpunkt-verlagerung	Hilfsmittel
A Arme	A Partner
aus Vorhalte bis hinter den Kopf	Partnerwiderstand
aus der Vor-/Hochhalte bis in die Seithalte	Partnerentlastung und -hilfestellung
B Beine	B Geräte
aus der maximalen Hüft- und Kniebeugung bis	Abdominalabroller
zur maximalen Hüft- und Kniestreckung	Trainingsmaschine
aus der Hüftbeugung in die Abspreizung mit	Zugapparat
gebeugten oder ge-streckten Kniegelenken	Fitness- oder Pezziball
C Arme und Beine	Thera-Band
einseitig parallel einseitig diagonal	Gymnastikball
einarmig/beidbeinig beidarmig/einbeinig	Kurzhanteln
beidseitig	Gymnastikstab

Dokumentation des Trainings

Tragen Sie Ihre Trainingseinheiten (TE) in das vorbereitete Trainingsprotokoll ein, indem Sie die Übungsnummer, das zugehörige Trainingslevel (R = Rehabilitation, P = Prävention, F = Fitness), den Schwierigkeitsgrad und unter dem Wochentag Serien

Übung	Trainingslevel			Schwierigkeit			
Nummer	R	P	F	leicht	mittel	schwer	
Tagesauswertung							Sätze
							Wdh
Wochenauswertung							TE
							Sätze
							Wdh

und Wiederholungen (z. B. 3 x 10) dokumentieren. Wenn Sie Ihre Serien und Wiederholungen tage- und wochenweise addieren, können Sie Ihren Leistungsfortschritt anschaulich darstellen und Ihre Trainingsmotivation aufrechterhalten.

Woche vom						
Mo	Di	Mi	Do	Fr	Sa	So

Einteilung der Bauchmuskelübungen (Übersicht)

	leicht	mittel	schwer
Rehabilitation	1, 2, 3, 4 a / b, 5, 12, 13, 18, 19, 31 a–c, 32 a / b, 33, 34, 35, 40, 44, 51, 55, 60 a–c, 73, 80, 81, 118, 119, 122 a–f	6, 8, 9 a / b, 10 a / b, 11 a / b, 14 a / b, 15 a / b, 16 a / b, 17 a / b, 20 a / b, 21, 23 a / b, 24 a / b, 25 a / b, 26, 29 a / b, 36, 38, 39, 41, 46, 48, 50, 52, 53 a / b, 56, 57, 58, 72, 77, 96 a / b, 98, 105, 106, 107 a / b, 116 a / b, 118, 119, 122 a–f	42 a / b, 115 a / b, 118, 119, 122 a–f
Prävention	12, 13, 18, 19, 31 a–c, 32 a / b, 33, 34, 35, 40, 44, 51, 55, 60 a–c, 73, 80, 81, 118, 119, 122 a–f	7 a / b, 10 a / b, 11 a / b, 14 a / b, 15 a / b, 16 a / b, 17 a / b, 20 a / b, 21, 22, 23 a / b, 24 a / b, 25 a / b, 26, 27, 28 a / b, 29 a / b, 30, 36, 37, 38, 39, 41, 43, 46, 47, 48, 49 a / b, 50, 52, 53 a / b, 54 a / b, 56, 57, 58, 61, 62, 63, 64, 65, 72, 74 a / b, 75 a / b, 77, 78, 79, 82, 86, 87, 91, 93, 94, 96 a / b, 97 a / b, 98, 99 a / b, 105, 106, 107 a / b, 108, 110, 112, 116 a / b, 117 a / b, 118, 119, 122 a–e, 125, 126, 128	42 a / b, 45 a / b, 59, 67, 68, 69, 71, 76 a / b, 83, 84, 85, 88, 89, 90, 100, 101, 102 a / b, 103 a / b, 111, 115 a / b, 118, 119, 122 a–f, 127, 129
Fitness	31 a–c, 32 a / b, 33, 34, 40, 44, 51, 73, 118, 119, 122 a–f	35, 38, 39, 41, 43, 46, 47, 48, 49 a / b, 50, 53, 54 a / b, 56, 57, 58, 61, 62, 63, 64, 65, 72, 74 a / b, 75 a / b, 77, 78, 79, 82, 91, 93, 94, 96 a / b, 97 a / b, 99 a / b, 108, 112, 118, 119, 122 a–f, 125, 126, 128	42 a / b, 45 a / b, 59, 66, 67, 68, 69, 70 a / b, 71, 76 a / b, 83, 84, 85, 88, 89, 90, 92, 95, 101, 102 a / b, 103 a / b, 104, 109 a / b, 111, 113 a / b, 114 a / b, 115 a / b, 118, 119, 120, 121, 122 a–f, 123, 124, 127, 129

Literatur

Amen, K.: *The Crunch*, London 1994

Appell, H.-J., Stang-Voss, C.: *Funktionelle Anatomie – Grundlagen sportlicher Leistung und Bewegung*, Berlin 1990

Bittmann, F. (Hrsg.): *Körperschule*, Reinbek 1995

Boeckh-Behrens, W.-U., Buskies, W.: *Gesundheitsorientiertes Fitnesstraining*, Winsen 1995

Freiwald, J.: *Fitness für Männer*, Reinbek, 1991

Eitner, D. et. al.: *Sport-Physiotherapie*, Stuttgart / New York 1990

Geiger, U., Schmid, C.: *Muskeltraining mit dem Thera-Band*, München 1997

Gustavsen, R., Streeck, R.: *Trainingstherapie*, Stuttgart / New York 1984

Höfler, H.: *Rückbildungsgymnastik*, Niedernhausen / Ts. 1996

Kempf, H.-D.: *Die Rückenschule*, Reinbek 1990

Kempf, H.-D., Schmelcher, F., Ziegler, C.: *Trainingsbuch Rückenschule*, Reinbek 1996

Kempf, H.-D., Schmelcher, F., Ziegler, C.: *Trainingsbuch Thera-Band*, Reinbek 1996

Kendall, F.-P., Kendall McCreary, E.: *Muskeln – Funktionen und Tests*, Stuttgart / New York 1985

Konerding, M. A., Sedelmaier, A.: *Wirbelsäulengymnastik*, Ludwigshafen 1995

Lenhart, P., Seibert, W.: *Funktionelles Bewegungstraining*, Oberhaching 1991

Letuwnik, S., Freiwald, J.: *Fitness für Frauen*, Reinbek 1990

Letuwnik, S., Freiwald, J.: *Der Bodytrainer*, Reinbek 1997

Preibsch, M., Reichardt, H.: *Schongymnastik*, München 1989

Reichardt, H.: *Schongymnastik bei Rückenbeschwerden*, München 1991

Reichel, H.-S., Seibert, W., Geiger, L.: *Präventives Bewegungstraining*, Oberhaching 1995

Spring, H. et. al.: *Theorie und Praxis der Trainingstherapie*, Stuttgart / New York 1997

Wieben, K., Falkenberg, B.: *Muskelfunktion*, Stuttgart / New York 1991

Wirhed, R.: *Sport-Anatomie und Bewegungslehre*, Stuttgart / New York 1988

Zimmermann, E.: *Funktionelle Anatomie*, Schorndorf 1989

Abbildungsnachweis

S. 10, 11 oben, 12 oben, 44: aus: Weineck, J.: *Sportanatomie*. Balingen: Spitta Verlag [11]1996

S. 12 unten, 13: aus: Kahle / Leonhardt / Platzer: *Taschenatlas der Anatomie, Bd. 1*. Stuttgart: Thieme Verlag [3]1979

S. 11 unten, 15: Sabine Kleinschmidt

S. 45: aus: Zimmermann, E.: *Funktionelle Anatomie. Knochen – Gelenke – Muskeln*. Schorndorf: Karl Hofmann Verlag 1989

S. 46: aus: Boeckh-Behrens/Buskies (Hrsg.): *Gesundheitsorientiertes Fitnesstraining*. Winsen 1995 (Dr. Loges SportsCare)

Der Autor

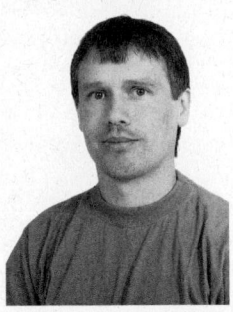

Heinz Helge Fach, Jahrgang 1960, Diplom-Sportlehrer, Abschluß an der Deutschen Sporthochschule Köln, zweites Staatsexamen in Sport und Biologie für das Lehramt an Gymnasien. Derzeit Inhaber und Leiter von zwei gesundheitsorientierten Sportstudios in Kassel, davon eines nur für Frauen. Langjähriger Arbeitsschwerpunkt ist die Durchführung von Wirbelsäulengymnastik- und Rückentrainingskursen in Studios und Betrieben (ca. 350 Kursstunden im Jahr) sowie auf Fortbildungen für Trainer und Übungsleiter. Vorsitzender des «Vereins für Gesundheitssport und Gesundheitsförderung Kassel e. V.», der sich mit der Fortführung und Weiterentwicklung von präventiven Bewegungsprogrammen beschäftigt. 1987 bis 1997 mit kurzer Unterbrechung Bundestrainer für Jugend und Junioren im Orientierungslauf für den Deutschen Turner-Bund.

Danksagung

Ich danke Sylke Opper, Annette Pallek, Pamela Hering und Torsten Ruhe aus den Gesundheitsstudios «CARDIOFIT» in Kassel, die sich für die Fotos zur Verfügung gestellt haben, der Fa. Asics Tiger, Neuss, für die freundliche Bereitstellung eines Teils der Sportkleidung, Frau Dr. med. Anke Ockenga für die gewissenhafte und kritische Durchsicht des Manuskripts, den Herren Horst Lichte und Hans-Joachim Thienemann für die Ausdauer bei der Erstellung der exzellenten Fotos und nicht zuletzt Herrn Bernd Gottwald, Herrn Thorsten Krause und dem Rowohlt Verlag für die Hilfe und Kooperation bei der Realisierung des Buches. *Heinz Helge Fach*

Doping *Von der Forschung zum Betrug*
von Brigitte Berendonk
(sport 8677)

Handbuch Sportlerernährung
von Kurt-Reiner Geiß und
Michael Hamm
(sport 8672 / Großformat)
Der Sportmediziner Dr.
Kurt-Reiner Geiß und der
Ernährungswissenschaftler
Prof. Dr. Michael Hamm
erläutern in diesem Stan-
dardwerk zur Sportler-
ernährung das sportmedizi-
nisch und ernährungspsycho-
logisch gesicherte Wissen.
Erstmals werden Berech-
nungsmodelle zum individuellen, leistungsbezogenen
Kalorienverbrauch und zur
Nährstoffverteilung für viele
Sportarten geboten.

Sportspsychologie
*Vollständig überarbeitete
und erweiterte Neuausgabe*
von Hans Eberspächer
(sport 19405)
Dieses Buch bietet praktische
Orientierungshilfen im gesamten Bereich der Sport-
psychologie. Über ein
system- und handlungstheo-
retisches Modell des Person-
Umwelt-Bezugs werden
Grundfragen erschlossen
sowie sportpsychologische
Ansätze eingeordnet. Dabei
erleichtern zahlreiche Fotos
den Einstieg in ein Fach, das
sich mit einem faszinierenen
Bereich sozialer Wirklichkeit
in unserer Gesellschaft beschäftigt.

Sportmedizin
von Peter Markworth
(sport 17049)

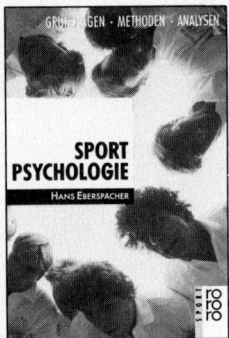

Fitnessernährung *Ratgeber für die Sportpraxis*
von Michael Hamm
(sport 18648)

Ausdauerprogramme *Erfolgs-training für alle Sportarten*
von Kuno Hottenrott und
Martin Zülich
(sport 19449)
In diesem Buch werden
erstmalig wissenschaftlich
fundierte Programme für alle
Ausdauersportarten in
leichtverständlicher und
anschaulicher Form präsen-
tiert.

rororo sport wird herausge-
geben von Bernd Gottwald.
Ein Gesamtverzeichnis der
Reihe finden Sie in der
Rowohlt Revue. Vierteljähr-
lich neu. Kostenlos in Ihrer
Buchhandlung.

Rowohlt im Internet:
http://www.rowohlt.de

Schwimmsport-Praxis
Schwimmen, Wasserspringen, Wasserball, Kunstschwimmen.
Offizielles Lehrbuch des DSV
herausgegeben von Kurt Wilke
(sport 8608)
Ein Buch für Übungsleiter, Trainer, Sportlehrer und Autodidakten mit konkreten Anleitungen, praktischen Hilfen und Übungssammlungen zum Lehren, Lernen, Üben und Trainieren aller schwimmsportlichen Disziplinen.

Anfängerschwimmen *Training, Technik, Taktik*
von Kurt Wilke
(sport 17032)

Schwimmen *Training, Technik, Taktik*
von Werner Freitag
(sport 7003)

Schwimmen *Bewegung erleben, Technik verbessern*
von Kurt Wilke
(sport 8688)

Wassergymnastik *Fit durch Hydropower*
von Karen Beigel und Andreas Brinckmann
(sport 8639)
Dieses Buch stellt ein umfassendes und vielfältiges Angebot vor und bietet für jeden etwas: sanfte Beweglichkeitsübungen, Powergymnastik als Fitnesstraining, schwimmerische Ausdauergymnastik, Spaß und Geselligkeit bei vielseitiger Belastung u.v.m.

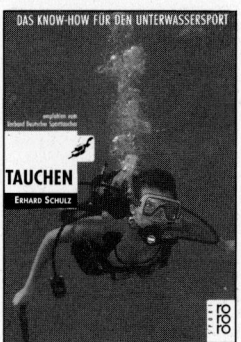

DAS KNOW-HOW FÜR DEN UNTERWASSERSPORT

TAUCHEN
ERHARD SCHULZ

Aqua-Training *Übungen und Programme*
von Margot Zeitvogel
(sport 8698 / Großformat)

Tauchen
von Erhard Schulz
(sport 9418 / Großformat)

Ausdauertrainer Triathlon
Training mit System
von Kuno Hottenrott und Martin Zülch
(sport 19466 / Großformat)

rororo sport wird herausgegeben von Bernd Gottwald. Ein Gesamtverzeichnis der Reihe finden Sie in der *Rowohlt Revue*. Jedes Vierteljahr neu. Kostenlos in Ihrer Buchhandlung.

Rowohlt im Internet:
http://www.rowohlt.de

Skifahren
von Walter Brehm
(sport 18602)

Skifahren für Kinder und Jugendliche
von Walter Brehm
(sport 17026)

Snowboard *vom Anfänger zum Könner*
von Pius Disler
(sport 18667)
Die moderne Snowboard-Schule für Anfänger und Fortgeschrittene – und für die Spezialisten: eine Einführung ins Springen und in akrobatische Tricks.

Carving. Neuer Spaß am Skifahren *Sicher, dynamisch, leicht*
von Walter Kuchler
(sport 19462 / Großformat)
Das Wort Carven stammt aus der Snowboardsprache und bedeutet: auf der Kante zu schwingen, ohne zu rutschen. Die Kurvenauslösung ist sehr erleichtert und ermöglicht dem Gros der Skifahrer nun kurze aneinandergereihte Kurven, wie man sie nur vom Snowboarden kennt. Seit der Erfindung des Telemark-schwunges vor 130 Jahren hat es im Skisport keinen derartig historischen Einschnitt gegeben wie im Moment.

Carven *Der Skikurs für Einsteiger und Umsteiger*
von Walter Kuchler
(sport 19478 / Großformat)

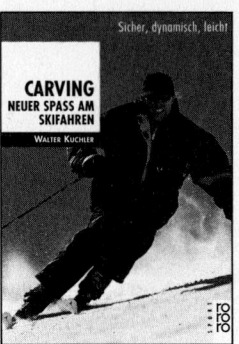

Aufwärmen im Sport *Übungen für Vorbereitung und Cool-Down*
von Jürgen Freiwald
(sport 18642)

Ausdauerprogramme *Erfolgstraining für alle Sportarten*
von Kuno Hottenrott und Martin Zülich
(sport 19440 / Großformat)

Handbuch Sportlerernährung
von Kurt-Reiner Geiß und Michael Hamm
(sport 18672 / Großformat)

rororo sport wird herausgegeben von Bernd Gottwald. Ein Gesamtverzeichnis der Reihe finden Sie in der *Rowohlt Revue*. Jedes Vierteljahr neu. Kostenlos in Ihrer Buchhandlung.

Rowohlt im Internet:
http://www.rowohlt.de